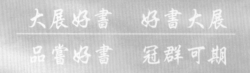

大展好書　好書大展
品嘗好書　冠群可期

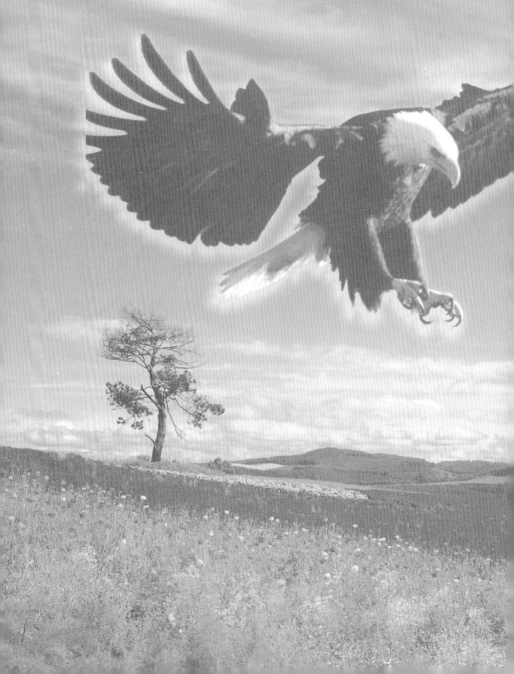

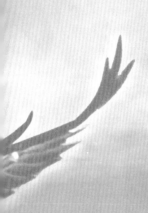

大展好書　好書大展
品嘗好書　冠群可期

古代健身功法 6

傳統養生功法精選

邱丕相／主　編
虞定海／副主編

大展出版社有限公司

編寫說明

　　傳統養生功法是我們的祖先在生活實踐中創造並積累的一宗寶貴的文化遺產。在漫長的歷史進程中，人們用以祛病、養生、益壽、延年，帶來福祉和安樂。同時，歷代仁人志士也在不斷地豐富著傳統養生功法的理論和技術體系，百家芸萃，各具特色，直至發展到當今社會成爲一門顯學，不僅爲國人所樂行，也正在爲域外的各國朋友所青睞。

　　傳統養生功法易學易練，效果明顯，便於開展，易於推廣，將會爲促進全民健身運動的開展發揮重要作用，爲建設小康社會、和諧社會打下良好基礎。

　　傳統養生功法根植於傳統文化，遠取諸子百家之精要，近集道釋醫武之精華，觀象於天，取法於地，尚天人合一之道，崇自然無爲之法，雖源於古但不拘泥於古，在現代科學精神的昭示下，取其精華，去僞存眞，其健身、祛病的生物學機理與中國傳統哲學、醫學融爲一體，相得益彰。「傳統文化熱」正方興未艾，願本書的問世能爲宣導、發揚中國優秀傳統文化盡綿薄之力。

　　本書基本分兩個部分，一方面深入淺出、選擇性

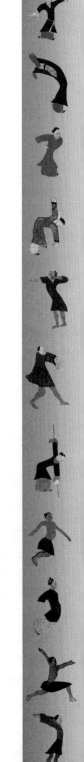

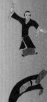

地向大眾介紹相關的基本理論；另一方面，側重對功法實踐方面進行介紹，突出應用，使大眾能比較簡便地、直觀地進行學習體驗，較快地進入其中，掌握要領，反覆實踐，把養生功法作爲一種手段，成爲健康生活中的一門必修課。爲更好地達此目的，本書特附光碟，延請名家演示，以饗讀者。

在編寫過程中，牛愛軍先生發揮了重要作用，借此表示謝意。

囿於力有不逮，雖再三斟酌、反覆推敲，仍難免有疏漏錯誤之處，還望專家、愛好者及廣大讀者給予批評、指正。

參加本書編寫執筆的有（按姓氏筆劃排序）：王震、牛愛軍、石愛橋、吳京梅、邱丕相、張明亮、虞定海、楊柏龍等。

編者

目　錄

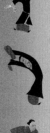

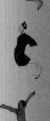

第一章
傳統養生功法概述

第一節　傳統養生及養生思想

養生即養護生命，圍繞這一主題的一切積極的行為都可歸納為養生方法，它涵蓋人們生活的各個方面，具有修心養性、健身娛樂、延年益壽的作用。養生思想是養生方法產生的理論和認識根源，指導著各種養生方法的產生、應用、衍化和發展。

本書所述及的養生，特指建立在華夏民族認識生命的獨特模式之上，以中國傳統哲學為理論指導，綜合運用中醫理論與方法，採用行氣、導引、按摩等具體手段，以提高身心健康水準、提高生命和生存品質為目標的思想與方法。這些思想和方法在中國傳統文化中孕育、起源、進化、成熟，歷經千年而不衰，在「以人為本」的現代社會依然煥發著熠熠光彩，並將為構建社會主義和諧社會發揮出更大的作用。

中國傳統醫學認為生命是由形、精、氣、神四個方面組成的，養生應該圍繞這四個方面採取多種實踐方法並遵循多種思想理論的指導。養生方法發軔於日常的吃、穿、

住、行，並為完善人體某些方面的功能而得以專門發展，最終成為一個完備的體系，包括飲食養生、生活起居養生、四季養生、導引養生、按摩養生等；指導這些方法的理論主要有氣一元論、陰陽學說、五行學說、整體觀、形神統一論等。

一、養生方法

1.飲食養生

飲食養生堪稱所有養生方法中最古老的一種，它主要是根據各種食物的屬性氣味，按照陰陽五行相互配合的關係來滋養人體五臟，「謹和五味、以安五臟」，要求注意各種不同飲食的涼熱與養生的關係，注意氣候季節變化與五味的關係，注意飲食配料的五行調和關係，並根據各種食物不同的屬性氣味，運用陰陽五行平衡的原理使飲食的甘苦、溫寒相調和，以達到平衡人體內陰陽關係的養生效果。例如，中國傳統醫學認為：「春日宜省酸增甘，以養脾氣。」這是因為春季肝氣最旺，肝氣過旺會影響脾的運化，所以春季容易出現脾胃虛弱病症；多吃酸味食物會使肝功能偏亢，故春季飲食調養，宜選辛、甘溫之品，忌酸澀；飲食宜清淡可口，忌油膩、生冷及刺激性食物。飲食養生還要注意「食飲有節」，《黃帝內經》上說「食飲自倍，脾胃乃傷」，指的是暴食暴飲、飲食過飽等不健康行為都會有礙於健康。

這些從養生學角度總結的經驗之談，已經成為中國飲食養生的基本原則。

2. 生活起居養生

生活起居養生涉及起居有常、安臥有方、不妄勞作、居處適宜等內容。

起居有常是指日常作息時間的規律化。起居作息要符合自然界陽氣消長的規律及人體的生理常規，其中最重要的是晝夜節律，否則，會引起早衰與損壽。

古代養生家認為，春夏宜養陽，秋冬宜養陰。因此，春季應「夜臥早起，廣步於庭，被發緩形，以使志生」；夏季應「夜臥早起，無厭於日，使志無怒，使華成秀」；秋季應「早臥早起，與雞俱興，使志安寧，以緩秋刑」；冬季應「早臥晚起，必待日光，使志若伏若匿，若有私意，若有所得」。

安臥有方可以提高睡眠品質，使氣血灌注心、肝、脾、肺、腎五臟，使各組織器官的功能得到修整、補充和恢復。若要安臥有方，一必須保證足夠的睡眠；二要注意臥床宜軟硬適宜；三是枕頭一般以高離床面 5～9 公分為宜；四是要有正確的睡眠姿勢，一般應向右側臥，微屈雙腿，「站如松、坐如鐘、臥如弓」「屈股側臥益人氣力」；五是要養成良好的衛生習慣，晚飯不宜過飽，也不宜吃刺激性食物，睡前宜梳頭，宜用熱水浴足。

不妄勞作，即勞作合宜，不違背常規法度。妄，指過度、濫用；勞作，指勞力、勞心、房勞等方面。正常的勞作、必要的運動，有助於人體氣血流暢，可以增強體質；適當的休息、娛樂，可以消除疲勞，有助於恢復體力和腦力。過度、過逸都會導致亞健康狀態的產生。

《素問‧宣明五氣篇》曰：「久視傷血，久臥傷氣，久坐傷肉，久行傷筋，久立傷骨」就是指過度勞作會損傷血、氣、肉、筋、骨，並分別傷及心、肺、脾、肝、腎；但過度安閒，長期不勞動、不運動，也會使氣血運行不暢，導致肺氣虛弱，脾失健運，痰濕內生，病多叢生。

居處適宜，是指人與自然環境的關係。古人很早就提出了人與自然相生相應的「天人相應」學說。《黃帝內經》在總結環境對人體健康與長壽的影響時指出：「高者其氣壽，下者其氣夭。」說明住處地勢高的人多長壽，而地勢低的人多早夭。

這是因為地區不同，水土不同，導致食物成分也不同，進而影響到對人體營養的作用也不一樣。同時，氣象條件的差異也是一個重要因素。在寒冷的環境中，細胞代謝活動減慢，人類的生長期延長，衰老過程會被推遲。中國人口普查表明，居住在高寒山區的新疆、西藏、青海的人們，無論是人群中百歲老人的比例還是老年人口的長壽水準，都要高於國內其他地區。

此外，居室的採光、通風、噪音與居室內外的環境美化和淨化，與人的健康和長壽也密切相關。

3.四季養生

古代養生家根據「天人相應」的觀點，認為人必須要順應四季的變遷來調攝身體、頤養情志，對此，《素問‧上古天真論》提出了「和於陰陽，調於四時」的養生原則，並在此基礎上發展成為四季養生法。

比如春季養生，飲食宜以涼性為主，以陰和陽；宜酸

少甜多，以養脾氣；宜食麥麵韭菜，以助腎氣不衰。春季還應注意對呼吸道傳染病的防治，尤其是體質較差，患有慢性支氣管炎、支氣管哮喘的老人和呼吸道容易反覆感染的兒童，更要注意冷暖調攝，防止因著涼感冒而發病。

在夏季則是「春夏養陽」「冬病夏治」；在秋季，「秋三月，收斂神氣」；在冬季，「冬三月，此謂閉藏」。簡而言之，四季養生應當適應四季陰陽消長的變化和四季氣候變遷的特點，遵循「春生、夏長、秋收、冬藏」的規律，做到「法於陰陽，合於術數」，達到「生氣不竭，永保康寧」的目的。

古人在四季養生的基礎上，又進一步提出了十二月養生法，根據一年四季十二個月天地陰陽之氣的具體變化，積極發揮人的主觀能動作用，自覺調適自己的活動，使之儘量與自然界的變化規律協調一致。

4. 導引養生

「導引」即「導氣令和，引體令柔」，是以肢體運動為主並配合心理和呼吸吐納調節的傳統健身方法。導引養生具有四個特點：

一是治病與健身相結合，如由「搖頭擺尾」的動作導引達到去除「心火」的治療目的；

二是肢體運動與呼吸吐納相結合，呼吸吐納是一種以呼吸促進氣血運行的養生方法，而肢體運動也要促使氣血循經運行，兩者協調配合是導引養生的重要特點；

三是肢體運動與心理調節相結合，透過心理和呼吸調節可以使人外動而內靜，從而使外在的肢體動作動靜相

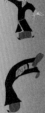

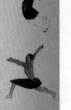

兼、鬆沉自然，所以調身、調息、調心的三調配合是導引養生的主要特點；

　　四是象形仿生動作與肢體運動相結合，導引養生中的很多動作或來源於生活實踐，如「開弓射雕」「拔馬刀」等；或來源於自然界，如模仿動物行動特徵的五禽戲等。

　　現在流傳的養生功法中不僅有古代創編的五禽戲、八段錦、易筋經、六字訣等傳統功法，還有很多近、現代社會所編創的練功十八法、導引養生功等新興功法。

5.按摩養生

　　按摩又稱按蹺、喬摩、摩挲等，歷史悠久，手法繁多，殷商甲骨文中就有大量相關記載。喜愛皮膚接觸是人類的天性，我們的祖先從一代又一代與疾病抗爭的親身體驗中，從原始的、下意識的、簡單的手部動作中，總結出了很多按摩方法。遠古之時醫藥尚不發達，《引書》《五十二病方》《黃帝內經》《呂氏春秋》等書籍中記載了大量利用按摩治療疾病、保健身體的事例。

　　在長期的歷史發展中，中國人民形成了很多按摩養生方法，常用的手法為按、壓、推、轉、捫、抵、點、撥、摩、旋、擦、刮、捏、握、挪、揉、搓、滾等。

二、養生思想

1.氣一元論

　　中國傳統哲學認為，在宇宙自然和一切生命體之間，充斥著一種至精至微、無所不在、運動變化的物質實

體——「氣」。「氣」決定和支配著天地萬物和人類生命的存在，並將人的生命存在同宇宙自然、天地萬物的存在聯結在一起。人類生命運動的本質存在於「氣」的變化中，正如莊子所說：「人之生，氣之聚也；聚則為生，散則為死。」

人的生、長、老、死都是「氣」變化的結果，「氣」的變化過程決定了人的生命運動，參與人體生命運動的「氣」是複雜多變的，有先天氣、後天氣、元氣、宗氣、營氣、衛氣、經絡之氣、臟腑之氣、真氣等等。

「氣」是構成宇宙萬物的本體，也是構成人的生命的基本物質，因此，養生的中心就是如何養護人體內部的「氣」。元氣是生命的根源，人的形體精神都是由其決定和支配的。元氣損耗，則生命枯萎；元氣充盈，則生命旺健。因此，不管採取什麼手段方法，養生總以養氣補氣為宗旨。

《黃帝內經》也認為先天元氣源於父母，是父母之精所化，根於腎臟，藏於丹田，經由三焦而達全身，推動著各組織器官的功能活動，是人體生命活動的基礎和本源，決定著人的強弱壽夭。

決定人體強弱壽夭的不僅是先天精氣或後天水穀營衛之氣的盛衰多寡，還有「氣」在人體記憶體在的狀態。「氣」的根本屬性是運動變化的，其變化形式有動、靜、聚、散、升、降、開、闔等。元氣既為生命之根本，它的運動規律也就是人的生命規律。這些運動規律又是由元氣的陰陽變化決定的，動、散、升、開為陽，靜、聚、降、闔為陰。養生就是要依據、把握元氣活動的規律來健體強

身，可以分為以下三點：

一是順時以益氣，天地陰陽之氣隨四時五行變化，因此，養氣就要「和於陰陽，調於四時」。

二是謹食以助氣，先天元氣靠後天攝入的水穀營衛之氣來補充，因此，飲食對於元氣補益有非常重要的作用，和則生氣，不調則損氣。

三是導引以行氣，氣貴充盈流動，滯鬱就會引起疾病，所以，由呼吸吐納和動作導引可以促進元氣流動和新陳代謝。

2. 陰陽學說

陰陽學說是中國古人用於認識宇宙萬物的世界觀和方法論，宇宙中任何一對相互聯繫的事物，都可以用陰陽兩類概括，任何一種事物內部都可以劃分為陰陽兩個方面，或兩種對立的趨勢，陰陽使事物體現出無限的可分性。

陰陽學說包括的主要內容有陰陽的相互對立、相互消長、相互依存和相互轉化，這也是人們認識人體生命活動的基本觀點。

人體正常的生命活動，一方面決定於人體內環境中陰陽兩個方面要保持協調平衡的關係，如氣和血之間，血屬陰，氣屬陽，血為氣之舍，氣為血之帥，氣行血行、氣滯血瘀，血行氣行、血瘀氣滯，維持兩者之間的平衡，才能保持人體正常的生理狀態；另一方面，還決定於人與外界環境之間的陰陽和諧統一。

人體內外環境是由多種可變因素組成的，按陰陽學說來看，這些多種類、多層次、多尺度、多參數的可變因

素，實質上反映了人體內外環境充滿了陰陽現象。

對於內環境而言，若表現出陰平陽秘的協調平衡，人則健康；若陰陽失調，就會出現陰陽某方面的偏盛或偏衰，則會導致人的生命力減弱，或產生疾病。

對於外環境而言，若能使人體適應自然、社會環境的變化規律，則達到了人體與自然、社會環境的陰陽和諧統一，就會有利於人的健康長壽，否則，就會生病、減壽。

可見，保持人體內環境的協調平衡，保持人體與外界環境的和諧統一，就是促進生命力的發展。所以，陰陽平衡是養生方法的指導思想和根本原則。

養生就是要根據陰陽平衡的觀點，以身體練習為基本手段，調和影響人體生命活動的內外環境因素，按照「補其不足，瀉其有餘」的原則，調節機體的陰陽平衡，使之朝著陰氣平順、陽氣固秘的「陰平陽秘」狀態發展，達到培補元氣、真氣，滋陰壯陽、健康長壽的目的。

3. 五行學說

五行學說是根據木、火、土、金、水五種物質特性來分析、引申、推演、歸類自然界事物或現象的學說。

五行學說認為事物在五行中並非孤立、靜止的存在，而是具有相生、相剋、相乘、相侮的關係，彼此之間相互聯繫按照一定的方向和序列使事物不斷地處於發生、發展和變化之中。

五行學說在養生方法中的運用，主要表現在以下兩個方面：

一是把人在生命活動中所表現出來的複雜事物和現

象，按五行的特徵進行了分類。如把五臟歸屬於五行，並把五臟所表現出的生理、病理現象也與五行聯繫起來。五臟按五行的特徵取象歸類，肝喜條達，有疏泄功能，歸屬於木；心有溫煦功能，歸屬於火；脾能運化水穀，化生氣血，歸屬於土；肺宜清肅宣降，歸屬於金；腎主水，藏精，歸屬於水。

由五行間生、剋、乘、侮的關係，可以認識、闡釋和探索五臟中各臟的變化及其相互間的聯繫，說明養生過程中人體內部各組織器官及其功能間具有協調統一關係，人體與自然環境也具有和諧統一關係。

二是五臟之間保持著相生、相剋的關係，以維持臟腑間相對的動態平衡，如肝血足可以濟心陽，心陽足可以溫脾去濕，但是脾喜燥惡濕，肝血過強又對脾陽運化不利，所以彼此之間需要維持一個動態平衡關係。

根據五行生、剋、乘、侮的規律，在人體生命的活動過程中，機體組織器官及其生理功能之間，不僅容易出現生剋制化維繫生命活動動態平衡的正常現象，也容易出現因相乘、相侮而引發的不正常現象，導致臟腑器官的器質和功能失衡、病變或衰竭。

很多養生方法都運用五行學說指導實際應用，如五禽戲中五種動物與五行的對應關係，怒目與肝氣疏泄、氣力增長的關係，六字訣中六個字訣的排列順序等，都把五行學說作為闡釋和探索人體生命活動的觀點和方法論。

4. 整體觀

中醫學認為，人的形體是由五臟六腑五體諸竅組成，

雖然每個組成部分都有各自的組織結構、形態和功能，但從人體生命活動的整體特徵來看，各個部分是不可分割、相互協調、相互為用的，所以人體是一個統一、完整的有機整體。

中國傳統哲學認為，人處在天地之間，生活於自然環境之中，是自然界的一部分，與自然具有相適應的關係，與自然共同受陰陽五行法則的制約，並遵循同樣的運動變化規律。因此，在養生思想和方法中體現出來的這種人體內部和人與自然之間息息相關的關係被稱為整體觀。

養生需要按照自然法則和人體規律來養護生命，煉養形神，這一點體現在以下三個方面：

一是五臟通過陰陽平衡規律，協調臟腑陰陽、氣血的偏勝偏衰，促進人體朝著陰平陽秘的健康狀態發展，同時還要由經絡把各臟各腑、四肢百骸、諸竅上下內外溝通，使氣血運行到全身各處，由精、氣、血、津液的充養作用，來實現人體生命活動；

二是養生要順應自然環境的變化，「法則天地」「把握陰陽」「分別四時」，如《黃帝內經》提出要根據春、夏、秋、冬四季氣候環境的變化採取不同的養生方式等；

三是認為人體器官與宇宙結構相互對應，可以由陰陽五行八卦等符號體系，將兩者統一起來，如六字訣中，「噓」字訣屬木、主肝，「呵」字訣屬火、主心，等等。

5. 形神統一論

兩千多年以前，古人就認識到精神起源於肉體，正如荀子所說：「形具而神生。」中醫學也認為精神生活的物

質基礎是人體，特別是腦的機能，但同時精神活動也能夠調節機體的運動功能，使形以神為生命的標誌。所以，養生要求「形神共養」，使形體康健、精神健旺，兩者均衡發展。

在養生實踐中，要求不僅注重形體的養護，還要注意精神的調攝，具體要做到：

一是「恬淡虛無，精神內守」，使心情放鬆、心態平和，避免七情（喜、怒、憂、思、悲、恐、驚）過度的傷害；

二是由姿勢的調整，輔以呼吸的鍛鍊和心神的修養，來疏通經絡、活躍氣血、協調臟腑、平衡陰陽，起到鍛鍊真氣、培育元氣、扶植正氣的作用，達到抵禦外邪、袪病強身的目的。

第二節　傳統養生功法的內容和分類

傳統養生功法是中國優秀文化的重要組成部分，是傳統養生學說和強身健體的鍛鍊方法相結合的民族智慧結晶，它主要由人體自身的姿勢調整、呼吸鍛鍊和意念控制，使身心協調發展，以達到增強人體機能和延年益壽的目的。

傳統養生功法旨在發揮人的主觀能動性，由有意識地自我控制心理、生理和肢體活動，取得增強體質、防病治病的效果。按照運動形式，其內容大致可以分為動功和靜功兩大類；按照功法來源，大體可以分為道家功法、醫家

功法、武術功法等；按照鍛鍊效果，大概可以分為保健功法、強壯功法、療病功法等。

本書根據鍛鍊時的主要特點，把傳統養生功法分為三大類，即靜功、動功、保健功。

練功時身體姿勢處於相對安靜狀態，以調心、調息為主，不斷加強意念對自身控制能力的功法，屬於靜功；

練功時以多變的肢體動作為運動特點，以調身、調息為主，由身體姿勢變化加強對氣機運行影響的功法，屬於動功；

運用自身按摩、拍擊等鍛鍊方法，達到疏通經絡、調和氣血、增進健康的功法，屬於保健功。

動功、靜功之分是根據功法運動時的主要特徵加以區別的。實際上，不少靜功中也有肢體運動或按摩拍擊等動作，運用於功前、功後，或穿插於不同的練功階段中，不過僅作為輔助措施而已。

同樣動功功法中也有靜功的練習，如動作結合意念與呼吸的鍛鍊等。按摩、拍擊這類功法除單獨練習外，還常被用作動功、靜功鍛鍊的輔助功法。

一、靜　功

靜功是指在練功過程中，練功者的形體和位置基本保持不動，並結合意念運用和呼吸調整，以達到鍛鍊身體內部機能為目的的養生功法。靜功練習可以使機體心神寧靜，雜念減除，氣血和暢，精氣充沛。

靜功練習時，一般採取坐、臥、站等姿勢，無論採取哪一種姿勢，都要做到全身穩定、內部舒鬆，防止強直和

鬆垮。

具體要求是：虛領頂勁，頭正身直，下頷微收，眼簾下垂，耳注於息，舌抵上腭，眼斂觀鼻，含胸拔背，兩腋鬆開，沉肩垂肘，鬆腰鬆胯，尾閭中正。在保持練功要求的正確姿勢前提下，使機體內外最大限度地處於鬆靜狀態，神經、內臟、關節、肌肉就能充分放鬆。

呼吸調整一般採用均勻、細緩、深長的腹式呼吸。一般先從自然呼吸鍛鍊入手，自然呼吸要求不用意、不拿勁，一切順其自然，待呼吸達到深、長、勻、細的程度時，逐漸進入腹式呼吸鍛鍊階段。腹式呼吸一般與意念鍛鍊相結合，即意念配合著呼吸，以意引氣。

學練腹式呼吸，必須在鬆、靜、自然的呼吸基礎上進行，不能憋氣，意念也不可過於緊張，以不疾不徐為宜。呼吸的調整，可使機體進一步得到放鬆和入靜，鍛鍊、誘發、調整人體內的「真氣」，以循經絡運轉全身。

意念的鍛鍊是靜功的主要環節，練意在古代稱為調心、凝神、存神等，是指練功時把注意力集中到身體的某些指定部位上或某一事物上，使人的思想、情緒、意識逐漸安靜下來，排除雜念，使大腦進入一種寧靜、虛空、輕鬆的精神境界，從而調動人體內在的潛力，發揮自我調節的生理功能。

練功時，對姿勢和呼吸的調整，都是在意念活動支配下進行的，因此，意念在功法鍛鍊中起著主導作用。但是，需要注意的是意念活動要在放鬆自然的前提下進行，要「似有意似無意」「勿忘勿助」，不可強行操作，以免造成精神上的緊張。

按照對調心鍛鍊和調息鍛鍊的側重，靜功又可以分為以下兩類：

1.以鍛鍊呼吸為主的靜功

這類功法以鍛鍊腹式呼吸為主，其方法主要有順腹式呼吸法、逆腹式呼吸法、停閉呼吸法、丹田呼吸法、胎息法和六字訣吐納法等。

由呼吸鍛鍊可以調動人體的內氣，使之逐步聚集、儲存於身體的某一部位，並循經絡運行，疏通經絡氣血。

2.以鍛鍊意念為主的靜功

其主要方法有：以「定點意守」為特點，由意守身體某一部位，如丹田、穴位、臟器等，使思想逐漸入靜，達到「凝神聚氣」的效應；意守體內或體外的意境，按照既定的自我暗示內容作認真的想像，體內如五臟器官、氣息流動等，體外如自然景觀、特定情境等，誘導練習者進入一種入靜、放鬆的境界；以意念引導經氣在人體內循經絡運轉，一般多以任、督脈為主線，或沿任、督脈循環，以此來鍛鍊人體內部經氣的運行。

二、動　功

動功是相對靜功而言的，主要是由練功者肢體的不斷運動變化，使意氣相隨，起到暢通體內氣血、舒筋活絡的作用，具有鬆靜自然、柔和均勻、意氣相隨、動靜相兼等特點，一般由三個部分組成，即肢體運動、呼吸調整和意念運用。

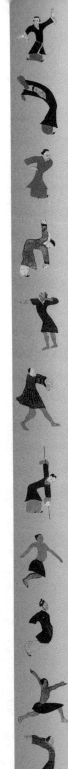

根據「流水不腐，戶樞不蠹，動也，形氣亦然，形不動則精不流，精不流則氣鬱」「動搖則穀氣消，血脈流通，病不得生，譬如戶樞終不朽也」的指導思想，從古至今，養生家們創造了許多動功功法。這些功法的動作大致包括了肢體的伸屈、擰轉、仰俯等活動，並按一定的規律有節奏地運動，以強筋健骨，提高關節的靈活性，加強全身的氣血流通，全面增強體質。

在呼吸鍛鍊上，有的動功功法強調呼吸和動作的協調配合。一般當動作為開、伸、起、收、蓄時，配以呼氣；合、屈、落、放、發時，配以呼氣。也有的動功功法，呼吸順其自然，不強調注意呼吸。但無論採取何種呼吸方式，都應該注意呼吸的自然暢通，不可憋氣。

動功鍛鍊，既要求在思想安靜狀態下進行，又要求動作和意念相結合，精神貫注，思想集中到每個動作上去。對強調呼吸鍛鍊的動功，要掌握好對呼吸的嚴格要求，使其恰到好處，以有助於動作和意念的結合。

動功鍛鍊可得到「外練筋、骨、皮，內練精、氣、神」的作用。按照動功鍛鍊中對待內練和外練的不同側重，又可分為以下兩類。

1. 以內養爲主的動功

這類功法的肢體運動要順其自然，要注意意念的調節和呼吸的鍛鍊，以增強疏通經絡、調和氣血、平衡陰陽、調整臟腑的功能。鍛鍊時動作要輕鬆、柔和、緩慢，精神集中、專心致志、心平氣和、呼吸自然、氣沉丹田、以意為主，勁由意生、勁力鬆沉。

如從古代宣導舞發展而成的仿生式導引的五禽戲，針對醫療保健需要而編創的八段錦、十二段錦，以及由太極拳衍生的太極導引等功法都具有這些特點。

這些功法運動量相對較小，比較適合中老年人、體弱者及慢性病患者練習。

2. 以外練為主的動功

這類功法比較注重肢體運動，活動幅度較大，有時還伴有發力動作，由加強對肌肉、關節、筋骨的牽拉，能有效發展肌肉力量，增強關節靈活性和韌帶彈性。其動作剛柔相濟，剛中有柔，柔中見剛，不拘不僵，可以促進機體內部氣機運行，改善臟腑和經絡的機能。

在鍛鍊時，要外動內靜，意念上保持鬆靜狀態，以利氣血暢行；動作上保持運動狀態，以利筋骨強健；並要根據動作調整呼吸，使兩者自然協調配合。

有些功法的動作要求發力，一般在蓄氣時需要吸氣，發力時需要呼氣，以氣助力，氣力相合，力貫四肢。如以鍛鍊筋骨肌肉、強身壯力為主的易筋經，以及從一些武術基本功移植過來的功法就具有這些特點。

這些功法運動量相對較大，比較適合青年人和身體較強壯者練習，又可以分為以提高肢體關節活動幅度及肌肉舒縮性能為主的柔功和鍛鍊形、意、氣、勁完整一體的強壯功。

第一，柔功

柔功是鍛鍊提高身體柔韌素質的功法，經常練習可以提高肌肉、韌帶的柔韌性與彈性，增強關節的靈活性與穩

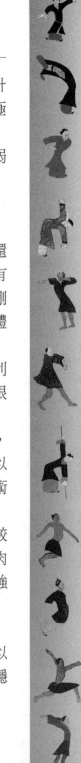

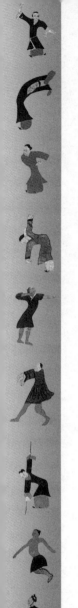

定性，發展速度、力量、協調和控制能力，起到強筋壯骨、疏通經絡、調和氣血的功效。柔功主要分為肩臂功法、腰部功法、腿部功法等。

肩臂功法，主要用於增進肩關節韌帶的柔韌性，加大肩關節的活動範圍，發展肩臂力量，提高上肢運動的鬆長、舒展、環轉等能力，主要的練習方法有壓肩、繞環、掄臂等。

腰部功法，主要用於增大腰部的活動幅度，發展腰部力量，提高腰部的柔韌性、靈活性、協調性，主要的練習方法有俯腰、甩腰、涮腰、下腰等。

腿部功法，主要用於加大髖關節的活動幅度，發展腿部的柔韌性、靈活性和力量等素質，提高下肢的伸屈、彈踢、跳躍等能力，主要的練習方法有壓腿、搬腿、劈腿和踢腿等。

第二，強壯功

強壯功由以氣助勢、以氣助力、以氣養生的練習，以達到內外兼修、內強外壯、增加功力、增強技能的目的。強壯功由以意領氣、以氣運身、以身催力的練習手段，增強力量、速度、耐力等運動素質，以達到意與氣合、氣與力合、內外合一、勁力齊整的目的。

強壯功練習時要注意呼吸和勁力、勁力和意念的配合，少林強壯功即為這一類功法的典型。

三、保健功

保健功是指運用簡單的手法，由自己的雙手或器具在體表某些部位或全身進行按摩、點穴、拍打，達到防病保

健、養生益壽或減輕某些疾病症狀的功法，主要包括自我按摩法和自我拍打法。保健功可單獨練習，也可作為其他功法的輔助功法；既可用於保健，也可用於治療，對體弱者和老年人尤為適宜。

1. 自我按摩法

按摩法在古代多與其他導引功法相結合練習，因此導引按摩往往並稱。後世的按摩法，主要用於臨床治療，多為他人按摩，已成為獨立的醫學分科。列入養生內容的按摩，主要以保健為目的，在具體操作上多為自我按摩。

常見的按摩方法有：目功、耳功、舌功、叩齒、漱津、浴面、項功、揉肩、擦胸、揉腹、搓腰、搓尾閭、摩丹田、浴手、浴臂、浴大腿、揉膝、擦湧泉等。

常用手法有點、推、拿、揉、捏、按、壓、摩等。

操作時，可重點在某一部位上進行，也可全身操作，其順序一般是頭面、軀幹、上肢、下肢，也有的循人體經絡進行。

2. 自我拍打法

用手或器具有節律地拍打自己身體某一部位，對機體產生震動刺激，具有消除疲勞、疏通經絡、調和氣血的作用。這一類手法較為簡單，拍打時要求腕關節放鬆，在腕關節屈伸的同時，前臂協調動作，增加拍打的彈性，保持一定的平穩性和節奏感，剛柔相濟，使力量得以滲透，加強作用和效果。

常用的手法有拍、擊、叩、彈、琢等。自我拍打的範

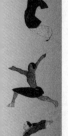

圍可重點在某一部位或全身，也有一定順序，如《調氣圭臬》載有：「行打功，先左後右，凡手足四面、脅肋腰腹、肩腋臂腿、脊膂、臀囊俱打到。若腹中有恙，腹須多打，打覺暢舒，正以去病也。但必須順打而下，依次而行，切勿顛倒錯亂。」

　　對於拍打方法也有「不必太重，先輕後重，總以打去自覺適宜為度，切勿勉強」的要求。

（牛愛軍）

第二章
傳統養生功法的
鍛鍊原則和要領

第一節　傳統養生功法的鍛鍊原則

　　傳統養生功法的鍛鍊原則是指人們在改造客觀世界的同時，為了健康生存和延年益壽，在不斷摸索養生規律的過程中所積累的經驗概括和總結。

　　傳統養生功法的鍛鍊原則是人們參加功法鍛鍊的重要組成部分，對養生實踐具有指導作用。

一、傳統養生功法鍛鍊要始終
　　把道德修養放在首要位置

　　孔子認為「仁者壽」「大德必得其壽」，強調道德修養對於養生保健的重要作用；莊子提出了「德全者神全」「德全而神不朽」的主張，認為道德高尚有利於形體和精神的健康發展。

　　中國眾多的養生著作中無不開宗明義地闡明：道德修養是養生保健之本。《素問・上古天真論》中說：「是以嗜欲不能勞其目，淫邪不能惑其心，愚智賢不肖，不懼於

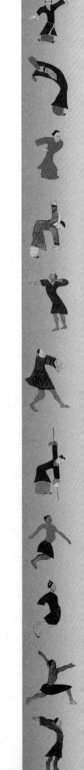

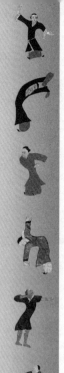

物,故合與道。所以能年皆度百歲,而動作不衰者,以其德全不危也。」意思是說,一個道德品質高尚的人,淡泊清靜,不貪求妄想,不患得患失,所以能健康長壽。

練習傳統養生功法要求護其腎氣,養其肝氣,調其肺氣,理其脾氣,升其清氣,降其濁氣,閉其邪惡不正之氣;培其元氣,守其中氣,保其正氣。

這種「正氣」正是孟子所說的「至大至剛,以直養而無害」之氣,提升道德修養必然要把培育正氣放在首要位置,而培育正氣也是養生之首務。

在具體練習中,每種功法都要求從靜開始,使神志安寧,在靜中回歸善良、喜悅的天性。所以,養生要始終以德為先。

二、清靜無爲是傳統養生功法鍛鍊的 根本準則

以老子、莊子為代表的清靜無為、恬淡寡慾、抱一守中、專氣致柔等養生觀念和主張,以及「坐忘」「心齋」等修練方法,深刻影響了傳統養生思想和方法的發展,成為功法鍛鍊時的根本準則。

清靜是指「守靜」「養神」,「致虛極、守靜篤」,「虛其心,實其腹,弱其志,強其骨」,「虛而不屈,動而愈出,多言數窮,不如守中」。無為是指「依乎天理,因其固然」,「人法地,地法天,天法道,道法自然」,認為人對待生命應該順應自然,淡泊處之。

在養生功法鍛鍊中,要求「清靜專一」「恬淡虛

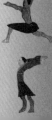

無」，如此則「靜能生慧」，心靈「必靜必清」，「水靜猶明，而況精神」；動作要以自然大方為宜，不僵不拘，舒適放鬆，按照人體運動規律發展各方面機能。

三、動靜結合、練養相兼是傳統養生功法鍛鍊的基本方法

動靜結合，是指練習過程中要動中有靜、靜中有動，動與靜要緊密配合、合理搭配，形動而神易靜，靜極又能生動。

一般來講，動對疏通經絡、調和氣血、滑潤關節、強壯肢體有良好的功效；而靜對平衡陰陽、調整臟腑、安定情緒等有獨特的作用。所以，只有動靜結合，才能發揮其長處，彌補其不足，起到事半功倍的效果。

「動中有靜，靜中有動」，是指練習中意念應集中於動作、穴位、經絡、氣息的運行上，排除一切雜念，達到相對的「靜」，雖然形體處於相對安靜狀態，但能體會到體內氣血的流通、臟腑的活動等，即靜中有動的感覺。

練養相兼，是指練和養相互配合，養不只體現在功法鍛鍊中的靜養、養氣等動作和過程中，還包括日常生活中的道德涵養和性情修養；練指的是鍛鍊中動作、呼吸和心理的協調配合，以改善神經、呼吸、循環、消化、運動、泌尿、生殖、內分泌等各個系統的活動功能，使之由紊亂不協調，趨向於相對穩定的動態平衡。

練養相兼對誘發、調動、聚集、增強體內的正氣具有積極作用。總之，動靜結合、練養相兼是提高養生功法鍛

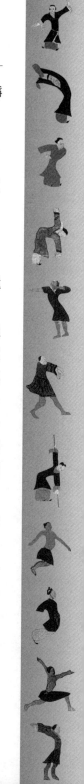

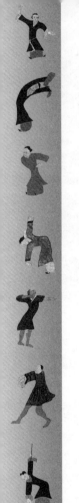

鍊品質必須遵循的基本方法和原則。

四、內外合一、形神兼備是傳統養生
功法鍛鍊的基本要求

內與外、神與形是相互聯繫的統一整體。從外形表現來看，傳統養生功法是由身體各組織所實施的肌肉活動。但實際上，它是在中樞神經系統的指揮下，由身體各組織、器官和系統相互配合共同完成的，因此，鍛鍊時必須內外合一、形神兼備。

「形」是肢體的外在表現，是由神來支配的，所以只有神形統一，內外才能合一。在技術上往往要求把內在的精、氣、神與外部的形體動作緊密結合起來，做到「心動形隨」「形斷意連」「勢斷氣連」。

「神」是指人的思想意識活動，是內在臟腑精氣的外在表現。整個機體，從大腦到內臟，從五官七竅到經絡、氣血、精、津液以及肢體的活動，無不依賴神的作用而維持其正常的生命活動。所以《黃帝內經》上說：「得神者昌，失神者亡。」可見「神」在人體生命活動中的重要性。

五、運動適度、循序漸進、持之以恒
是取得鍛鍊效果的重要保證

運動適度是指運動負荷安排要合理，鍛鍊時間要適當，運動與休息要交替進行、合理間隔，以最大限度地增

加鍛鍊效果。

　　循序漸進是指鍛鍊時，不同年齡、不同體質、不同健康狀況、不同身體條件的練習者，要根據個人的實際情況逐步增加練習的運動量、運動強度和難度。

　　持之以恆是指傳統養生功法鍛鍊時要有堅持不懈的品質與常年有恆的意志，信念堅定，勤學善思，勇於探索，全面提高鍛鍊效果。

　　傳統養生功法鍛鍊首先要克服由於練功而給身體帶來的不適，如肌肉關節酸痛、動作僵硬、緊張、手腳配合不協調、顧此失彼等。隨著練習的逐漸深入，姿勢、動作會逐步工整、準確，動作的連貫性與控制能力得到提高，對動作要領的體會不斷加深，對動作細節更加注意，動作和呼吸配合更加協調。最後，逐漸達到動作、呼吸、意念的有機結合。

　　由於練功者體質狀況及對功法的掌握與習練上存在差異，其練功效果可能不盡相同。良好的練功效果是在科學練功方法的指導下，隨著時間和習練數量的積累而逐步達到的。因此，習練者不要「三天打魚，兩天曬網」，應持之以恆，循序漸進，運動適度。

第二節　傳統養生功法的鍛鍊要領

　　傳統養生功法將人的身體和精神歸納為「形」和「神」，而將「氣」看做是聯繫「形」和「神」的紐帶，從而使三者形成一個有機的整體。正所謂：「形者，生之

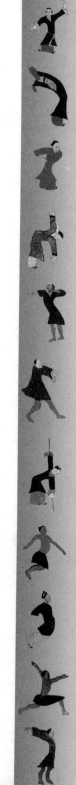

舍也；氣者，生之充也；神者，生之制也。」

在傳統養生功法鍛鍊中，以調身、調息、調心（神）來分別對應人的「形」「氣」「神」，使「三調」成為鍛鍊時的基本要素。下面圍繞這三個要素簡單敘述一下應該普遍遵循的一些鍛鍊要領。

一、動作正確，路線準確

傳統養生功法既包括靜功，如站樁功；又包括動功，如八段錦。但不管是何種功法，在練習時都要求清清楚楚地表現出每一個動作的運動路線，掌握習練要領和動作規格，以形成正確的動作動力定型。

一個完整的動作通常包括：身體姿勢和身體部位運動的軌跡、時間、速度、節奏，以及動作與呼吸的相互配合、動作中的心理調節等要素。對於初學者來說，習練時不要強求每一個動作的力度都能做得很到位，但要求動作路線必須準確，姿勢必須正確。如果形體動作一時不能到位，意識也要先到位。

對於難度較大的動作，習練時不能貪多求快，而應在每次練習時有所側重、循序漸進，在輕鬆自然中逐步達到掌握動作要領的目的。

二、心靜體鬆，呼吸自然

心靜體鬆要貫穿功法習練的始終，鬆指精神、形體兩方面的放鬆，靜指思想和情緒上的安靜，靜是鬆的基礎，鬆有助於入靜，鬆靜體現在意念、呼吸、姿勢、動作等各個方面。在傳統養生功法鍛鍊時，要做到關節肌肉盡可能

地放鬆，肌肉筋骨全部鬆開，氣才能自然順暢，「氣遍周身不停滯」。

鬆是舒展，而不是軟杳和內縮，形體舒鬆氣自順通，才能達到體鬆、意靜、氣運自然的要求。

靜不是思想靜止，而是神不外馳、精神內守，以一念代萬念，排除外來的一切干擾。入靜才能心安，心安才能達到充分發揮機體自然調整平衡的功能。所以，只有在精神放鬆、意識平靜、呼吸自然的情況下，才能做到意隨形走、意氣相隨，起到健身、養生的作用。

在養生功法的練習過程中，最常用的呼吸方法有自然呼吸或腹式呼吸，腹式呼吸又分為順腹式呼吸與逆腹式呼吸兩種。不論哪一種方法，都要求呼吸自然、柔和、流暢、不刻意閉氣和憋氣。

隨著對動作的熟練掌握，呼吸會自然地和動作配合，一般的規律是以伸展動作配合呼氣，收縮動作配合吸氣，發力時呼氣，蓄勁時吸氣等。總之，呼吸和動作放鬆自然、協調配合，才有利於促進全身氣血的運行。

在習練初期，由於不熟悉動作，往往容易出現動作不協調、表情不自然、身心不放鬆等現象。所以這一階段的習練者首先要注意克服緊張情緒，調整呼吸，培養自己調控身心狀態的能力，逐步達到心靜體鬆、呼吸自然。

三、中正平穩，柔和緩慢

在傳統養生功法的練習中，只有動作中正才能做到心平氣順、心靜體鬆。因此，習練時動作一定要自然、平穩，節奏要緩慢、協調，以做到姿勢中正柔和、體態端正

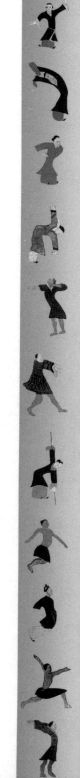

安舒，達到意氣相隨、以氣運身、開合自然、中正柔和的練功要求。

中國傳統醫學認為，精、氣、血、津液是人體的物質基礎，而精神是精、氣、血、津液的生理活動和病理變化的外在表現。

精神內守，神氣旺盛，精、氣、血、津液才能正常化生和轉化。因此，隨著練習技術的提高，習練者除了能熟練自如地掌握動作外，還要注重表現功法的神韻和內涵，把放鬆自然的神態和充盈生動的神韻統一表現在中正平穩、柔和緩慢的功法動作中。

四、以形導氣，氣韻生動

「氣」不僅指引起肺部變化的呼吸之氣，還包括循行於經脈中的氣血之氣。因此，「氣」在經脈中的運行和在肺部的運動都是有其自身規律的，這個規律不以人的意志為改變，人只能順應這個規律。所以，傳統養生功法由舒展大方、柔和緩慢的動作導引來引導身體氣血的運行和呼吸的變化。

氣韻生動，是指由精神的修練和形體的鍛鍊，促進真氣在體內的運行，使動作表現出意氣相隨、以氣導形、舒展大方、柔和平穩的神韻。

五、鬆緊結合，動靜相兼

傳統養生功法除了要求動作柔和、緩慢外，更多強調的是動作必須鬆緊結合、虛實相間，在鬆緊虛實中體現出動作的動和靜。

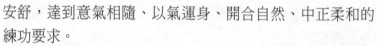

「鬆」，是指動作導引時人體各關節、肌肉等組織的放鬆，也就是虛。

「緊」，是指動作導引中軀幹與四肢緩慢而適當地用力，也就是實。

「動」，是指意識下的動作引導。

「靜」，是指在動作導引中看似略有停頓，實則動作的內勁沒有停，肌肉繼續在用力，保持牽引抻拉的勁力。

無論動作是鬆還是緊、是動還是靜，都是陰陽學說在傳統養生功法中的體現。

第三節　傳統養生功法鍛鍊的注意事項

不同年齡性別、身體狀況、生理和心理特點的傳統養生功法鍛鍊者，在鍛鍊時應該根據個人的實際條件注意下列事項，並有針對性地採取一些應對措施，以最大限度地獲得鍛鍊效果。

一、做好準備活動

鍛鍊前應對個人的身體狀況有個大致瞭解，最好能達到具有自我監督、自我評價、自我計畫、自我控制等能力的程度。特別是對於過去很少或較少參加體育鍛鍊的老年人，在運動前需要進行身體檢查，及時發現潛在的疾病和危險因素，以確保運動安全，同時也有利於選擇合適的功法。

在選擇功法時，要結合自身的生理特點、健康狀況、

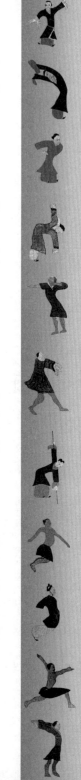

鍛鍊目的以及個人興趣，加以綜合考慮。要多加強理論方面的學習，加深對功法的理解，堅定鍛鍊的意志，做到持之以恆。

在鍛鍊前，應掌握功法的動作方法及練習要點，按規定標準進行鍛鍊，調整好呼吸和心理活動，充分做好準備活動，特別是腰、膝、踝、肩等關節要活動開。對可能出現的困難，如肌肉酸痛等，要能正確對待。

養成科學的飲食習慣。參加體育鍛鍊由於能量消耗較大，每天要攝取一定的優質蛋白質，如瘦肉、魚、蝦、蛋、奶、大豆或豆製品。應控制甜食，多吃水果和蔬菜。同時還需要保證人體攝取一定的熱量，當攝取熱量長期不足時，會發生營養不良，出現消瘦、抵抗力降低、易疲勞、乏力、精神不振等。

若攝入熱量長期過高，易引起體重偏重或肥胖。因此，應根據個人的實際情況及時調整飲食結構。

二、合理安排運動量和運動強度

適量運動，有規律地進行鍛鍊。「靶心率」被認為是能獲得最佳效果並能確保安全的運動心率，其計算公式是：靶心率＝（220－年齡）×65%～85%，一般應保持運動時的心率在此範圍內。但是，由於個體差異較大，「靶心率」只能作為參考。

根據經驗，鍛鍊後，微微出汗，人感到輕鬆舒暢，食慾、睡眠良好，次日體力充沛，說明運動量較為理想；鍛鍊後，大量出汗，心悸氣短，頭暈眼花，食慾、睡眠欠佳，次日感到周身乏力、不想運動，說明運動量稍大了，

需要調整；鍛鍊後，身體無發熱感，脈搏也無明顯變化，說明運動量小了，應當適當增加。

參加功法鍛鍊要有規律，每週不少於 3 次，以每次 30～60 分鐘為宜。剛開始鍛鍊，運動量可以小些，以後逐步增加。

三、做好放鬆活動

鍛鍊後要做好放鬆和整理活動，如拍打按摩放鬆、上肢和下肢交替抖動放鬆、淋浴放鬆等。如環境許可，每晚睡覺前用熱水洗腳，以促進血液循環、消除疲勞。

另外，鍛鍊出汗後，內衣和內褲要及時更換，以防患病。運動結束後，不要突然停止，應使身體逐漸恢復到基礎水準。

四、調整好心理和呼吸

用意要適度。有些功法無須用意，有些功法雖然要用意，但也無須用意過度，若過分地集中思想於身體某一部位或「穴位」，以及「意守病灶」等，可能反而會造成精神緊張、偏執、大腦興奮與抑制不平衡等，引起一些不應有的感覺，如氣悶、頭脹，甚至失控、失眠、失常等。

不要違背呼吸的自然規律。在練功中不按生理要求而故意強調呼吸，易引起憋氣，甚至引起心律失常，如早搏、停搏等；或者形成頭暈、胸悶，久久不能消除；或呼吸時用力過猛，使血壓升高，出現頭脹、頭疼等。因此，一定要按照功法的具體規定，調整好呼吸方法。

另外，練功場所應安排在安靜、清潔的地方。驚喊或

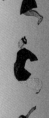

巨響聲易使練功者受驚，甚至驚慌失措、精神失常。要儘量避免在污染嚴重或有噪音干擾處練功。

（牛愛軍）

第三章
導引養生功法

　　導引是氣功的古稱。「導」，有疏導、通導的意思，指的是導氣；「引」，有引伸、引導的意思，指的是引體。晉代李頤講「導氣令和，引體令柔」，這裏所講的氣不僅指內在氣息的運行，還包括呼吸的運用，由細、勻、深、長的腹式呼吸，結合伸展肢體的動作，在意念的引導、支配下，把意念、呼吸和肢體動作三者緊密結合起來，就是人們通常所說的導引。

　　養生，顧名思義，就是保養身體，追求健康長壽。養生的手段、方式、方法多種多樣，由導引之術進行養生是中國人在長期的生產實踐中總結出來的智慧結晶。導引養生突出了「不治已病治未病」的以預防為主的思想，強調對人體的運動保養和日常保養。

　　在漫長的歷史發展過程中，人們以中醫的氣血理論為核心，以經絡學說為基礎，創造了很多導引功法，取得了顯著的保健養生功效。由於古人認為「氣行則血行，氣滯則血滯」「血為氣之母」「氣為血之帥」，因此在導引養生時，氣血密切相關，以氣引血。

　　導引養生還以中醫的臟腑學說和陰陽五行學說為指導，重視辨證施治、陰陽平衡，注重人體精神與形體的統一，強調人的整體養生健身效果，人與自然環境、四時氣

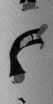
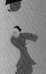

候的協調適應，力求達到古人所講的「天人合一」的境界。

導引養生功法注重「三調」，即調心、調息、調身。在具體練習時，既要求注意姿勢的規範化，又要求與意守相結合，同時要求隨著動作的熟練將重點轉移到意念上來。意守時要求不可用心守，不可無意求，用心著相，無意著空，綿綿若存，似守非守。呼吸配合動作的原則是起吸落呼，開吸合呼，先吸後呼，蓄吸發呼。調身則強調鬆緊結合，鬆貫始末，柔和緩慢，連貫圓活。

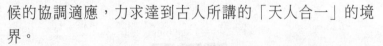

第一節 放鬆功

現代人們在節奏快、競爭強的生活工作狀態下，多數人是緊張有餘而鬆弛不足，久而久之就會造成一些心理和身體方面的不適，甚至產生疾病。

放鬆功是鬆弛機體、安定心神的一種靜功鍛鍊方法。其方法簡單，安全有效，學會以後可隨時調節自己的大腦和身體狀態，解除緊張，迅速消除疲勞，提高睡眠品質。

一、原理和作用

放鬆功是根據氣功「三調」的原則，側重於調心方面而創編的一套靜功鍛鍊方法。它是學練氣功的基礎功、入門功、前奏功。

放鬆功就是將意念放在身體的某個部位上，配合呼吸，在呼氣時默念「鬆」字的方法，在已採用的練功姿勢

的基礎上將身體進一步調整得更自然、更舒適，首先使機體得到放鬆，進而緩解神經的緊張，排除大腦的雜念，逐步進入一種「鬆靜」的氣功狀態。

從現代醫學理論以及臨床研究的結果來看，人的大腦皮質活動與人體內臟功能有密切的聯繫，證明了內外環境中各種緊張和不良刺激因素對人體生理病理的重要影響，會引起神經、呼吸、循環、消化、內分泌等系統的功能紊亂，並會造成實質性的病理變化，產生疾病。

據近代醫學界統計，有 70%左右的疾病是由心理方面的問題而引起植物神經功能紊亂導致的，大多被稱為某某綜合徵，屬心身方面的疾病。

由於已經認識到精神緊張對人體健康有著很大的負面影響，所以學會經常放鬆機體和大腦神經顯得尤為重要。只有將整個機體放鬆以後，才能使周身經絡疏通、氣血流暢，進而使神經、血管、內臟和大腦得到放鬆，心身失調的病理狀態得以緩解和糾正。

實驗還證明，當機體處於鬆弛狀態時，全身的耗氧量減少，能量代謝降低，表現為儲能性反應狀態，這是一種自我保護狀態，十分有利於機體功能的調整和修復。

放鬆本身是一種積極的鍛鍊，決不是消極鬆懈。對「鬆」的理解不能絕對化，一般來說，在練功中感到身體各部位像彈棉花般地蓬蓬鬆鬆向四周發散開去；周身溫如置蒸氣浴中，手足溫暖四達；身體輪廓變高變大，揚揚，手足不知去向，身體的實際感覺模糊、消失，些都是「鬆」的感覺。練功中只要注意「鬆」，會到體舒、意靜、氣運自然的感覺。

放鬆功具有安定心神、調和氣血、疏通經絡、增強體質和康復心身的作用，對一些疾病，如高血壓、冠心病、支氣管哮喘、胃竇炎、消化系統潰瘍、腸功能紊亂、神經衰弱、頭痛、失眠、青光眼、焦慮恐懼心理障礙等症有著直接的治療作用和間接的輔助作用。

二、鍛鍊方法

放鬆功的種類很多，主要區別在部位的分割上，方法卻是相近的。一般採用的方法是吸氣時意想部位，呼氣時默念「鬆」字，逐步把機體放鬆。

現介紹幾種常用的放鬆功法。

(一)三線放鬆法

將身體分成三條線，兩側、前面、後面，由上而下依次進行放鬆訓練。（圖 3-1-1）

第一條線（側面）

頭部兩側→頸部兩側→兩肩→兩上臂→兩肘部→兩前臂→兩手腕→兩手→十個手指。

第二條線（前面）

面部→頸部→胸部→腹部→兩大腿→兩膝→兩小腿→兩腳→十個腳趾。

第三條線（後面）

後腦部→後項部→背部→腰部→兩大腿後面→兩膝窩→兩小腿後面→兩腳底→十個腳趾。

以上方法可重複做 3 遍，最後把意念放在腹部丹田，靜養 5～10 分鐘收功。此法對初學者較為適宜。

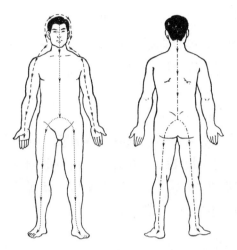

第一條線 ----▶　第二條線 ⋯⋯▶　第三條線⋯▶

圖 3-1-1　三線放鬆

(二) 三段放鬆法

　　把人體分為三段：頭和頸項部為第一段，軀幹和兩上肢為第二段，下肢為第三段。

　　具體操作方法是按段進行，每一段連續放鬆 3 次，由上到下重複 3 遍，最後意守丹田 10 分鐘左右收功。此法可為稍有一些練功基礎的人所選擇運用。

(三) 整體放鬆法

　　吸氣時，意念思靜；呼氣時，從頭到腳似淋浴般地向下或是由身體中心向四周散開，無有盡頭，同時默念「鬆」字，連續放鬆 9 遍，無須意守，靜養 10～15 分鐘收功。此法適合已基本掌握放鬆方法的人選擇運用。

收功：練完功後，做一些收功動作，可使氣息歸根，這樣不僅能增強練功效果，而且還可防止元氣散亂，避免產生不良感覺。具體操作如下：

1. 摩　腹

兩手虎口交叉，掌心重疊於腹部臍中，先順時針方向由小到大轉圈摩腹 18 或 36 圈，再按逆時針方向由大到小轉圈摩腹 18 或 36 圈，最後置於臍中。可配合呼吸，由下向上時吸氣，由上向下時呼氣。

2. 浴　面

將兩手掌搓熱，輕貼左右顏面部，向上推摩至頭頂部，再從後腦經耳後根回到顏面部，重複 9 遍。要求使整個頭部都按摩到。

三、練習注意事項

（一）放鬆功一般採用順腹式呼吸。呼吸要自然柔和，吸氣微微，呼氣綿綿，不快不慢，舒適自得。剛開始練功者如果不會腹式呼吸，可先採用自然呼吸，然後慢慢地過渡到腹式呼吸，提高練功效果。

（二）「鬆」是沒有方向性的，感覺要從意想的部位為中心開始，隨呼氣同時默念字句向四周散開，使五臟六腑、四肢百骸全部鬆開，產生一種氣充全身的圓滿之感。

（三）要求的「鬆」，是指不緊張，但絕不是懶散鬆懈。如頸項部放鬆時不能使頭低垂，胸背部放鬆時不能駝背，腰部放鬆時身體不能前屈使腹部受壓，這些都應注意

防止。

第二節　內養功

內養功是由劉貴珍在劉渡舟的氣功內容的基礎上加以整理而形成的功法，其要點是默念字句、停頓呼吸、舌體起落、氣沉丹田。經由鍛鍊可達到一種「大腦靜，臟腑動」的特殊狀態，對內臟，特別是消化系統有較好的醫療保健作用。

內養功是一種靜功功法。「內養」的意思就是「養內」，就是調養人的內氣、真氣和元氣，以充實的正氣來調整陰陽失調、填補氣血虛損和恢復臟腑功能。

其鍛鍊方法主要是在採用一定的姿勢後，或臥或坐，注意呼吸方法的選擇(主要是停閉呼吸）和意念的運用(主要是默念字句）。

一、姿　勢

內養功的姿勢一般採用臥式或坐式。臥式有仰臥、左側臥、右側臥、半躺臥；坐式有端坐、盤坐等。

選擇什麼樣的姿勢應根據練功者的身體狀況而定，體質弱的、年老的、久病的患者可選擇臥位，體力稍好一點的可選擇坐位。

另外，還應根據病情來選擇體位：胃張力低下、排空遲緩者應選擇右側臥位；胃黏膜脫垂者應選擇左側臥位；交感神經興奮型的應選擇臥位，交感神經抑制型的應選擇

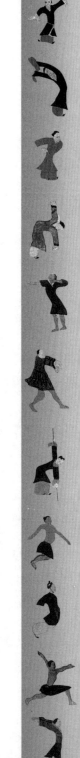

坐位（最好是選擇盤坐位）。

二、呼　吸

內養功的呼吸法較為複雜，不僅有停閉呼吸，並且還要同時配合舌體的運動和默念字句。

(一)呼吸方法

第一種呼吸法採用的是吸→停→呼方法，此方法適合交感神經興奮性低下、臟腑功能減弱、氣血不足的人；

第二種呼吸法採用的是吸→呼→停方法，此方法適合交感神經興奮性亢進的人；

第三種呼吸法採用的是吸→停→吸→呼方法，實際上此為第一種呼吸法的加強型。

功效的強弱大多取決於停閉呼吸的長短，長的功效強，短的功效弱。在練習時不可短期追求功效而一味拉長停閉呼吸時間，造成憋氣，反而損傷身體。應逐步練習，在適應了停閉呼吸方法後，再逐步拉長時間，增強效果。

(二)舌體運動

吸氣時舌抵上腭，呼氣時舌體放下，停閉時舌體不動。第一、三種呼吸以配合舌體運動，而第二種呼吸以不配合舌體運動效果較好。

(三)字句默念

可選擇三到九個字的字句來默念，但還是少一些的字句為好，如採用第一、二種呼吸法時最好選擇三個字的句

子來默念，第三種呼吸法可採用四個字的句子來默念，這樣既容易掌握，又與呼吸密切配合，效果會更好。

剛開始練習時可選擇與「鬆」「靜」等有關的組合字句，如「體放鬆」「心平靜」等；練習一段時間後，有一些基礎了可選擇一些針對自己身體狀況，並且是對這些不良狀況有良性誘導作用的字句。如有交感神經興奮性的失眠、頭痛、心動過速等症的可選擇含有「鬆」「靜」「涼」「下」「平」「定」等字眼的句子，而交感神經興奮性低下的人則可選擇含有「陽」「火」「暖」「動」「上」「強」等字眼的字句。

默念字句：一是可以收斂思緒，排除雜念，經由反覆念單一的字句，以一念代萬念，使大腦相對安靜；二是可以借助字句的刺激來起到良性的調節作用，因為反覆默念一個字句，身體也會與字句所表示的內容產生相應的生理效應。

三、意　守

意守是練功中的一種意念運用，它是將意念集中於某一物或某一處。內養功的意守主要把意守點選擇在自己體內，如腹部丹田、膻中、腳趾等，其中尤以丹田為最好，因為丹田為人體「生氣之源，聚氣之所」，既是氣之源，又是氣之根，意守腹部丹田可強壯人體真氣、元氣。另外，還可根據身體狀況選擇意守的部位，交感神經興奮性高的可選擇體位低一點的部位，如腳趾；交感神經興奮性低的和婦女經期可選擇體位高一點的部位，如膻中等。

意守只要將意念輕輕放在這些部位即可，不必去刻意

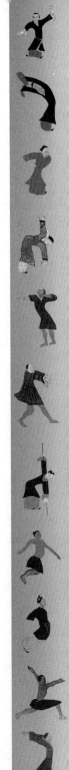

想像有什麼或像什麼，這樣才不至於造成「死守」而產生
氣結、氣滯等不良反應。

第三節　站樁功

站樁功是一種練內勁的功法，整體動作形似一棵樹，
兩腳似樹的根基，沉穩而有力，上身似樹的枝幹，舒展而
內含。

站樁功的功法很多，流傳很廣，較有名的要數意拳的站
樁功了。縱覽許多站樁功的練法，腳型主要有平行站樁和不
等分站樁兩種，不同的姿勢可以鍛鍊不同部位的力量。

一、練習方法

(一)平行樁

兩腳分開，分開的距離可大可小，根據需要和體質狀
況而定，小的可與肩同寬或稍窄於肩，大的可為肩寬的兩
倍左右。重心可高可低，最高也應使膝關節稍有彎曲，髖
部稍內收猶如坐時的姿勢；最低可使大腿平行於地面，腳
跟不可離地，膝蓋不可超出腳尖。

無論重心的高低如何，上身都不可傾斜，要保持百會
上領、尾閭中正。腳尖平行或內扣，腳趾抓地。

(二)不等分樁

兩腳前後分開，成丁字步形，身體成斜方向站立，重心

偏於一腳，可成四六分、三七分、二八分、一九分，甚至可以全部加在一隻腳上。

重心可放於前腳，也可放在後腳。

二、代表椿功介紹

(一)三圓椿

兩腳分開與肩寬，平行站立，屈膝屈髖如坐式，襠部分開能放一小球，成圓形，高低視個人情況而定。兩臂向前提起與肩平，兩臂彎曲，兩手虎口分開，手心對胸，向前合抱成圓，如抱大樹狀。頭正身直，尾閭中正，下頜微收，舌抵上頜，雙目平視，沉肩墜肘，鬆胯屈膝，收腹提肛。（圖3-3-1）

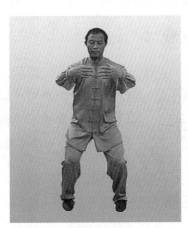

圖 3-3-1

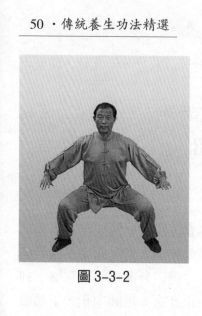

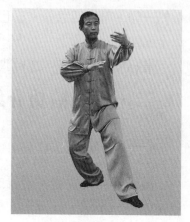

圖 3-3-2　　　　　　　　　圖 3-3-3

(二)金剛椿

兩腳分開雙倍於肩，腳尖微外展，屈膝至大腿與地面平行。兩手臂分開於體側，虛腋（腋下有放一拳的空間），兩手下按，置於兩大腿外側（圖 3-3-2）。其餘要求同上。

(三)游龍椿

兩腳成丁步，前後分開，重心落於後腿，比例自定。兩臂抬起，如左腳在前，則左手抬至與鼻平，掌心朝裏，右手抬至胸前，掌心向下，兩手臂自然彎曲。（圖 3-3-3）

如右腳在前，則右手高至鼻平，左手高至胸前。兩腳可交替練習，其餘要求同上。

(四)鶴立椿

兩手合掌置於胸前，單腳站立支撐，屈膝屈髖，另一

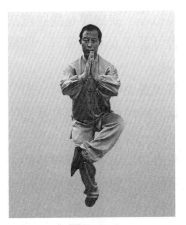

圖 3-3-4

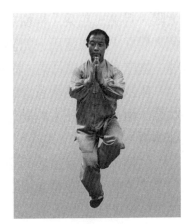

圖 3-3-5

腿抬起，屈膝，將腳踝置於支撐腿的膝蓋上（圖 3-3-4），也可選擇將腳踝扣於支撐腿的膝後（圖 3-3-5）。其餘要求同上。

三、呼吸和意念

(一)呼　吸

站樁功主要強調的是姿勢，大多數功法採用自然呼吸，有的功法也有順腹式呼吸或逆腹式呼吸的要求，但對初學者一般採用自然呼吸。

(二)意　念

站樁功意念的運用可以採用有為法或無為法。

有為法主要是用意守法，守內常選擇下丹田或湧泉等處，守外可選擇各種自然景色或植物，諸如山峰、雲彩、

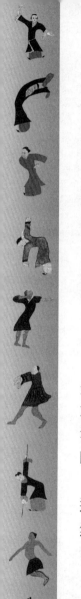

太陽、月亮、花朵、綠樹或建築物等，要根據身體狀況或個人愛好來選擇運用。如陽虛者可選擇太陽、篝火、明燭等；陰虛者可選擇月亮、流水、冰川等。

無為法是不強調意念的運用，讓大腦處於一種空虛的狀態，但並不是任大腦亂想，此法適用於已有相當基礎的練功者。

另外，現代養生功的某些站樁功採用了任意的練法，只要求姿勢，而在意念上是隨意的，可想任何事情，可說話，這種練法主要是為了避免出差錯。

四、注意事項

（一）站樁功適合體力較好的人鍛鍊，體弱有病者可先選擇其他功法鍛鍊，如內養功等，待體質增強後再選擇站樁功。即使是健康人鍛鍊也應循序漸進，練習時間要逐漸加長，如練習中出現頭昏、心慌、呼吸急迫等不良反應時，應該馬上收功休息。

（二）站樁功主要內容在樁法，雖也有呼吸和意念的運用，但不要刻意勉強呼吸和意念。最好先適應了站樁，然後再慢慢加進呼吸和意念。

第四節　簡編馬王堆導引術

一、馬王堆導引術簡介

20 世紀 70 年代在中國長沙馬王堆漢墓發掘的導引圖

是有記載的最早的古代導引圖，本功法即據此圖為基礎，參考了相關文獻而編製的。

　　導引是出於人們對長生不老的共同願望而產生的，它最早施行的年代是春秋時代，是與按摩相伴同期出現的；到了戰國時代，和行氣一同施行的「導引」一詞，目前文獻最早追述到先秦典籍《莊子・刻意》，其文云：「吹呴呼吸，吐故納新，熊經鳥申（伸），為壽而已矣。此導引之士，養形之人，彭祖壽考者之所好也。」這裏不僅表明導引的主要內容及作用，還告訴我們，在先秦時期，社會上已出現專事導引的術士和致力養形的人物，彭祖是其推崇的人物。

　　從《黃帝內經》的相關論述中，我們可以得出導引盛行於中央地區並得以推廣，它是古代人們的常用醫療方法之一，能夠治療許多種疾病。

　　導引名詞出現以後，古人把許多健身方法都歸屬於導引。《抱朴子》中記載：「夫導引不在於立名、象物、粉

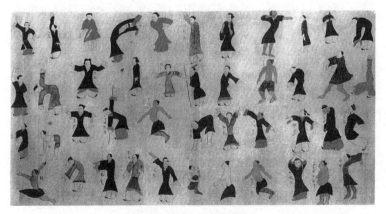

馬王堆導引復原圖

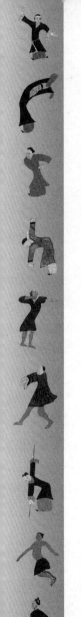

繪、表形、顯圖，但無名狀也，或伸屈，或俯仰，或行臥，或倚立，或躑躅，或徐步，或吟，或息，皆導引也。」唐·釋慧琳在《一切經音義》中，甚至把自我按摩也包括在導引之內：「凡人自摩自捏，伸縮手足，除勞去煩，名為導引。」

　　導引所包括的健身方術在古代是相當廣泛的，它所包含的內容雖各有不同，但都可以把它看做是一種自我調節身體氣血運行、祛病健身的養生法或健身法。李頤注解的「導引」為「導氣令和，引體令柔」，高度概括了導引作為健身方法雛形的本質特徵。

　　1973年馬王堆導引圖的發現，對研究中國傳統養生功法有著重大的意義。這幅彩繪帛畫導引圖高約50公分，寬約100公分，共繪有44幅不同運動姿態的人像，單個圖像高9～12公分，有男有女，有老有少，有露背有著衣，衣冠均為當時一般庶民使用的樣式。

　　每個圖像為一獨立的運動姿勢，整齊地排列成上下4排，每排11個圖，圖側有簡單的說明文字，因殘缺，能看出的文字只有31處。它是中國也是世界上迄今考古發現中時代最早的綜合性彩色導引圖譜。不但在此前沒有現存的古譜，即使後隔一千餘年，到唐代後期，其間已亡逸的各種導引圖譜，均還未發現。

　　中國古代導引在其長期歷史演進過程中，留下了極為豐富的歷史資料。但以往多只見到文字資料，在明代以前刊刻的文獻中，沒見到一份圖譜。1973年湖南長沙馬王堆西漢帛畫導引圖的出土，不僅使我們見到了早期的導引圖，並且把史籍上所記載的導引圖的年限大大提前。

在古籍中首次提到導引圖繪的是晉代葛洪所著的《抱朴子・別旨》，其中也只是提到當時已有人用「粉繪」「著圖」來施行導引術；直到《隋書・經籍志》才首次記有《行氣圖一卷》《導引圖三卷》（原注云：「立一、坐一、臥一」），但也是有目無圖。西漢帛畫導引圖至少比這些要早七百多年，而比瑞典人所發明的醫療體操要早一千多年。

馬王堆導引圖所涵蓋的養生功法是相當廣泛的。根據它的動作來源、動作內容形式、動作效應，我們還可以看出它既有模仿生禽，也有來源生活；既有行氣吐納，也有伸筋拔骨；既有療病術式，也有保健方法，還伴有按摩動作。可以說，這張導引圖涵蓋了導引養生的所有範疇，是中國漢代以前養生功法集大成的代表，它的完備表明了中國古代樸素健身思想的發達程度。

我們從中節選了 12 個圖譜，按照養生功法的本質特徵和人體運動的規律進行了再現。

二、功法特點

該功法的養生機理是由肢體的運動配合有序的呼吸，達到調神、理氣、正形的效果。導引養生功法雖然也是肢體的運動，但不同於現代的廣播體操，主要表現在身體放鬆、動作徐緩，大都配合呼吸和意識，達到內外相合，維持體內平衡，養氣修性，從而有益於健康防病。

導引按照運動形式的不同可分為肢體類導引、行氣類導引和按摩類導引。通常肢體類導引以肢體運動為主；行氣類導引以意念導引下的行氣為主；按摩類導引以按摩、

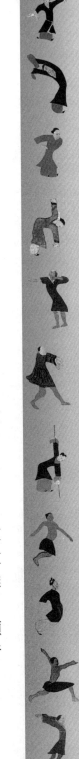

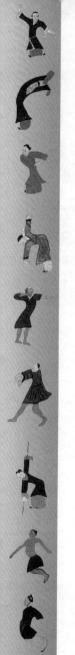

叩擊某一身體部位為主。肢體類導引又可分為引體項、導氣項。引體項重在強調伸筋拔骨的肢體運動，導氣項則在肢體運動中配合有規律的呼吸。

這些練習簡便易行，不受場地限制，可在陽臺及室內練習。走到戶外自我練習，與大自然親近，效果更佳，尤其適合中老年人練習。

三、動作說明

(一)胎　息

預備勢：兩腳微開立。兩臂自然下垂，周身放鬆，全身心處於一個非常舒適的狀態。然後有意識地深、長、勻、細地呼吸，並逐漸使鼻息減慢，好像若有若無，以至於忘卻了用鼻呼吸。意想肚臍在呼吸吐吶，綿綿細細，如在胎胞之中。（圖3-4-1）

學練要點：以自然漸入為要，不可急於求成；心靜無慾，才會漸入佳境。心想肚臍，內視肚臍，靜聽肚臍。

強度：約5分鐘。

功效：調節心神的有效方法，屬行氣類。

(二)梟　浴

預備勢：併步站立，兩眼目視前方，下頜微收，全身放鬆，

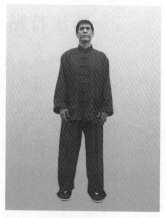

圖3-4-1

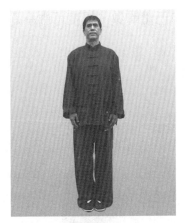

圖 3-4-2

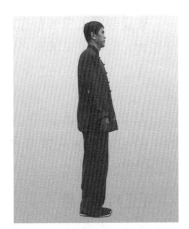

附圖 3-4-2

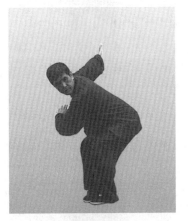

圖 3-4-3

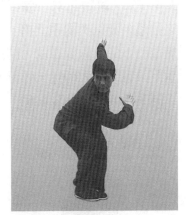

圖 3-4-4

兩臂自然下垂。（圖 3-4-2、附圖 3-4-2）

　　1. 兩臂向右擺，屈膝半蹲，頭向左轉，髖關節向左頂出。（圖 3-4-3）

　　2. 立起後，兩臂向左擺，屈膝半蹲，頭向右轉，髖關節向右頂出。（圖 3-4-4）

學練要點：擺臂動作根據自己體質做，幅度可由小逐漸加大。也可做成活步。

強度：左右共 12 次為一組，做三組，每組間歇 1 分鐘。

功效：活動頸脊、腰胯，防治頸椎病與腰脊病，屬肢體類引體項。

(三)燕　息

預備勢：兩腳微開立（圖3-4-5）。緩緩起勢，腳跟隨之抬起，吸氣；兩手上抬，身體重心下降，兩膝微屈，腳跟落下，意念在大腳趾，呼氣。（圖 3-4-6、附圖 3-4-6）

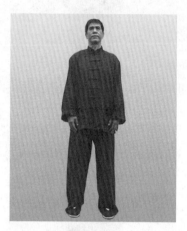

圖 3-4-5

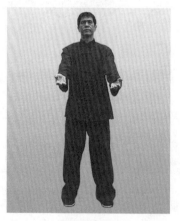

圖 3-4-6

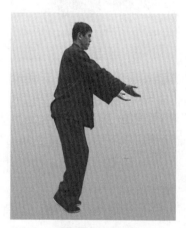

附圖 3-4-6

學練要點：模擬燕子行走，配合起落，呼吸均勻細長。

強度：5分鐘為一組，練三組為宜。

功效：對腰膝酸軟、耳鳴、陽痿、早洩有輔助療效，屬行氣類。

(四) 挽　弓

預備勢：兩腳開步站立，屈肘於胸前，掌心相對。（圖3-4-7）

1. 身體左轉，左臂前伸，右臂屈肘後拉，右手近腮邊成挽弓式，以右腳腳尖、左腳腳跟為軸向左旋轉成一直線，同時吸氣。（圖3-4-8）

2. 還原成預備勢，同時呼氣，見圖3-4-7。

3. 身體右轉，右臂前伸，左臂屈肘後拉，左手近腮邊成挽弓式，以左腳腳尖、右腳腳跟為軸向右旋轉成一直線，同時吸氣。（圖3-4-9）

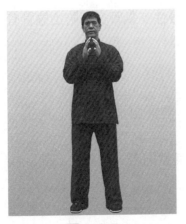

圖3-4-7

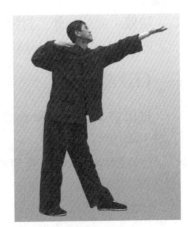

圖3-4-8

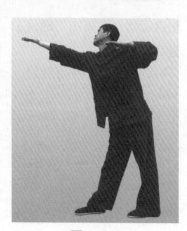

圖 3-4-9

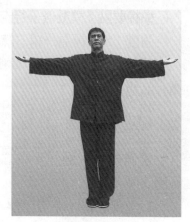

圖 3-4-10

4. 還原成預備勢，同時呼氣，見圖 3-4-7。

學練要點：挽弓式須儘量伸展，上身略向後仰，同時要求塌腰，整個動作徐徐自如。

強度：左右共 8 次為一組，做三組為宜，每組間歇 1 分鐘。

功效：舒肝利肺，對醫治慢性支氣管炎和防治感冒有一定的療效，屬肢體類導氣項。

(五)鷂　北

預備勢：面南併步站立，兩臂側平舉，手心向上。（圖 3-4-10）

1. 身體徐徐右轉，頭隨身體轉向西，吸氣。（圖 3-4-11）

2. 還原成預備勢，呼氣，見圖 3-4-10。

3. 身體徐徐左轉，頭隨身體轉向東，吸氣。（圖 3-4-

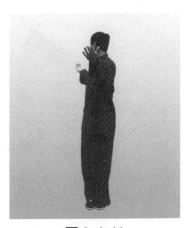

圖 3-4-11

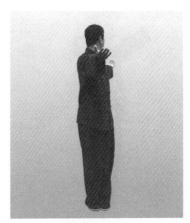

圖 3-4-12

12）

4. 還原成預備勢，呼氣，見圖 3-4-10。

學練要點：動作徐徐自如，轉腰時調息。

強度：左右共 8 次為一組，做三組為宜，每組間歇 1 分鐘。

功效：活腰強腎，屬肢體類導氣項。

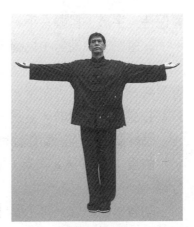

圖 3-4-13

（六）引頭風

預備勢：併步站立，兩臂側平舉，手心向上。（圖 3-4-13）

1. 右臂徐徐上舉，左臂相應下落，右髖向右挺出，兩

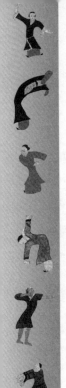

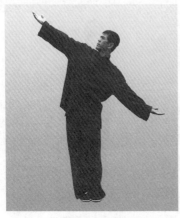

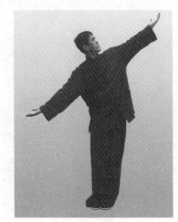

圖 3-4-14   圖 3-4-15

臂保持一字形，目視右手。（圖3-4-14）

　　2. 還原成預備勢，見圖3-4-13。

　　3. 左臂徐徐上舉，右臂相應下落，左髖向左挺出，兩臂保持一字形，目視左手。（圖3-4-15）

　　4. 還原成預備勢，見圖3-4-13。

　　學練要點：強調動作徐徐均勻，心平氣和。

　　強度：左右共8次為一組，做三組為宜，每組間歇1分鐘。

　　功效：平氣血，寧心神，對醫治高血壓有較好療效，屬肢體類引體項。

(七)燕　飛

　　預備勢：兩腳開立，兩臂屈肘交叉於體前，兩手手心均向內。（圖3-4-16）

　　1. 右手內旋於右上，掌心向外，掌指向上；左手內旋

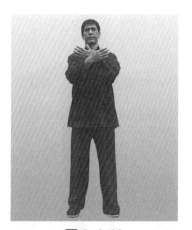

圖 3-4-16

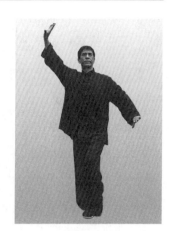

圖 3-4-17

於左下。左腳移至右腳旁成左丁步，胯向右頂。（圖 3-4-17）

2. 還原成預備勢，見圖 3-4-16。

3. 左手內旋於左上，掌心向外，掌指向上；右手內旋於右下。右腳移於左腳旁成右丁步，胯向左頂。（圖 3-4-18）

4. 還原成預備勢，見圖 3-4-16。

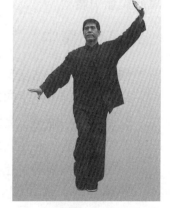

圖 3-4-18

學練要點：動作要求輕鬆自如，開吸合呼，1、3 兩動略成定勢。

強度：左右共 8 次為一組，做三組為宜，每組間歇 1 分鐘。

功效：利心臟，舒胃脾，對心血管系統疾患有療效，

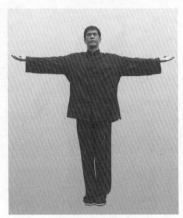

圖 3-4-19

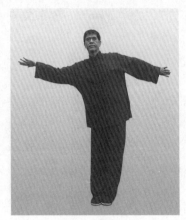

圖 3-4-20

屬肢體類引體項。

(八)引腹中

預備勢：併步站立，兩手側平舉。（圖 3-4-19）

1. 右手外旋，左手內旋，髖部向左移。（圖 3-4-20）

2. 還原成預備勢，見圖 3-4-19。

3. 左手外旋，右手內旋，髖部向右移。（圖 3-4-21）

4. 還原成預備勢，見圖 3-4-19。

學練要點：隨兩臂旋擰使髖部運動，並輕柔而不劇烈地引動腹部。

強度：左右共 8 次為一組，做三組為宜，每組間歇 1 分鐘。

功效：祛除腹中脹滿，疏導腹部氣血，屬肢體類導氣項。

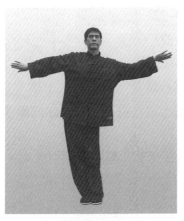

圖 3-4-21

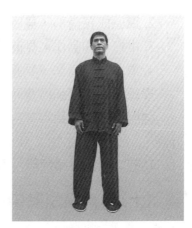

圖 3-4-22

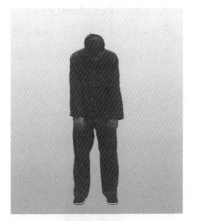

圖 3-4-23

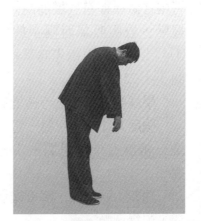

附圖 3-4-23

(九)引背痛

預備勢：開步站立。（圖 3-4-22）

1. 兩腳跟提起，背部向上拱起，兩手在體前下插，目視腳尖。（圖 3-4-23、附圖 3-4-23）

2. 還原成預備勢，見圖 3-4-22。

3. 重複 1 的動作，見圖 3-4-23。

4. 還原成預備勢，見圖 3-4-22。

學練要點：提踵拱背時，重心儘量上提，背向上拱。

強度：兩腳交替 4 次為一組，做三組為宜，每組間歇 1 分鐘。

功效：舒活肩和背部，重點在背部，屬肢體類引體項。

(十)沐猴玃引熱中

預備勢：兩腳自然開立（圖 3-4-24）。兩膝微屈，同時兩臂微屈握拳於體前兩側。氣沉丹田，鼓腹呼氣時兩拳握緊，收腹吸氣時兩拳放鬆（圖 3-4-25、附圖 3-4-25①）。握拳時拇指先向掌心屈，再以四指蓋住拇指。（附圖 3-4-25②）

學練要點：呼氣時嘴呈吹哨狀向外吐氣。

強度：往返 9 次為一組，做三組為宜，每組間歇 1 分鐘。

功效：袪濕熱，解暑燥之氣，屬行氣類。

(十一)龍　登

預備勢：併步站立，兩眼目視前方，下頜微收，全身放鬆，兩臂自然下垂。（圖 3-4-26）

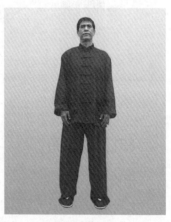

圖 3-4-24

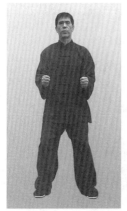

圖 3-4-25

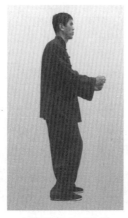

附圖 3-4-25①

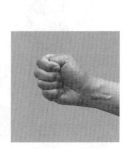

附圖 3-4-25②

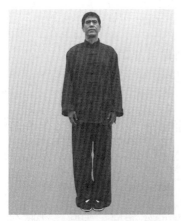

圖 3-4-26

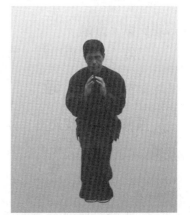

圖 3-4-27

1. 兩腿微蹲，兩手心相對置於胸前，徐徐呼氣。（圖 3-4-27）

2. 兩臂向上方伸展，站立並提踵吸氣。（圖 3-4-28）

學練要點：動作要徐緩，吸氣要勻、長、深、細。

強度：一吸一呼為 1 次，8 次為一組，做三組為宜，

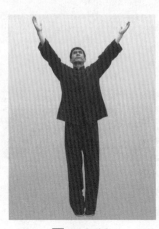 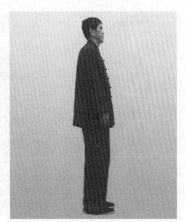

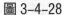

圖 3-4-28　　　　　　　　　圖 3-4-29

每組間歇 1 分鐘。

功效：增強肺功能，屬肢體類導氣項。

（十二）仰　呼

預備勢：開步站立，兩眼目視前方，下頜微收，全身放鬆，兩臂自然下垂。（圖 3-4-29）

1. 兩臂向前平舉，掌心相對，含胸鼓腹，吸氣。（圖 3-4-30）

2. 兩臂上舉過頭，直至盡情向後伸展，同時快速將氣呼出。（圖 3-4-31）

學練要點：用腹式呼吸法，儘量拉伸肩關節，呼氣要短促有力。

強度：一吸一呼為 1 次，8 次為一組，做三組為宜，每組間歇 1 分鐘。

功效：強化呼吸系統功能，屬肢體類導氣項。

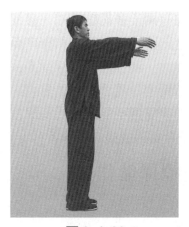

圖 3-4-30

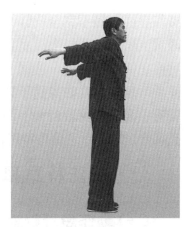

圖 3-4-31

第五節　練功十八法

　　練功十八法是在開展醫療與體育相結合防治頸肩腰腿痛疾病過程中，由莊元明先生在發掘整理古代「導引」「五禽戲」「八段錦」等中國醫學和武術遺產，以及繼承近代著名武術家、傷科醫生王子平老先生「祛病延年二十勢」功法的基礎上，由多年臨床實踐，不斷總結提高，逐步形成的一套自我鍛鍊防治頸肩腰腿痛的醫療保健操。

　　練功十八法編創於 1974 年，1975 年 3 月開始向社會全面推廣。功法動作的針對性較強，具有科學依據，且易學易懂，在實際臨床應用和防病治病中顯示出獨特的醫療保健功效。據調查，對 1361 例頸肩腰腿痛患者參加練功十八法鍛鍊效果的觀察統計，經過 2～4 個月鍛鍊後復查，有效率為 98.2%。二十多年來，練功十八法得到了不斷的推

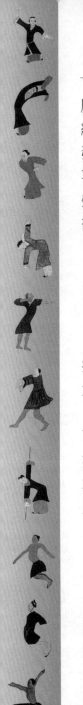

廣和發展。據不完全統計，全國有兩千多個輔導站，參加練習人數 300 萬以上，而且已走出國門，在日本和東南亞發展迅速，在美國、法國、加拿大、澳洲等地也深受人民喜愛。練功十八法得到了政府和衛生、體育部門的重視，榮獲上海市人民政府和上海市衛生局授予的上海市科學技術進步二等獎、上海市中西醫結合科研成果一等獎。

一、功法特點和醫療保健作用

（一）動作設計針對性強

練功十八法為防止頸肩腰腿痛病的需要專門設計，根據頸肩腰腿部位的生理特點，針對不同發病部位的病情編創而成。

每一節動作都有其特定的鍛鍊要求和適應徵，練習者可以根據所需進行全套鍛鍊，也可以選擇部分動作鍛鍊。如頸椎綜合徵、肩關節周圍炎，可選用「頸項爭力」「左右開弓」「雙手伸展」「展翅飛翔」等動作鍛鍊；腰腿痛患者可以選用「轉腰推掌」「叉腰旋轉」「弓步插掌」「雙手攀足」等動作鍛鍊。

（二）強調「內勁」「得氣」爲要

頸肩腰腿痛病常因感受風、寒、濕或操勞、外傷引起，但其共同病理機制主要為氣滯血淤所致，造成肌肉、筋膜、肌腱等軟組織發生痙攣、粘連、攣縮等病理現象。

練功十八法鍛鍊時，強調「內勁」，要求「以意領氣，以氣生勁，以勁達四肢」，就是發揮人體內在的真氣

運行功能，以推動病變部位「氣行則血行」，改變已形成的氣滯血淤病理狀態。

而練功時局部有否「得氣」感（即酸、痛、重等感覺），又是衡量練功者是否發揮「內勁」作用的標誌。如果每節動作鍛鍊時都能做到「得氣」，就是鍛鍊成功的表現，也是取得療效的關鍵。所以強調「內勁」「得氣」的要領，是練功十八法鍛鍊中十分重要的一環。

(三)醫練結合，相得益彰

練功十八法由病人自身鍛鍊，改善頸肩腰腿痛病理狀況，是一種扶正祛邪的治療方法。如果醫生採用推拿、針灸或藥物等治療頸肩腰腿痛病，同時指導患者進行練功十八法鍛鍊，就可以充分調節病人體內的「正氣」，加快肢體、關節和內臟的功能恢復，提高抵抗疾病的能力，起到增強體質、提高療效、縮短療程的作用。特別是當醫生治療結束後，患者還能堅持練功十八法鍛鍊，則又是一種鞏固療效、防止復發、簡便易行的有效方法。

這個醫療和練功相結合的方法打破了病人單純接受醫生被動治療的觀點，既有利於病人早日恢復健康，又有利於減少醫院門診擁擠和醫療費用的負擔。因此醫練結合，相得益彰。

(四)有病能治，無病能防

大量實踐資料統計證明，很多頸肩腰腿痛患者由練功十八法鍛鍊，一般都有很好的治療效果。

不少尚未患頸肩腰腿痛者，特別是長期持續固定姿態

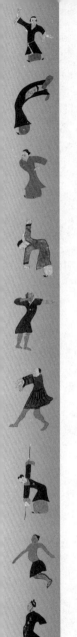

進行工作或長期坐著辦公、書寫的人，如能堅持每天1～2次練功十八法鍛鍊，就可以使過度疲勞的肌肉得到調節修整，使相對靜止的肌肉得到活動，保持正常功能，達到動靜結合、平衡協調，從而收到預防頸肩腰腿痛的效果；老年人體力漸衰，內臟功能減弱，如能堅持練功十八法鍛鍊活動，也可以恢復生理活力，延緩衰老現象。

二、學練要點和注意事項

(一)姿勢正確，方法清楚

練功十八法的動作是針對頸肩腰腿痛病的病理而設計的，因此，練功動作正確與否，直接影響到防治疾病的效果。要使動作做得正確，首先應瞭解與掌握動作特點和注意事項以及基本的手型、步型，這是動作正確的基礎和依據。其次應弄清楚每節動作的結構形式與要求活動的肌肉和關節等部位，使受作用力的肌肉出現酸脹的「得氣」感。

(二)意識貫注，呼吸自然

思想集中、排除雜念對練功效果的實現有很大的幫助。專心想動作，想要領，體驗「得氣」感，把病痛撇在一邊，把苦悶煩惱拋開，鍛鍊的效果就會倍增。呼吸要求均勻自然，逐步過渡到與動作的升降開合相配合，恰到好處，要注意自然順暢，不可屏氣。

(三)循序漸進，持之以恆

練功十八法鍛鍊，還需要掌握鍛鍊的進程和運動量。

開始時動作逐漸增加，次數由少到多，時間由短到長，逐漸習慣，逐步適應。

外傷練功時以不加劇疼痛為標準，內傷以胸腹舒暢、精神愉快為度。切忌操之過急，盲目加大運動量，這樣非但達不到防治疾病的目的，相反因不能適應而引起新的損傷，影響病情和健康。頸肩腰腿痛疾病的發生，是長年累月積聚而成，因此，機能的恢復也需要一定的時間。疾病的痊癒、療效的鞏固、健康的維持，有賴於各種因素，更需要持之以恆。

鍛鍊時斷時續，會降低療效，若再長期中斷，更會前功盡棄。實踐證明，凡是能堅持練功十八法鍛鍊者都能收到防病治病、增強體質的良好效果。

三、動作說明

(一)頸項爭力

預備姿勢：兩腳開立，稍寬於肩，兩手叉腰，目視前方。（圖 3-5-1）

1. 頭向左轉，目視左方。（圖 3-5-2）

2. 還原成預備姿勢。

3. 頭向右轉，目視右方。（圖 3-5-3）

4. 還原成預備姿勢。

5. 抬頭，目視上方。（圖

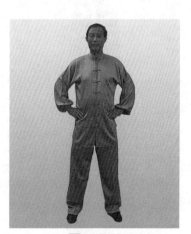

圖 3-5-1

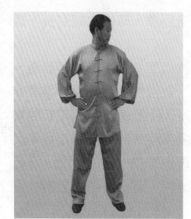

圖 3-5-2

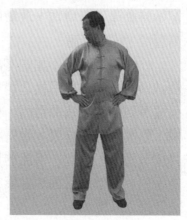

圖 3-5-3

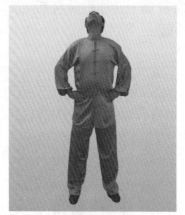

圖 3-5-4

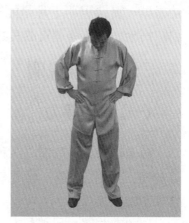

圖 3-5-5

3-5-4）

6. 還原成預備姿勢。

7. 低頭，目視下方。（圖 3-5-5）

8. 還原成預備姿勢。

學練要點：頭部在旋左、旋右、抬頭、低頭時，盡力

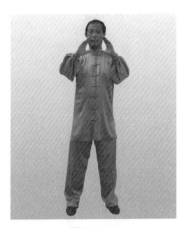

圖 3-5-6

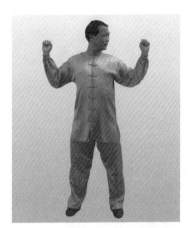

圖 3-5-7

加大幅度，上體保持正直，使頸部肌肉有酸脹感。

適應範圍：頸部急性扭傷，如落枕；慢性頸部軟組織疾病，如頸椎病等。

（二）左右開弓

預備姿勢：兩腳開立，稍寬於肩，兩虎口相對成圓形，掌心向前，離面部約 30 公分，目視前方。（圖 3-5-6）

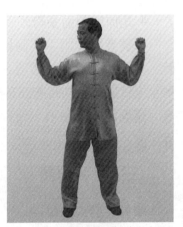

圖 3-5-8

1. 兩手輕握拳左右分開至體側，拳心向前，前臂與地面垂直，同時頭向左轉，目隨左手。（圖 3-5-7）

2. 還原成預備姿勢。

3. 同 1，唯左右相反。（圖 3-5-8）

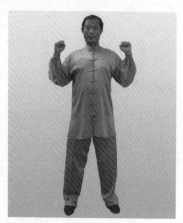
圖 3-5-9

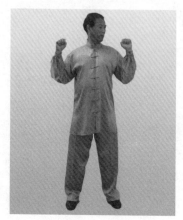
圖 3-5-10

4. 還原成預備姿勢。

學練要點：兩手要側拉至最大幅度，兩肩胛用力後縮時，要防止挺胸，使頸項、肩背部肌肉有酸脹感，並可放射至兩臂肌群，同時胸部有舒暢感。

適應範圍：頸項、肩背酸痛、僵硬，手臂麻木及胸悶等。

(三)雙手伸展

預備姿勢：兩腳開立，稍寬於肩，兩臂屈肘，兩手輕握拳於體側，目視前方。（圖 3-5-9）

1. 目隨左手，兩拳鬆開，兩臂上舉伸直，掌心向前，抬頭挺胸。（圖 3-5-10、11）

2. 還原成預備姿勢。

3. 同 1，唯左右相反。

4. 還原成預備姿勢。

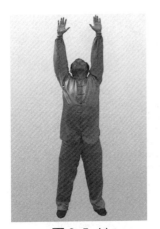

圖 3-5-11

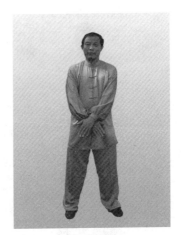

圖 3-5-12

學練要點：兩臂垂直上舉靠近頭側，腳跟不能提起，抬頭挺胸，頸、肩、腰、背部有酸脹感。

適應範圍：頸、肩、腰、背部酸痛，肩關節功能障礙，如肩周炎、手臂提舉不便等。

(四)開闊胸懷

預備姿勢：兩腳開立，稍寬於肩，兩手掌交叉於腹前，掌心向裏。（圖3-5-12）

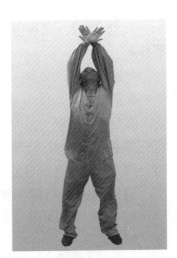

圖 3-5-13

1. 兩臂交叉上舉，目隨兩手。（圖3-5-13）

2. 兩手翻掌經體側畫弧下落，目視左手下移，兩手掌交叉於腹前，掌心向裏。（圖3-5-14、15）。

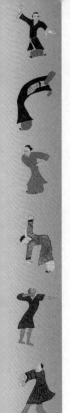

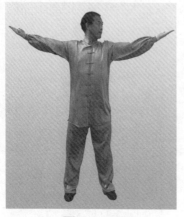

圖 3-5-14

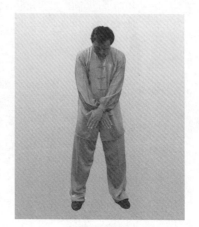

圖 3-5-15

3. 同 1、2，唯目隨右手下移。

4. 還原成預備姿勢。

學練要點：兩臂向上伸展時，充分直臂伸展；分開後，目交替隨視左右手。上舉抬頭時，頸、肩、腰有酸脹感。

適應範圍：肩關節周圍炎、肩關節功能障礙及頸、背、腰酸痛等。

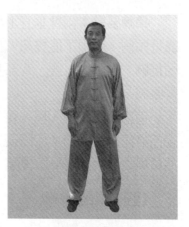

圖 3-5-16

（五）展翅飛翔

預備姿勢：兩腳開立，稍寬於肩，兩臂垂於體側。（圖 3-5-16）

1. 兩臂經體後側屈肘上提成展翅狀，肘高於肩，手背

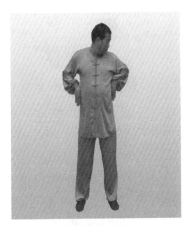

圖 3-5-17

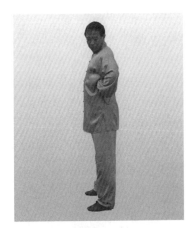

附圖 3-5-17

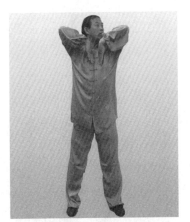

圖 3-5-18

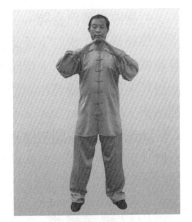

圖 3-5-19

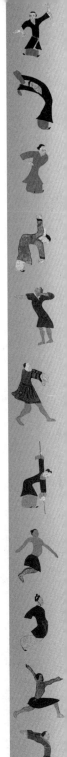

相對，目隨左肘。（圖 3-5-17、附圖 3-5-17、圖 3-5-18）

　　2. 兩肘下落，兩手在面前成立掌，掌心斜相對（圖 3-5-19），再經體前徐徐下按，還原成預備姿勢。

　　3. 同 1、2，唯目隨視右肘上提。

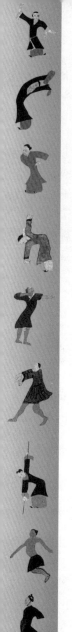

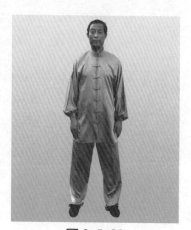

圖 3-5-20

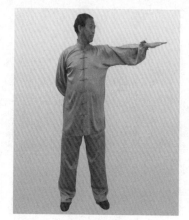

圖 3-5-21

4. 還原成預備姿勢。

學練要點：提肘下落時注意肩關節環轉，兩肘上提時不能聳肩，要體會肩部和兩肋有酸脹感。

適應範圍：肩關節僵硬及上肢活動功能障礙，如凍結肩等。

(六)鐵臂單提

預備姿勢：兩腳開立，稍寬於肩，兩臂垂於體側。（圖 3-5-20）

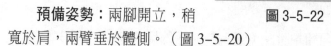

圖 3-5-22

1. 左手臂經體側舉至頭上方成托掌，掌指向後，抬頭，同時右臂內旋屈肘上提，手背緊貼腰背部。（圖 3-5-21、22）

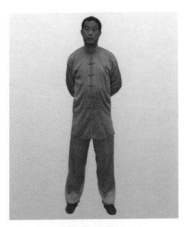

圖 3-5-23

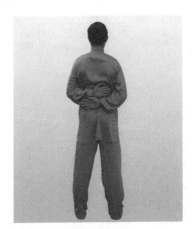

附圖 3-5-23

2. 目隨左手臂經體側下落，再內旋屈肘上提，手背緊貼腰背部。（圖 3-5-23、附圖 3-5-23）

3. 同 1，唯動作方向相反，目隨右手。

4. 還原成預備姿勢。

學練要點：手臂上舉時要伸直，盡可能舉到頂點，後屈臂逐漸上移至背部，眼要始終隨上舉手背移動。上舉托掌抬頭時，同側頸部有酸脹感，並覺胸部舒暢。

適應範圍：肩關節僵硬、活動不便，頸、肩、腰痛及胃脘脹滿。

(七)雙手托天

預備姿勢：兩腳開立，稍寬於肩，十指交叉於下腹前，掌心向上。（圖 3-5-24）

1. 兩臂上提至胸前部，兩手內旋反掌上托，挺胸抬頭，掌心向上。（圖 3-5-25、26）

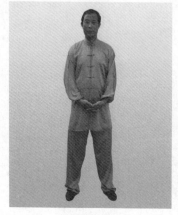

圖 3-5-24

圖 3-5-25

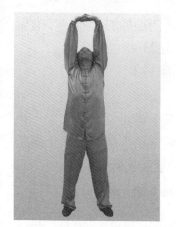

圖 3-5-26

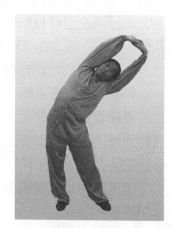

圖 3-5-27

2. 頭部還原前視，兩臂帶動上體向左側屈一次。（圖 3-5-27）

3. 再側屈一次。

4. 兩臂分開，經體側下落，目隨左手（圖 3-5-28），

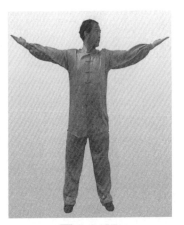

圖 3-5-28

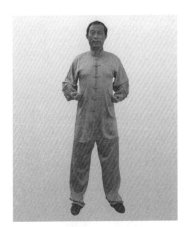

圖 3-5-29

還原成預備姿勢。

5. 5～8 同 1～4，唯左右相反。

學練要點：上體側屈時，兩臂必須伸直，上體不能前傾或轉體，使頸和腰部兩側肌肉有明顯酸脹感，並放射至肩、臂、手指。

適應範圍：頸、腰部僵硬，肩、肘關節及脊柱活動不便，脊柱側彎等。

(八)轉腰推掌

預備姿勢：兩腳開立，稍寬於肩，兩手握拳於腰側。（圖 3-5-29）

1. 左手由拳變立掌向前推出，掌心向前，同時上體右轉，右肘向右後頂與左臂成直線，目視右後方。（圖 3-5-30、附圖 3-5-30）

2. 還原成預備勢。

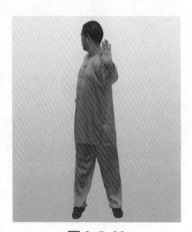

圖 3-5-30

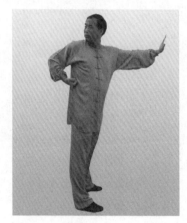

附圖 3-5-30

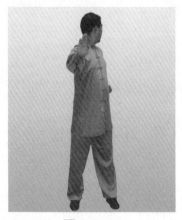

圖 3-5-31

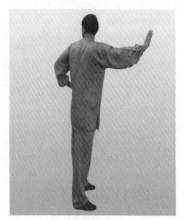

附圖 3-5-31

3. 同 1，唯左右相反，目視左後方。（圖 3-5-31、附圖 3-5-31）

學練要點： 轉腰推掌時上體正直，不能前俯後仰，轉腰旋轉要達到最大幅度，使頸、肩、腰、背部有酸脹感。

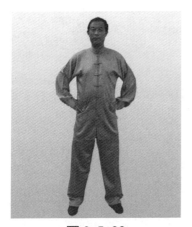

圖 3-5-32

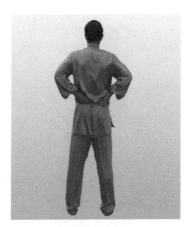

附圖 3-5-32

適應範圍：頸、肩、腰、背部軟組織勞損，如頸椎病伴有手臂麻木、肌肉萎縮、腰痛等。

（九）叉腰旋轉

預備姿勢：兩腳開立，稍寬於肩，兩手叉腰，大拇指向前。（圖 3-5-32、附圖 3-5-32）

1. 1～4 拍兩手依次用力推動骨盆做順時針方向環轉一周（圖 3-5-33～36、附圖 3-5-33～36），做 1～2 個八拍。

2. 再做逆時針方向 1～2 個八拍，動作相同，唯左右相反。

學練要點：腰部轉動的幅度盡可能大，盆骨與腰椎轉動時，頭部及上身活動幅度儘量要小，轉動要緩慢、連貫、協調，使腰部有明顯酸脹感。

適應範圍：腰部急性扭傷及慢性腰痛，對長期彎腰或

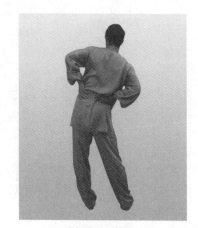

圖 3-5-33　　　　　　附圖 3-5-33

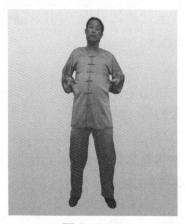

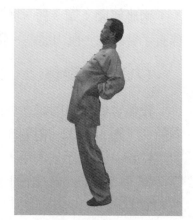

圖 3-5-34　　　　　　附圖 3-5-34

某種固定姿勢辦公而形成的腰骶部酸痛勞損等有防治作用。

（十）展臂彎腰

預備姿勢：兩腳開立，稍寬於肩，兩手掌交叉於腹

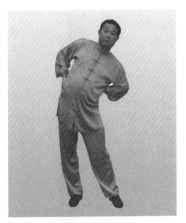

圖 3-5-35

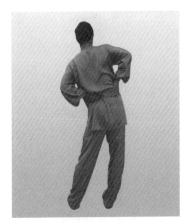

附圖 3-5-35

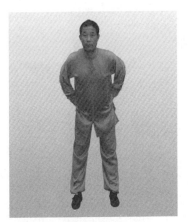

圖 3-5-36

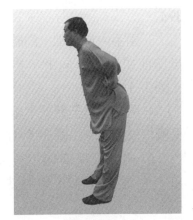

附圖 3-5-36

前，掌心向裏。（圖 3-5-37）

　　1. 兩臂交叉前上舉，抬頭、挺胸、收腹，目視手背。
（圖 3-5-38）

　　2. 兩臂經體側下落至側平舉，掌心向上。（圖 3-5-

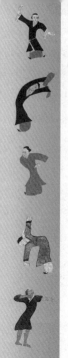

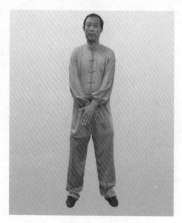

圖 3-5-37

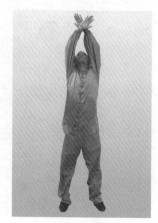

圖 3-5-38

39）

3. 兩手內旋翻掌，同時上體挺胸前屈，掌心向下，抬頭。（圖 3-5-40）

4. 兩臂下落至體前，兩手交叉觸地，抬頭。（圖 3-5-41）

5. 兩手交叉前伸，直腰上舉。（圖 3-5-42、附圖 3-5-42）

6. 6～9同1～4，最後一拍還原成預備姿勢。

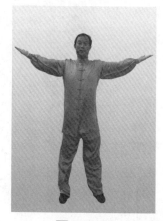

圖 3-5-39

學練要點：兩臂上舉目視上方時，腰部有酸脹感；上體前屈時，兩臂要保持與肩部成一直線；兩手交叉時，手指儘量觸及地面，兩腿後肌群有酸脹感。

適應範圍：頸、肩、腰、背、腿酸痛等。

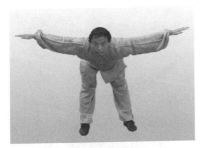

圖 3-5-40

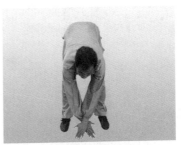

圖 3-5-41

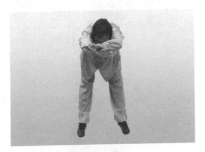

圖 3-5-42

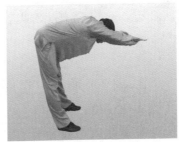

附圖 3-5-42

(十一) 弓步插掌

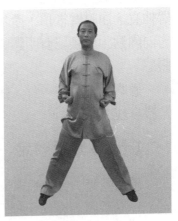

預備姿勢：兩腳大開立，距離約兩肩寬，兩手握拳於腰側。（圖 3-5-43）

1. 上體左轉成左弓步，右拳變掌向前上方插掌，高與頭平，左肘向後頂。（圖 3-5-44）

2. 還原成預備姿勢。

圖 3-5-43

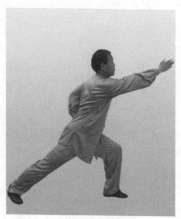

圖 3-5-44

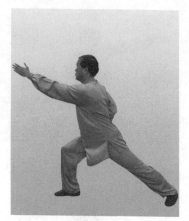

圖 3-5-45

3. 同 1，唯左右相反。
（圖 10-5-45）

4. 還原成預備姿勢。

學練要點：弓步時，要做
到上體正直，後腿蹬直，插掌
臂伸直，屈肘臂後頂，產生反
方向內勁，使腰腿有明顯的酸
脹感。

適應範圍：腰、背、腿痛
及腰脊柱小關節紊亂。

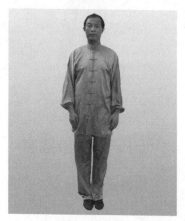

圖 3-5-46

（十二）雙手攀足

預備姿勢：併步站立。（圖 3-5-46）

1. 兩手腹前交叉上提，經頸前內旋翻掌上托，目視手
背。（圖 3-5-47、48）

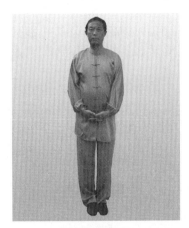

圖 3-5-47

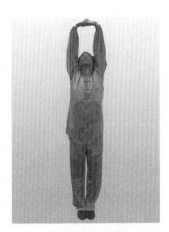

圖 3-5-48

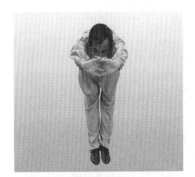

圖 3-5-49

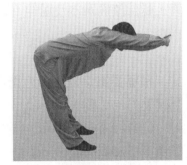

附圖 3-5-49

2. 上體挺腰前屈。（圖 3-5-49、附圖 3-5-49）

3. 兩手掌下按腳背，抬頭。（圖 3-5-50）

4. 兩手鬆開，直腰，還原成預備姿勢。

5. 5～8 拍同 1～4 拍。

學練要點：兩臂上托時，頸、腰部有酸脹感；上體前屈時，注意抬頭，兩臂緊靠頭側；攀足時注意兩腿伸直，

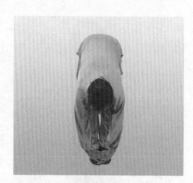

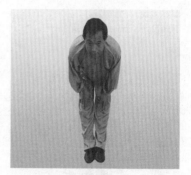

圖 3-5-50　　　　　　　　　　圖 3-5-51

掌要儘量觸及足背，腰、腿部有明顯酸脹感。

　　適應範圍：腰、腿部軟組織勞損，彎腰不便，脊柱側彎，腿部酸痛麻木及屈伸不利等。

（十三）左右轉膝

　　預備姿勢：立正，上體前屈，兩手扶膝，兩腿伸直，目視前方。（圖 3-5-51）

　　1. 1～2 拍兩手扶膝，兩膝彎曲做順時針方向環繞一周（圖 3-5-52～54）。做 1～2 個八拍。

　　2. 再逆時針方向做 1～2 個八拍。

　　3. 還原成預備姿勢。

　　學練要點：轉膝速度緩慢、連貫、均勻，幅度要儘量大，使膝、踝關節和股四頭肌有酸脹感。

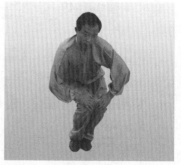

圖 3-5-52

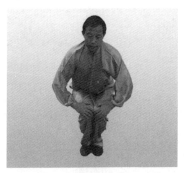

圖 3-5-53

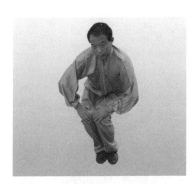

圖 3-5-54

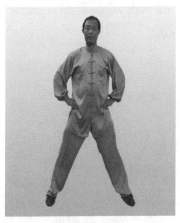

圖 3-5-55

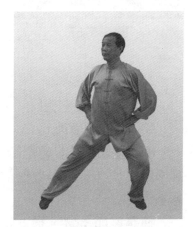

圖 3-5-56

　　適應範圍：膝、踝關節酸痛、無力，膝關節髕下脂肪墊勞損及膝關節內外側副韌帶損傷等。

(十四)仆步轉體

　　預備姿勢：兩腳大開立，距離約兩肩寬，兩手叉腰。（圖 3-5-55）

　　1. 右腿成仆步，上體右轉約 45°。（圖 3-5-56）

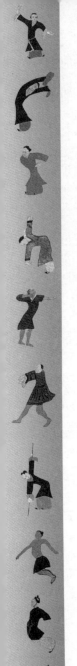

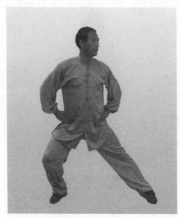

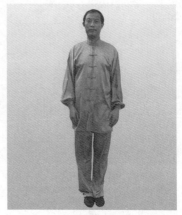

圖 3-5-57　　　　　　　　圖 3-5-58

2.還原成預備勢。

3.同1，唯左右相反。（圖 3-5-57）

4.還原成預備勢。

學練要點：仆步轉體時，上體保持正直，兩腳平行不能移動，使伸直腿內收肌群和屈膝腿的股四頭肌有酸脹感。

適應範圍：腰、臀、腿痛，髖、膝、踝關節活動不利，內收肌勞損，下肢肌肉萎縮行走不便等。

（十五）俯蹲伸腿

預備姿勢：併步站立。（圖 3-5-58）

1.上體前屈，兩手扶膝，兩腿伸直，目視前方。（圖 3-5-59）

2.兩手扶膝，指尖相對，屈膝全蹲，目視前方。（圖 3-5-60）

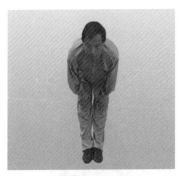

圖 3-5-59

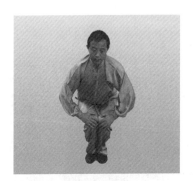

圖 3-5-60

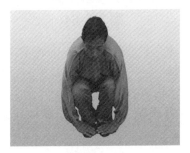

圖 3-5-61

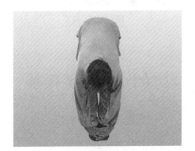

圖 3-5-62

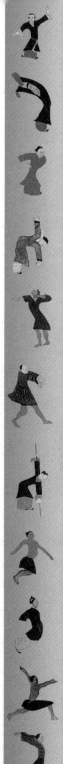

3. 兩手掌相疊下按腳背，兩手不動，再伸直兩腿，抬頭。（圖 3-5-61、62）

4. 還原成預備姿勢。

5. 5～8 同 1～4。

學練要點：兩腳不能分開，腳跟不能抬起。全蹲時，大腿的前肌群及膝關節有酸脹感；兩腿伸直時，兩手儘量按住腳背，大小腿後肌群有明顯的酸脹感。

適應範圍：因髖、膝關節活動不利，下肢屈伸困難而引起的下肢肌肉萎縮及坐骨神經痛等。

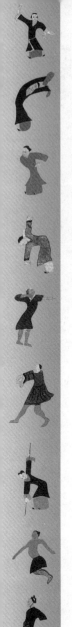

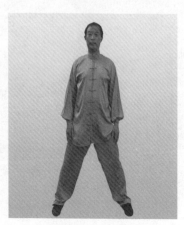

圖 3-5-63

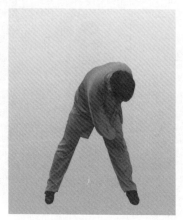

圖 3-5-64

(十六)扶膝托掌

預備姿勢：兩腳開立約一肩半寬，兩臂垂於體側。
（圖 3-5-63）

1.上體前屈，右手扶左膝。（圖 3-5-64）

2.上體挺直，兩腿屈膝成馬步，左臂經體前上舉成托掌，手指朝後，目視手背。（圖 3-5-65、66）

3.上體前屈，兩腿伸直，左手扶右膝，與右手交叉。（圖 3-5-67）

4.同 2，唯右臂經體前上舉成托掌。（圖 3-5-68）

5.5～8 同 1～4。

學練要點：托掌時上體要正直，托掌臂要伸直，扶膝手要貼在膝關節內側，使頸、肩、腰、腿部有酸脹感。

適應範圍：頸、肩、腰、腿部酸脹痛及下肢肌肉萎縮等。

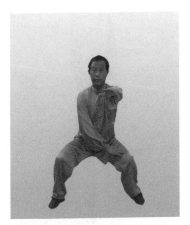

圖 3-5-65

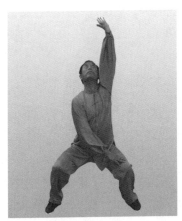

圖 3-5-66

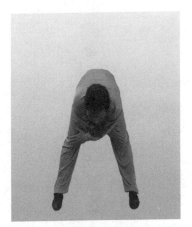

圖 3-5-67

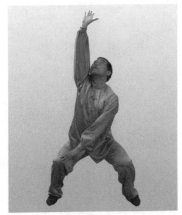

圖 3-5-68

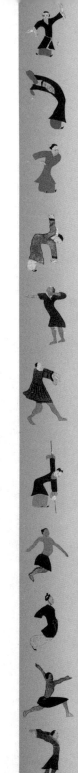

(十七)胸前抱膝

預備姿勢：併步站立。（圖 3-5-69）

1. 左腳上一步，身體重心移至左腿，右腳跟提起，兩

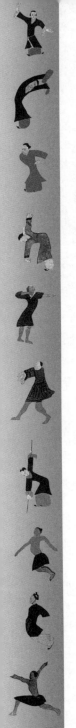

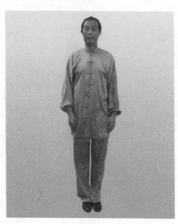

圖 3-5-69

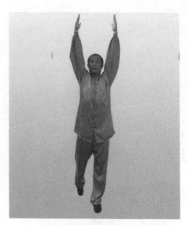

圖 3-5-70

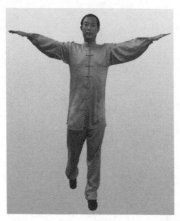

圖 3-5-71

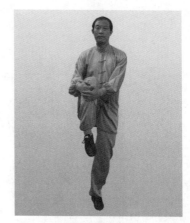

圖 3-5-72

臂前上舉，手心相對，抬頭挺胸。（圖 3-5-70）

　　2. 兩臂經體側下落，同時提右膝，兩手緊抱右膝於胸前，左腿伸直。（圖 3-5-71、72）

　　3. 兩臂前上舉，右腿後落。（圖 3-5-73）

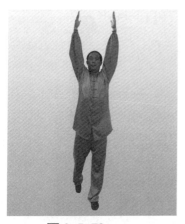

圖 3-5-73

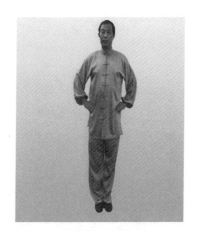

圖 3-5-74

4. 左腳後退，還原成預備姿勢。

5. 5～8 同 1～4，唯左右相反。

學練要點： 上舉臂要伸直，抱膝儘量靠近胸部，上體挺直，支撐腿不能彎曲，重心穩定，使支撐腿的後肌群及抱膝腿的前肌群均有酸脹感。

適應範圍： 臀、腿酸痛及屈伸功能障礙。

(十八) 雄關漫步

預備姿勢： 立正，兩手叉腰。（圖 3-5-74）

1. 左腳向前一步，右腳跟提起，挺胸，重心前移至左腿。（圖 3-5-75、附圖 3-5-75）

2. 右腳跟著地，稍屈右膝，左腳跟著地腳背向上背屈，重心後移至右腿。（圖 3-5-76、附圖 3-5-76）

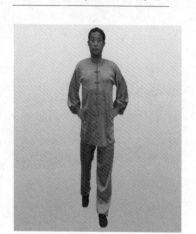

圖 3-5-75

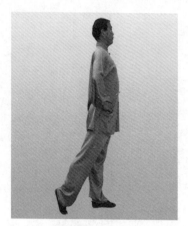

附圖 3-5-75

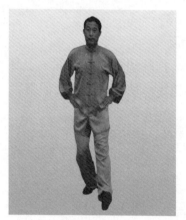

圖 3-5-76

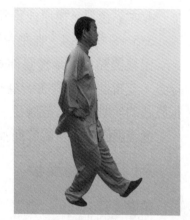

附圖 3-5-76

3. 右腳前進一步，左腳跟提起，挺胸，重心前移至右腿。（圖 3-5-77、附圖 3-5-77）

4. 左腳跟著地，稍屈左膝，右腳跟著地腳背向上背屈，重心後移至左腿。（圖 3-5-78、附圖 3-5-78）

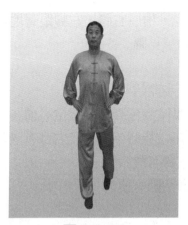

圖 3-5-77

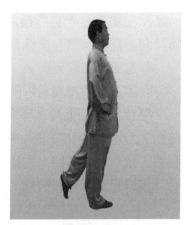

附圖 3-5-77

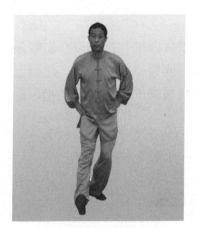

圖 3-5-78

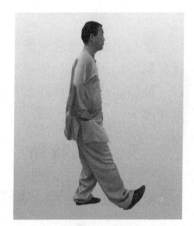

附圖 3-5-78

5. 重心前移至右腿，左腳跟提起，挺胸，見圖 3-5-77。

6. 重心後移至左腿，稍屈左膝，同時右腳跟著地腳背向上背屈，見圖 3-5-78。

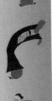

7. 左腿伸直，右腳後退一步，稍屈右膝，左腳跟著地腳背向上背屈，重心後移至右腿，見圖 3-5-76。

8. 還原成預備姿勢。

9. 第二個八拍換右腳前進一步開始。

學練要點：上體在移動時要保持正直，根據重心前後移動，分清虛步和實步，重心在左腿時，左腿及右踝有酸脹感，重心在右腿時，右腿及左踝有酸脹感。

適應範圍：下肢酸痛，關節活動不便。

第六節　舒心平血功

舒心平血功是北京體育大學張廣德教授，以心血管系統發病的病因病理為依據，以中國醫學的整體觀、陰陽五行、臟腑經絡、氣血理論和現代醫學的有關理論為指導編創而成。

一、功法特點

(一)意行結合，重點在意

練習舒心平血功，要求意念與姿勢緊密結合，當動作熟練後，應把重點轉移到意念上。練習時除了「上工揉耳」意守被揉穴位（如心穴、交感穴、降壓溝等）、「捶臂扣腿」意守捶叩穴位（命門、委中、承筋、承山、跗陽等）和「平步連環」兩手在背部上下摩運時意守命門與兩掌相疊在身前按摩時意守丹田外，其他 5 個姿勢都是意守

少衝、關衝、中衝、勞宮4個穴位，如果覺得同時意守這麼多穴位思想分散，意守其中的某一個也可以，不會影響療效。

意守的程度和方法要求做到：不可用心守，不可無意求，用心著想，無意落空，綿綿若存，似守非守。這也是舒心平血功全套功法的意守特點，練習者要特別注意。

(二)動息結合，著重於息

「動」是指動作，「息」是指呼吸，一吸一呼為一「息」。練習舒心平血功，強調動作與深長的腹式呼吸緊密配合。配合的原則是：起吸落呼、開吸合呼、鼻吸口呼（或鼻吸鼻呼），吸氣時舌抵上頜，呼氣時舌抵下頜，口中產生的唾液，應隨時咽下。

「著重於息」，主要是指加長柔緩的呼氣，練時要求呼氣比吸氣稍長且柔。

(三)循經取動，強調旋臂

練習舒心平血功時，兩臂沿縱軸內旋、外旋，兩腕、兩肘沿橫軸旋轉纏繞的幅度宜大，做到逢動必旋，使身體遠端的小肌肉群、小關節充分活動開，解除身體遠端小動脈痙攣，從而暢通經絡、消積化淤、理氣和血、溫煦肌膚和內安五臟。

(四)循經取穴，以指代針

主要是循手少陰心經脈、手厥陰心包經脈、足厥陰肝經脈、足太陽膀胱經脈和任督兩脈選取穴位進行自我摩運

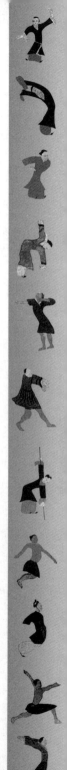

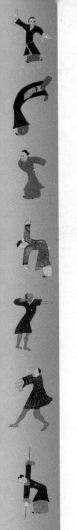

和點按。如「白猿獻果」「枯樹盤根」的手摳勞宮穴，「平步連環」中的按摩璇璣、華蓋、玉堂、膻中、鳩尾等胸前部穴位和白環俞、膀胱俞、小腸俞、大腸俞、腎俞等骶腰部穴位，均屬循經取穴，以指代針。這是根據中醫針灸學「經絡所過，主治所及，臟腑所屬，主治所為」的治病選穴原則安排的。

另外，本著簡單易行、便於操作、療效顯著、無副作用的原則，在舒心平血功中還根據耳針療法的特點安排了「上工揉耳」一式，也是「以指代針」的典型動作。

(五)鬆緊結合，鬆貫始末

練習舒心平血功，要求高級神經系統和四肢百骸高度放鬆，思想上排除一切雜念，做到飄然輕爽，肢體毫不緊張，舒適自然。

在完成以指代針的動作時（如手摳勞宮、摩面揉耳、捶臂扣腿等）需有短暫用力的過程，即所謂的「緊」，但就舒心平血功的總體來說，一定要做到鬆緊結合、鬆貫始末，鬆是根本，緊是一瞬，鬆而不懈，緊而不僵。

(六)運動周身，緩寓其中

練習舒心平血功時，從頭到腳、從裏到外，四肢百骸、五臟六腑、筋脈肉皮骨等身體各部均能得到鍛鍊，占體重一半以上的骨骼肌在柔緩輕盈的狀態下，進行著較長時間的、有規律的收縮和舒張，可對凝血產生良好的影響，減少冠狀動脈血栓的形成。

二、健身作用

舒心平血功是提高心臟功能和防治高血壓病、冠心病、低血壓病、心動過速、動脈硬化等心血管系統疾病的導引術，對頸肩、腰腿痛也有一定的療效。其健身作用主要有以下兩點。

(一)疏通經絡，調和氣血

經絡阻隔、氣滯血淤，是引起高血壓、冠心病等心血管系統疾病的經絡病理。經絡是經脈與絡脈的合稱。經絡，「外絡於肢節」「內屬於臟腑」，是人體氣血運行的通路。在正常情況下，氣血在經絡中運行是暢通無阻、無處不至的。如果因某種原因，經絡發生阻隔，氣血運行就會鬱滯不暢，從而在所屬的臟腑中就會發生病症。

與心臟直接有關的經脈有兩條，一條是手少陰心經脈，另一條是手厥陰心包經脈。二者起於心，循臂，經手達指尖，又分別與手太陽小腸經和手少陽三焦經相表裏。心有邪（病），其氣留於兩肘，肘屬心，心主血脈。每條經脈運行的好壞，關鍵在其腧穴（陽經脈為原穴）的運輸轉化程度。舒心平血功就是根據經絡與臟腑在生理病理上相互影響的機理，由意形結合，重點在意。

循經取動，強調臂旋、循經取穴和以指代針的功法特點，起到通其經絡、調其氣血的作用。意守勞宮穴，可使身體遠端的小動脈舒張、血液循環阻力減少，可以實現「阻者通之，淤者導之」，從而防治心血管系統疾病。這和中醫「意到則氣到，氣到則血行，血行病不生」的理論

是相輔相成的。

同時，由於「意形結合，重點在意」的行功特點，還可減少雜念干擾，淨化大腦，便於全神練功，對調整中樞神經系統和降低交感神經的緊張度也有較好的作用。

加強兩臂大幅度的旋轉纏繞，可以提高對心經、小腸經、心包經、三焦經的刺激強度，起到打通經絡阻隔段、促進內氣正常運行和淤血疏導的作用。循經點穴，進一步加深了刺激經穴的程度，提高了疏通經絡的效果。

「經絡所過，主治所及，臟腑所屬，主治所為」是中醫治病所遵循的一條重要原則。

根據這一中醫理論，在舒心平血功中安排了既便於操作，又有較好療效的典型穴位進行自我按摩，如「上工揉耳」式的揉「心」「交感」和「降壓溝」等穴位，對高血壓、心動過速、心率不整、心肌炎、冠心病等有一定的防治作用；「平步連環」一式中兩掌相疊按摩璇璣、華蓋、玉堂、膻中、鳩尾等穴位，有助於暢通經脈，減輕心絞痛、咳嗽、心慌、氣短等；此式中兩掌按摩脊柱兩側的白環俞、膀胱俞、小腸俞、大腸俞、腎俞等有關穴位，也可以活躍腎氣，促進心腎相交，防治高血壓等心血管系統疾病。

(二)放鬆身心，解痙化淤

精神緊張、小動脈痙攣，是發生高血壓、心動過速等心血管系統疾病的一個重要誘因。由於長期的、反覆的、過度的精神緊張，或是強烈的情緒波動，會使大腦皮質和神經、血管的調節中樞機能失調，植物神經功能紊亂，即

交感神經功能亢進，造成小動脈痙攣，外周阻力加大，血壓升高，這是引發心血管疾病的重要因素。因此，放鬆精神是調節中樞神經系統功能、降低外周阻力、解決「緊者鬆之，攣者舒之」和防治心血管疾病的重要手段。

舒心平血功要求練習者飄然輕爽，排除一切雜念，肢體舒適自然，毫無緊張之感，可使大腦皮質得到休息，使有病的臟腑組織所引起的興奮皮質區域得到改善。

如何做到精神放鬆呢？最好的辦法是意守。由意守身體中的某一個穴位，可以收到以一念排萬念，起到淨化大腦的作用。肢體放鬆，可使肌肉內毛細血管開放的數量增加，血管壁舒張，血液循環加速，明顯地實現「攣者舒之」「淤者導之」和「積者散之」。

練習舒心平血功時，占體重一半的骨骼肌進行著有規律的收縮和舒張，這既可使末梢小動脈得到舒張，使微循環血容量增加，又可控制體重，提高對體力活動的適應性，降低膽固醇，減少患冠心病的某些因素。舒心平血功動作柔緩輕盈，練功時間宜適當延長。一般來說以一次連續練習 2～3 遍為宜。

研究資料表明，輕度或較長時間的柔緩運動，可使血小板的黏滯能力下降，但血小板數量不變，可減少冠狀動脈血栓的形成，對血液凝固機制失調有改善作用，這對高血壓、冠心病等心血管系統的疾病患者來說十分有益。

三、動作說明

預備勢：併步站立，周身放鬆，氣定神斂，思想集中，怡然自得，準備練功。（圖 3-6-1）

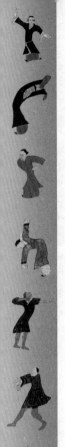

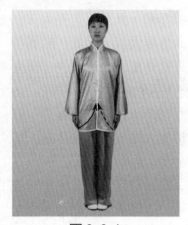

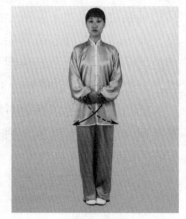

圖 3-6-1   圖 3-6-2

　　默念練功口訣：夜闌人靜萬慮抛，意守丹田封七竅。呼吸徐緩搭鵲橋，身輕如燕飄雲霄。

　　學練要點：

　　1. 兩眼輕閉，也可平視前方，舌抵上頜，上下排牙齒微合。

　　2. 當聽到或默念「練功口訣」時，兩手疊於丹田，男女均左手在內。（圖 3-6-2）

　　3. 當默念完「飄雲霄」時，將兩手垂於體側。

（一）聞雞起舞

　　名稱內涵：「聞雞起舞」一詞出自《晉書・祖逖傳》。祖逖自幼胸懷大志，在晉武帝時，與好友劉琨同為司州主簿，兩人情同手足，共被同寢。每當談論到天下大事，總是慷慨激昂，義憤滿懷。夜半時分，他們聽到雞叫，就披衣起床，拔劍起舞，磨礪意志，鍛鍊身體。後以「聞雞起

舞」比喻有志之士及時發憤。

　　「聞雞起舞」，不僅是舒心平血功的第一式，也是整個導引養生功的第一式，其目的是鼓勵練功者奮發圖強，堅持始終，發揚導引養生功不藥而醫的特點，達到健康長壽的目的。

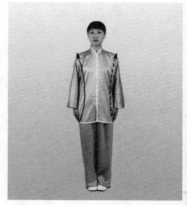

圖 3-6-3

　　動作指南：

　　預備勢：兩腳並立，身體中正，頂平項直，下頜微收，兩掌自然垂於體側，眼平視前方。（圖3-6-3）

　　1. 隨著吸氣提肛調襠，兩腿伸直，百會上頂帶動腳跟慢慢提起。同時，兩臂外旋伸直，兩掌如捧物狀慢慢捧至胸前，小指稍上頂，高與肩平，寬與肩同，掌心向上。眼平視前方。（圖3-6-4、附圖3-6-4）

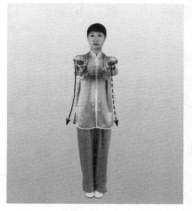

圖 3-6-4

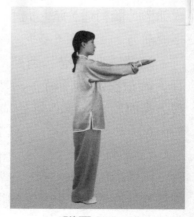

附圖 3-6-4

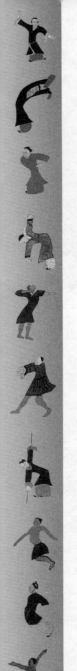

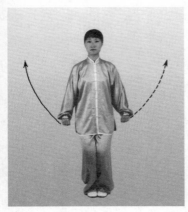
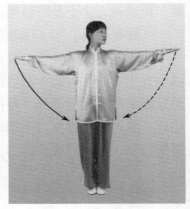

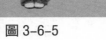

圖 3-6-5　　　　　　　　　　圖 3-6-6

2. 隨著呼氣鬆腹鬆肛，腳跟落地，兩腿慢慢下蹲並靠緊。同時，兩臂內旋掌心向下，當下移 10 公分時輕握拳如拉物狀弧形拉至腿側，中衝穴點摳勞宮穴（中衝、勞宮均屬於手厥陰心包經穴位，中衝在中指端；勞宮在掌中央第二、三掌骨之間，當捲指握拳時，中指尖所點處），兩臂成弧形，腕稍翹，拳心向下，拳眼向內，離腿 10 公分。眼平視前方。（圖 3-6-5）

3. 隨著吸氣提肛調襠，百會上頂。兩腿隨之慢慢伸直，腳跟提起。同時，兩拳變掌外旋分別向兩側直臂托起，高與肩平，掌心向上，小指稍上翹。眼看左掌。（圖 3-6-6）

4. 隨著呼氣鬆腹鬆肛，腳跟落地，兩腿慢慢下蹲。同時，兩臂內旋，掌心向下，當下移 10 公分時，兩掌輕握拳如拉物狀從兩側下拉至腿側，中衝穴點摳勞宮穴，兩臂成弧形，腕稍翹，拳心向裏，手腕內側離腿 10 公分，拳眼向

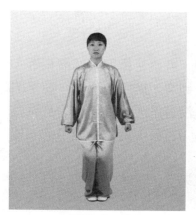

圖 3-6-7

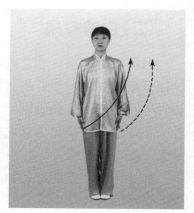

圖 3-6-8

前。眼平視前方。（圖 3-6-7）

5. 5～8 動同 1～4 動，唯 7 動時頭向右轉。

練功次數：共做兩個八拍。第 2 個八拍的 8 還原成併步站立勢，兩掌垂於體側。眼平視前方。（圖 3-6-8）

學練要點：

1. 起身時百會上頂，帶動整個身軀和腳跟拔起，舒胸沉肩，身體中正，腳跟儘量提起；下蹲時腳跟先落地，帶動兩膝慢慢彎曲，臀部下沉，起到通天貫地、天人合一的作用，鬆腰斂臀，兩膝相靠，下蹲程度因人而異，不要強求一致。

2. 兩手成拉物狀下拉時，其用力順序是：起於根（肩），順於中（肘），達於梢（手）。當拉到胯旁時緊握拳，中衝稍用力點摳勞宮穴，點摳後立即慢慢鬆開。

3. 精神集中，意守勞宮穴。

(二)白猿獻果

名稱內涵：猿，哺乳動物，身體特徵與人類最相近，例如有複雜的腦、相似的盲腸蚓突、廣闊的胸廓、扁平的胸骨等，與猴的主要區別是，沒有尾巴、臀疣（除長臂猿外）和頰囊等。猿是人類遠祖（古猿）進化過程中的一個分支，故古人曾將猿奉為神。

舒心平血功中的「白猿獻果」，是將猿喻仙，以仙喻人，手捧仙桃，祝人長壽。

動作指南：

1. 隨著吸氣提肛調襠，身體左轉45°。同時，兩臂內旋使掌心向外，兩掌隨轉體向左前方弧形擺起，臂自然伸直，高與肩平，兩掌之間距離略窄於肩。眼兼視兩掌。（圖3-6-9）

動作不停，重心移至右腳，右腿屈膝下蹲；左腳向左前方45°上一步，腳跟著地成左虛步。同時，兩臂外旋稍屈肘使兩掌分別收於肩前側方，掌指向上。眼平視左前方。（圖3-6-10）

2. 隨著呼氣鬆腹鬆肛，重心前移。左腿逐漸伸直，右腿屈膝提起，右腳尖自然下垂成左腿獨立勢。同時，分別向左右前下方按掌，繼而向前上方捧托獻送，兩臂沉肘略屈，兩掌指高與眼平，掌距略窄於肩，掌心向上，小指略上頂呈捧物獻禮狀。眼平視兩掌（圖3-6-11①）。也可不成獨立勢，做法是左腿彎曲，右腳上步，腳尖點地成右虛步。（圖3-6-11②）

3. 隨著吸氣提肛調襠，重心下沉。左腿稍屈，右腳向

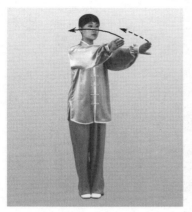

圖 3-6-9

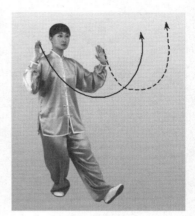

圖 3-6-10

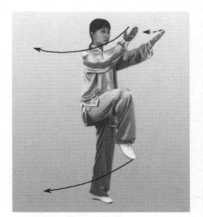

圖 3-6-11①

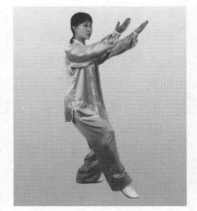

圖 3-6-11②

右後方落步，繼而重心移至右腳，右腿屈膝；左腿伸直腳跟著地，腳尖翹起成左虛步。同時，兩掌成仰掌分別向左右略帶弧形平擺至身體兩側，兩臂自然伸直，肘尖下沉。眼平視左前方。（圖 3-6-12）

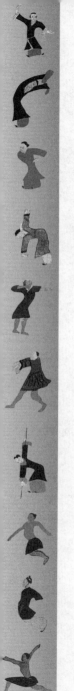

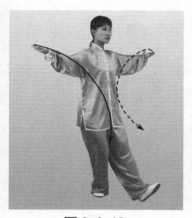

圖 3-6-12

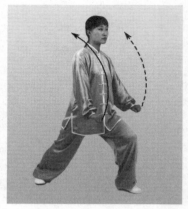

圖 3-6-13

4. 隨著呼氣鬆腹鬆肛，重心前移成左弓步。同時，兩肘微屈，兩掌心向上以腕為軸分別向後、向內旋轉使兩掌指相對，掌心向前下方按掌，當接近左膝兩側上方時握拳，以中衝點摳勞宮，稍翹腕使拳心向下，拳眼稍向後，兩臂成弧形。眼向左前方平視。（圖3-6-13）

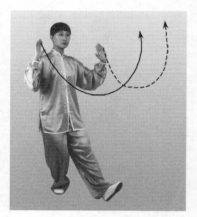

圖 3-6-14

5. 隨著吸氣提肛調襠，重心緩緩移至右腳。右腿屈膝半蹲；左腿伸直，腳跟著地，腳尖翹起成左虛步。同時，兩拳變掌內旋前伸向上弧形擺至肩前之後，稍屈肘外旋分別使兩掌收於肩部側前方，掌指向上，掌心向前。眼平視左前方。（圖3-6-14）

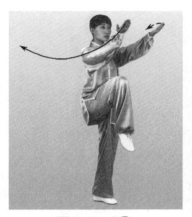

圖 3–6–15①

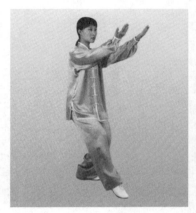

圖 3–6–15②

6. 同 2。（圖 3–6–15①
②）

7. 隨著吸氣提肛調襠，
重心下沉，左腿屈膝，身體
向右轉正。右腳向右後方
（原位）落地，右腿先伸
直，後屈膝；左腿伸直，左
腳跟側蹬碾摩湧泉穴。同
時，兩掌心向上略帶弧形向
兩側平擺，臂自然伸直。眼
看右掌。（圖 3–6–16）

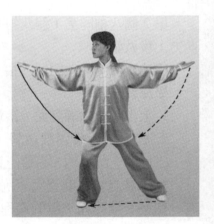

圖 3–6–16

8. 隨著呼氣鬆腹鬆肛，左腳向右腳併攏，隨之兩腿由
屈緩緩伸直。同時，兩臂內旋屈肘，兩掌心相對經面前
（手不過頭頂）下按到神厥穴，繼而垂於體側成併步站立
勢。眼平視前方。（圖 3–6–17）

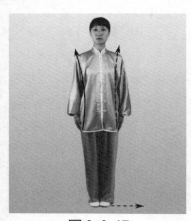
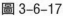

圖 3-6-17

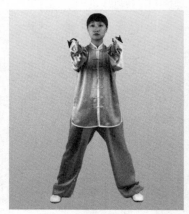

圖 3-6-18

第 2 個八拍同第 1 個八拍，唯身體右轉 45°，右腳向右前方上步做動作。

練功次數：共做兩個八拍。

學練要點：

1. 上步時自然繃腳面，落地時自然翹腳尖。

2. 成虛步時要鬆腰斂臀，上體中正；成獨立獻果勢時，支撐腳五趾抓地，百會上頂。

3. 兩掌旋轉幅度宜大，沉肩垂肘，「獻果」時兩掌要有一個按、捧、托、獻的過程；成弓步時要沉髖、墜襠，上下肢協調一致。

4. 中衝點摳勞宮時要稍用力，但時間宜短暫。

5. 意在勞宮穴。

(三)金象捲鼻

名稱內涵：象，哺乳綱，象科，陸地上最大的哺乳動

物，體高約 3 公尺，皮厚毛少，腿粗如柱，鼻與唇癒合成圓筒狀長鼻。象雖體大力壯，但性情溫順，品行端正，知恩必報，與人一樣有羞恥感，常負重遠行，被譽為「獸中之德者」。

象，有象徵之意。如在象背上馱一個花瓶，就表示太平景象、國泰民安。故古人將象奉為神，稱為「金象」，中國也被稱為象的國度。

舒心平血功中的「金象捲鼻」，是將練習者的兩臂比作象鼻，有節律地捲動，取得康體增壽的效果。

動作指南：

1. 隨著吸氣提肛調襠，重心移至右腳。右腿稍屈，左腳跟提起，左腳向左開一大步，腳尖朝前，隨之重心移至兩腳中間，兩腿逐漸伸直。同時，兩臂內旋伸直，兩掌向前擺起，高與肩平，掌心向外，與肩同寬。眼平視前方。（圖 3–6–18）

2. 隨著呼氣鬆腹鬆肛，兩腿下蹲成馬步。同時，兩臂外旋，兩掌從小指起依次捲指、屈腕，五指成鉤分別向兩側肩髃穴抓點，邊抓邊靠肘，使兩肘尖相靠。眼平視前方。（圖 3–6–19、附圖 3–6–19）。

3. 隨著吸氣提肛調襠，兩肘外張，兩勾手變掌，兩臂內旋隨著兩腿徐緩伸直從肩上耳旁上托，掌心向上，手指相對，兩臂自然伸直，中指端與肩髃穴上下相對。眼平視前方。（圖 3–6–20、21）

4. 隨著呼氣鬆腹鬆肛，重心移至右腳。右腿半蹲，左腿伸直，繼而左腳向右腳併攏，兩腿由屈逐漸伸直。同時，兩掌從左右兩側向下畫弧垂於體側。眼平視前方。

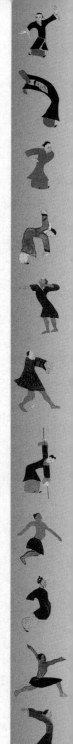

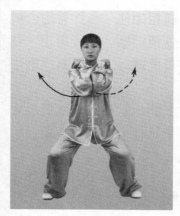

圖 3-6-19

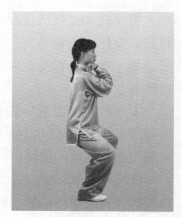

附圖 3-6-19

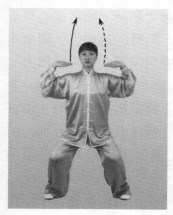

圖 3-6-20

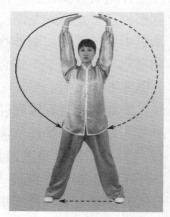

圖 3-6-21

（圖 3-6-22）

　　5.5～8 動同 1～4 動，唯右腳向右側開步做動作。

　　練功次數：共做兩個八拍。第 2 個八拍的第 8 拍還原成併步站立勢，兩手握拳收於腰側，中衝點摳勞宮，拳心

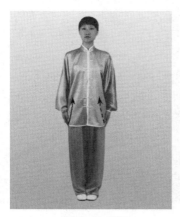

圖 3-6-22

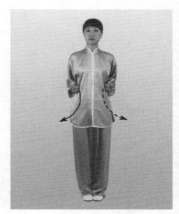

圖 3-6-23

向上。（圖 3-6-23）

學練要點：

　　1.臂的旋轉幅度宜大。成馬步時大小腿之間夾角為120°，兩腳之間的距離相當於本人的三腳寬，腳尖向前，鬆腰斂臀，不要跪膝、展膝和靠膝。

　　2.兩肘尖相靠時要下垂，並要求邊抓肩邊靠肘。

　　3.意在勞宮穴。

（四）黃鶯疊膀

　　名稱內涵：鶯，古人稱為吉祥鳥，「鶯擇佳木而棲」。鶯為鳥類的一科，身體小，多為褐色或暗綠色，嘴短而尖，叫聲婉轉清脆，吃昆蟲，對農業和林業有益。

　　「黃」，在五行五色中屬土，「土載四行」「土為萬物之母」，土居中央，屬君位。故古人將褐色的鶯，稱為「黃鶯」，以示其高雅與華貴。有詩讚云：「婉轉鶯歌金

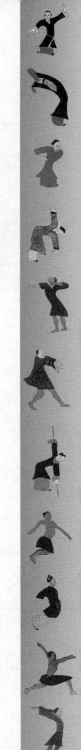

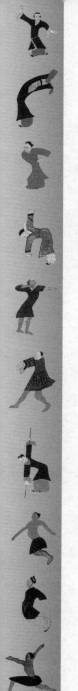

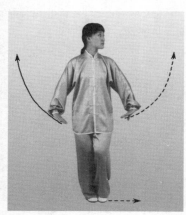

圖 3-6-24

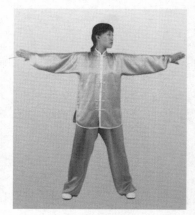

圖 3-6-25

谷曉，呢喃燕語玉堂春。」在競吐芬芳的百花叢中，彩蝶
飛舞，黃鶯展翅，人如能置身於此時此景，自然會煥發出
青春的活力和旺盛的生機。

動作指南：

1. 隨著吸氣提肛調襠，重心移至右腿。右腿半蹲，左
腳跟稍提起。同時，兩拳變掌稍側撐，掌指向內。眼向左
看。（圖 3-6-24）

繼而左腳向左側開一步，腳尖向前，隨之重心移至兩
腳中間，兩腿伸直。同時，兩臂內旋伸直，兩掌向兩側反
臂托掌至肩平。眼向左平視。（圖 3-6-25）

2. 隨著呼氣鬆腹鬆肛，兩腿下蹲成馬步。同時，兩臂
外旋使掌心向上，然後屈肘使兩掌置於肩前（掌距肩相當
於本人的兩拳長），掌心向內抖動 5 次。眼平視前方。
（圖 3-6-26、27）。

接著兩掌從小指開始依次捲指、屈腕，向腋下、身後

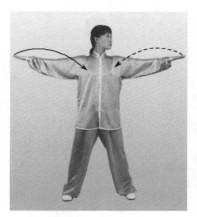

圖 3-6-26

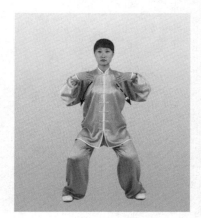

圖 3-6-27

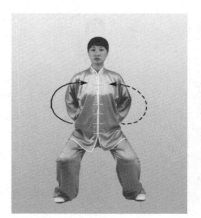

圖 3-6-28

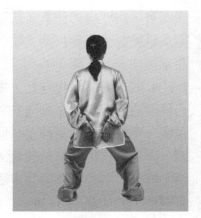

附圖 3-6-28

沿脊柱兩側向下插掌摩運至腰俞兩側，掌心向後，掌指向下。眼平視前方。（圖 3-6-28、附圖 3-6-28）

　　3. 隨著吸氣提肛調襠。兩臂外旋，兩掌分別向兩側、向前上方弧形擺動達於胸前，掌心相對，兩掌之間距離與

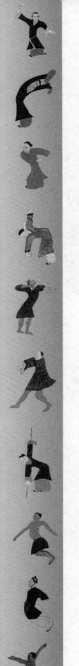

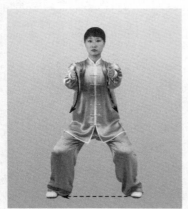

圖 3-6-29

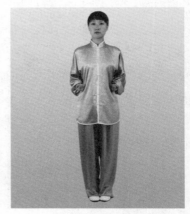

圖 3-6-30

肩同寬，兩臂自然伸直，繼而兩掌以腕為軸放鬆抖動 5 次。眼平視前方。（圖 3-6-29）

　　4.隨著呼氣鬆腹鬆肛，重心移至右腳。繼而左腳向右腳併攏，兩腿由屈逐漸伸直。同時，兩臂外旋握拳抱於腰側，拳心向上，中沖點摳勞宮。眼平視前方。（圖 3-6-30）

　　5. 5～8 同 1～4，唯右腳向右側開步做動作。

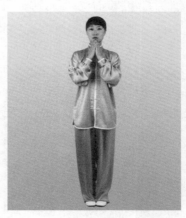

圖 3-6-31

　　練功次數：共做兩個八拍。第 2 個八拍的第 8 拍還原成併步站立勢，兩手中指尖壓在承漿穴附近。眼平視前方或輕閉。（圖 3-6-31）

學練要點：

1. 兩臂旋轉幅度宜大，展臂時不要聳肩，兩掌抖動速度要均勻適當，切勿做成甩手。

2. 開步時先提腳跟，落腳時前腳掌先著地，肩、肘、腕要充分放鬆。

3. 意在勞宮穴。

（五）上工揉耳

名稱內涵：「上工」，古代稱醫道最高明的醫生為上工。醫書云：「上工治未病。」有上工就有中工和下工，「中工」治已病，「下工」治已病但不能治癒。

舒心平血功中的「上工揉耳」是自比上工，由對耳部穴位的按摩，起到康體增壽、防治疾病的作用。

動作指南：

第1個八拍

1. 兩掌中指腹從承漿穴（屬任脈穴，在下頜正中線，下唇緣下方，頦唇溝中央凹陷處），經地倉穴（屬足陽明胃經穴，在口角外側旁開0.4寸處）、迎香穴（屬手陽明大腸經穴，在鼻翼旁鼻唇溝旁開0.5寸處）、睛明穴（屬足太陽膀胱經穴，閉目，在目內眥角上0.1寸處）、攢竹穴（屬足太陽膀胱經穴，在眉毛內側，當眶上切跡處）至眉沖穴（屬足太陽膀胱經穴，在眉頭上入髮際0.5寸處，當神庭與曲差之間）後，轉用掌心貼面。（圖3-6-32）

2. 全掌貼面，兩手分別向左右摩運，中指腹摩運至頭維（屬足陽明胃經穴，在額角髮際，當鬢髮前緣直上入髮際上0.5寸。相當神庭穴旁開4.5寸）繼而向下經耳門（屬

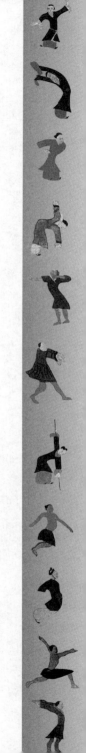

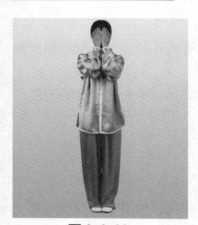

圖 3-6-32

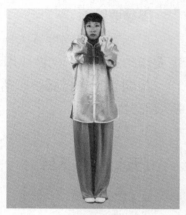

圖 3-6-33

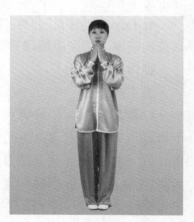

圖 3-6-34

手少陽三焦經穴，耳屏上切跡前，張口呈現凹陷處）、聽宮（屬手太陽小腸經穴，張口時，耳屏正中凹陷處）、聽會（屬足少陽膽經穴，聽宮下方，耳屏間切跡前凹陷處）、頰車（屬足陽明胃經穴，在下頜角前上方，用力咬牙時，咬肌隆起處）、大迎（屬足陽明胃經穴，在頰車前 1.3 寸處，閉口鼓腮，當下頜骨邊緣出現一溝形處）等穴，然後將兩掌中指腹置於承漿穴。（圖 3-6-33、34）

3. 兩掌經頸側向後推按，直到用掌根將項後皮肉擠攏提起為止。（圖 3-6-35、附圖 3-6-35）

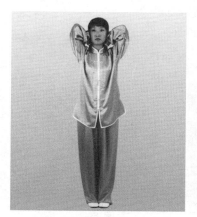

圖 3-6-35

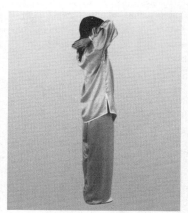

附圖 3-6-35

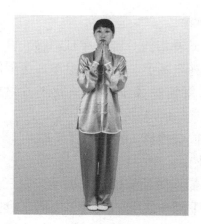

圖 3-6-36

4. 兩掌沿頸部兩側向前摩運，兩中指腹回到承漿穴上。（圖 3-6-36）

5. 5～8 動同 1～4 動。

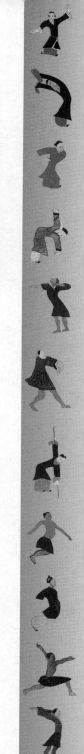

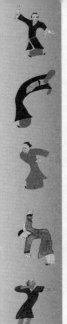

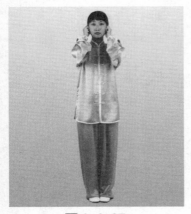

圖 3-6-37

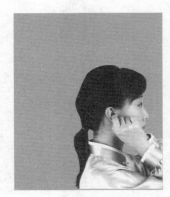

附圖 3-6-37

第 2 個八拍

1～4 拍，兩食指腹分別壓在耳甲腔心穴上（心穴，在耳甲腔最深處發亮區），拇指腹捏在耳後對應部位上，同時向前捻揉，每拍捻揉 1 周。（圖 3-6-37、附圖 3-6-37）

5～8 拍，向後捻揉，每拍捻揉 1 周。

第 3 個八拍

1～4 拍，拇指腹托翳風穴（屬手少陽三焦經穴，在耳垂後，乳突和下頜角之間凹陷處），兩手食指尖分別向前點揉交感穴（在對耳輪下腳末端），每拍點揉 1 周。（圖 3-6-38、附圖 3-6-38）。

5～8 拍，拇指腹托翳風穴，兩手食指尖分別向後點揉交感穴，每拍點揉 1 周。

第 4 個八拍

1～4 拍，兩手拇指腹和食指中節橈側面捏住耳輪上

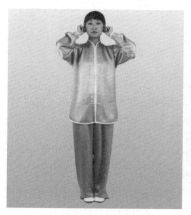

圖 3-6-38

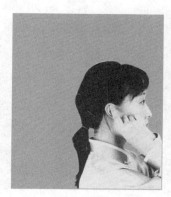

附圖 3-6-38

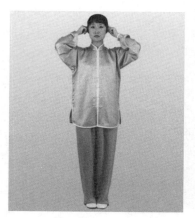

圖 3-6-39

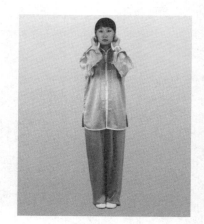

圖 3-6-40

部，食指在前，拇指在後，沿耳背降壓溝從上向下摩運，
當摩運到耳垂時稍用力向下拉引，每拍摩運 1 次。（圖 3–
6–39、40）

　　6. 用食指腹繞耳根由耳前向上摩運至耳根前上部。

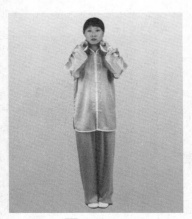

圖 3-6-41

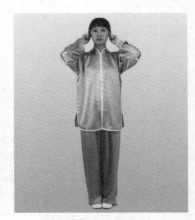

圖 3-6-42

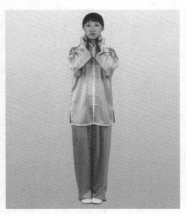

圖 3-6-43

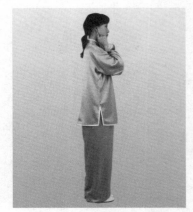

附圖 3-6-43

（圖 3-6-41、42）

　　7.沿耳根上部由耳後向下摩運至耳根後下部。（圖 3-
6-43、附圖 3-6-43）

　　8.用食指腹繞耳根，由耳後向上摩運至耳根上部（圖

略）。

9.用食指腹沿耳根上部向下摩運至耳根下部（圖略）。

練功次數： 共做 4 個八拍。當做最後一個第 8 拍時，兩掌垂於體側。眼平視前方。（圖 3–6–44）

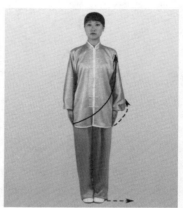

圖 3–6–44

學練要點：

1.兩眼輕閉，精神集中，意在被揉的穴位上，尚可意守勞宮穴。

2.找準穴位，點揉的力量要適度。

3.呼吸自然，不要憋氣。

4.兩掌在頸部兩側摩運時力量宜輕，特別是低血壓、心率過緩者更應注意此點。

（六）捶臂叩腿

名稱內涵： 四肢是人們從事生產、工作、學習和日常生活等諸多方面的基本器官。而人老又先從腿上老。一般來說，老年人腳力不夠強健，腿腳不靈活，步履艱難。「捶臂叩腿」這一動作，既可以疏通臂、腿部的經絡氣血，使四肢有力、肌肉豐滿，預防早衰，又可以起到平肝滋腎，防治高血壓病、冠心病的積極作用。

動作指南：

第 1 個八拍

1.左腳向左開步，與肩同寬，腳尖向前。全身放鬆，

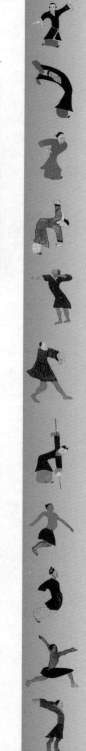

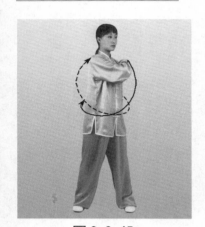

圖 3-6-45

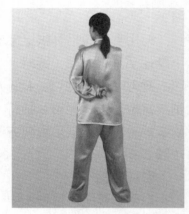

附圖 3-6-45

腰為縱軸，身體左轉 30°。同時，右手輕握拳向左掄擺，用拳眼捶擊左肩；左手輕握拳向後掄擺，用拳背捶擊腰部命門穴（屬督脈穴，在第二腰椎棘突下）。眼平視左前方。（圖3-6-45、附圖 3-6-45）

2. 同 1，唯身體右轉 30°，左右手交換做動作。（圖 3-6-46）

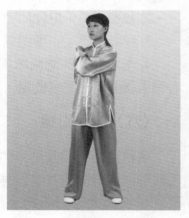

圖 3-6-46

3、5、7 同 1；4、6、8 同 2。唯前手分別交替沿手太陰肺經、手陽明大腸經和該兩經之間依次由肩捶到肘，後手捶叩命門穴不變。（圖 3-6-47、48）

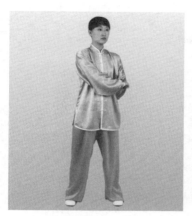

圖 3-6-47

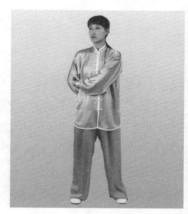

圖 3-6-48

第 2 個八拍

前手分別交替沿手太陰肺經、手陽明大腸經和該兩經之間依次由肘捶到肩，後手捶叩命門穴不變（圖略）。

第 3 個八拍

兩手插腰，兩腳用太衝穴（屬足厥陰肝經穴，在第一、二跖骨結合部之前，當足大趾本節後 1.5～2 寸凹陷中）依次交替（先用左腳叩右腿）由膝窩委中穴（屬足太陽膀胱經穴，在膝窩橫紋中央）向下叩擊到踝後跗陽穴附近（跗陽：屬足太陽膀胱經穴，在崑崙直上 3 寸處）。眼平視前方。（圖 3-6-49、附圖 3-6-49）

第 4 個八拍

用兩腳太衝穴依次交替（先用左腳叩擊右腿），由跗陽穴附近向上叩擊到委中穴（圖略）。

練功次數：共做 4 個八拍。當做最後一個第 8 拍時，右腳叩擊左膝窩後，繼而與左腳併攏。同時，將兩手落於

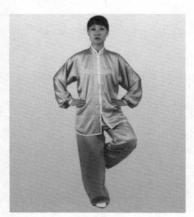
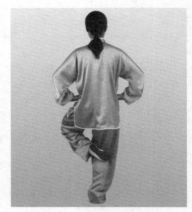

圖 3-6-49　　　　　　　　附圖 3-6-49

腹前，掌心向上，掌指相對，兩掌之間的距離和兩掌與腹部的距離均為 10 公分。眼平視前方。（圖 3-6-50）

學練要點：

1. 精神集中。兩拳交替捶臂時，意在命門；兩腳交替叩擊腿時，意在委中。

2. 擺臂時吸氣，捶叩時呼氣。捶命門穴時力量宜輕，捶臂時力量可稍大。

3. 捶臂時以腰為縱軸帶動兩臂，擺臂幅度宜稍大。叩擊腿時支撐腳五趾抓地，支撐腿宜稍屈，叩擊的穴位為委中、承筋（屬足太陽膀胱經穴，在腓腸肌中央，當合陽與承山連線的中點）、承山（屬足太陽膀胱經穴，在腓腸肌腹下方，當用力伸直足尖使足跟上提時出現「人」字形凹陷處）、跗陽附近等。

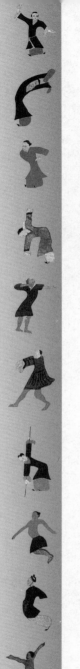

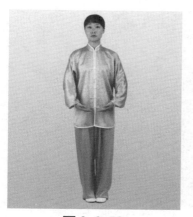

圖 3-6-50

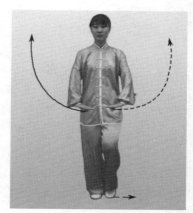

圖 3-6-51

（七）枯樹盤根

名稱內涵：「枯樹」，指樹木失去水分，乾枯萎縮。「盤根」，指樹木之根交織錯節，穩如磐石。故「枯樹盤根」一詞，常用來比喻乾枯的樹木重獲生機，如「枯木逢春」。

舒心平血功中的「枯樹盤根」，其意是指下肢的盤根步交叉全蹲，老而愈堅；上肢的疊腕、捲指、彈甲（指甲）等動作，意味著老枝發新芽，茁壯成長，給人以青春的活力和旺盛的生機。

動作指南：

1. 隨著吸氣提肛調襠，重心移至右腳。右腿半蹲，左腳跟提起。同時，兩臂內旋使兩掌掌指相對，掌心向下。（圖 3-6-51）

上動不停，左腳向左開步，隨之兩腿伸直。同時，兩

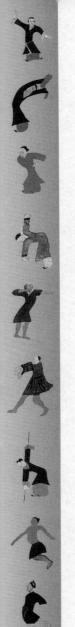

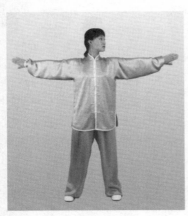

圖 3-6-52

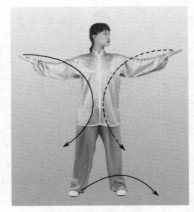

圖 3-6-53

掌分別向兩側反臂托掌。眼看左掌（圖 3-6-52）。當兩掌接近托平時，兩臂外旋使掌心向上，兩臂自然伸直。眼仍看左掌。（圖 3-6-53）

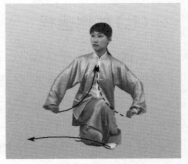

圖 3-6-54

2. 隨著呼氣鬆腹鬆肛，重心移至左腳。右腳向左腳前側方 45°蓋步落地，腳尖外擺下蹲成盤根步，身體右轉 10°。同時，兩掌向上經面前下按，當按到腿側時握拳稍翹腕，中衝點摳勞宮穴，拳心向下，拳眼向後，兩臂內旋成弧形。眼向右前方（10°）平視。（圖 3-6-54）

3. 隨著吸氣提肛調襠，身體稍直起。左腳跟落地，重心在左腳，右腳向右側開步，腳尖向前。同時，兩拳變掌，掌背相靠，指尖向下，經腹前上提至胸前，屈肘與肩

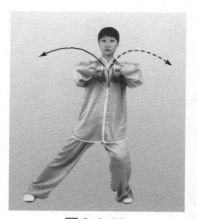

圖 3-6-55

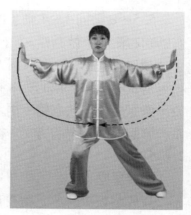

圖 3-6-56

平。眼平視前方。（圖 3-6-55）

　　繼而重心移至右腳，右腿彎曲，左腿伸直。同時，兩掌由手腕、掌骨、第一指骨、第二指骨、第三指骨依次蜷曲，順勢彈甲（指甲）變掌向兩側分擺達於體側，臂自然伸直，掌與肩平。眼平視前方。（圖 3-6-56）

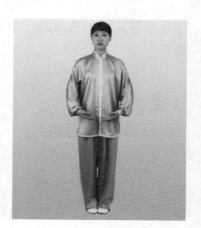

圖 3-6-57

　　4. 隨著呼氣鬆腹鬆肛。

左腳向右腳併攏，兩腿由屈逐漸伸直。同時，兩掌從體側向下收於腹前，掌心向上，掌指相對，兩臂成弧形，兩掌之間的距離和兩掌與身體的距離均為 10 公分。眼平視前方。（圖 3-6-57）

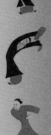

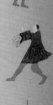

5. 5～8 動同 1～4 動，唯右腳向右側開步做動作。

練功次數：共做兩個八拍。當做第 2 個八拍的第 8 拍時，還原成併步站立勢，兩掌垂於體側。眼平視前方。（圖 3-6-58）

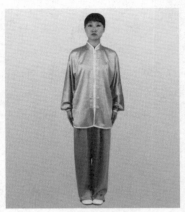

圖 3-6-58

學練要點：

1. 成盤根步時，上體要正直，前腳尖外擺。

2. 疊腕、捲指、彈甲的動作要連貫圓活；分掌時，手不要上舉，中指端大約與頭頂齊平。

3. 上下肢要協調一致，形成一體。

4. 意在勞宮穴。

(八)平步連環

名稱內涵：「平步」，與信步、漫步同義，指的是悠閒地平安邁步。「連環」，指反覆地、多次地出現同一件事，引申為日日、月月、歲歲出現吉祥之事。

舒心平血功中的「平步連環」，是講上步平安無事，連環長久康寧，象徵著人的一生逢凶化吉、遇難呈祥。

動作指南：

第 1 個八拍

1. 隨著吸氣提肛調襠。兩腿伸直，身體左轉 45°。同時，兩掌從脊柱兩側的白環俞上提（白環俞，突下旁開 1.5

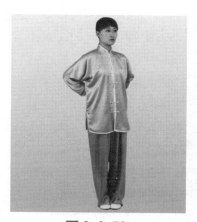

圖 3-6-59

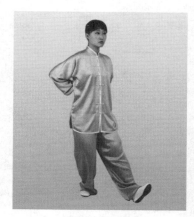

圖 3-6-60

寸處）、小腸俞（屬膀胱經穴，位於第一骶椎棘突下旁開
1.5 寸處）、關元俞（屬膀胱經穴，位於第五腰椎棘突下旁
開 1.5 寸處）、大腸俞（屬膀胱經穴，位於第四腰椎棘突
下旁開 1.5 寸處）、氣海俞（屬膀胱經穴，位於第三腰椎
棘突下旁開 1.5 寸處）、腎俞（屬膀胱經穴，位於第二腰
椎棘突下旁開 1.5 寸處）摩運至盡頭，兩臂放鬆，掌指向
下。眼平視左前方。（圖 3-6-59）

2. 隨著呼氣鬆腹鬆肛，重心移至右腳。右腿半蹲，左
腳向左前方 45°上一步，腳跟先著地。（圖 3-6-60）

繼而重心前移下沉，左腳踏實著地，右腳跟提起，兩
腿伸直。同時，兩掌根用力向下摩運至白環俞。眼平視左
前方。（圖 3-6-61）

3. 隨著吸氣提肛調襠，重心後移下沉。左腿伸直，左
腳尖翹起成左虛步。同時，兩掌由下沿脊柱兩側上提摩運
至盡頭。（圖 3-6-62）

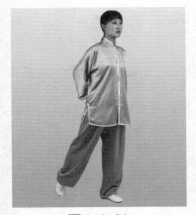

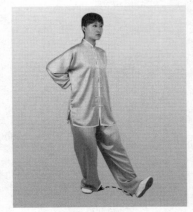

圖 3-6-61　　　　　　　　　圖 3-6-62

4. 4、6 拍同 2 動；5、7 拍同 3 動。

5. 隨著呼氣鬆腹鬆肛，身體轉正。左腳向右腳併攏，兩腿由屈逐漸伸直，同時，兩掌向下摩運垂於體側，還原成併步站立勢。眼平視正前方。（圖 3-6-63）

第 2 個八拍

同第 1 個八拍，唯身體右轉 45°，向右前方上右腳做動作。

第 3 個八拍

預備勢：兩腳並立，兩掌相疊於關元（屬任脈穴，前正中線，臍下 3 寸處），勞宮對勞宮，左掌在內。眼平視前方。（圖 3-6-64）

1. 隨著吸氣提肛調襠，身體左轉 45°。兩掌相疊從關元經中脘（屬任脈穴，前正中線，臍上 4 寸處）、膻中（屬任脈穴，前正中線，當兩乳頭中間）摩運至天突（屬任脈穴，前正中線，胸骨上窩正中凹陷處）。眼平視左前

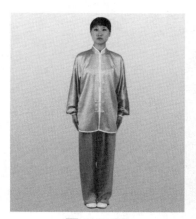

圖 3-6-63

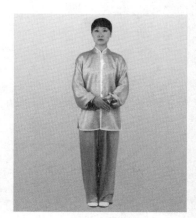

圖 3-6-64

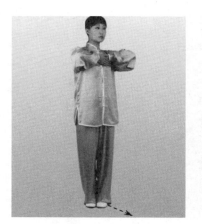

圖 3-6-65

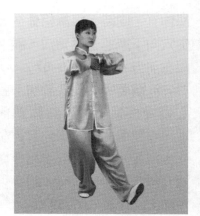

圖 3-6-66

方。（圖 3-6-65）

　　2. 隨著呼氣鬆腹鬆肛。右腿半蹲，左腳向左前方 45°
上一步，腳跟著地。（圖 3-6-66）

　　繼而重心前移下沉，左腳踏實落地，右腳跟提起，兩

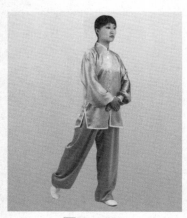

圖 3-6-67

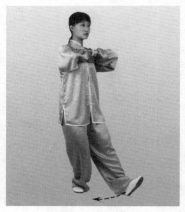

圖 3-6-68

腿伸直。同時，兩掌相疊從天突穴向下摩運至關元穴。眼平視左前方。（圖 3-6-67）

3. 隨著吸氣提肛調襠，重心慢慢移到右腳。右腳跟落地，右腿彎曲；左腿伸直，左腳尖翹起。同時，兩掌相疊從關元依次摩運至天突。眼平視左前方。（圖 3-6-68）

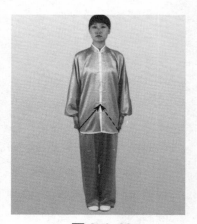

圖 3-6-69

4. 4、6 拍同 2 動；5、7 拍同 3 動。

5. 隨著呼氣鬆腹鬆肛，身體轉正。左腳向右腳併攏成併步站立勢。同時，兩掌摩運至關元後垂於體側。眼平視前方。（圖 3-6-69）

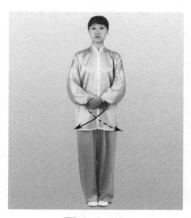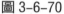
圖 3-6-70

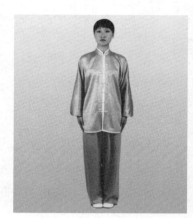
圖 3-6-71

第 4 個八拍

同第 3 個八拍，唯身體半面右轉，兩掌相疊，右掌在內，向右前方 45° 上右腳做動作（圖略）。

練功次數：共做 4 個八拍。當做第 4 個八拍的第 8 拍時，兩掌摩運至關元後，稍停片刻，最後將兩掌垂於體側成併步站立勢。（圖 3-6-70、71）

學練要點：

1. 思想集中，手掌要貼緊。按摩背部時，意守命門；按摩胸腹時，意守丹田（神厥或臍下 1.5 寸的氣海穴附近）。

2. 翹足尖和提腳跟要充分，每逢第 1 拍身體要直立，同時吸氣；第 2 拍開步時支撐腿下蹲。

3.重心前後移動要走弧線，身體保持正直，不要前俯後仰、左傾右斜。

（楊柏龍）

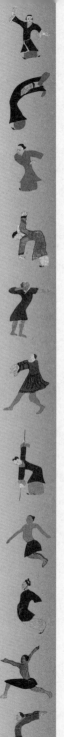

第四章
健身氣功功法

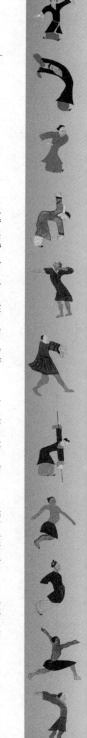

　　健身氣功源遠流長，漢代《尚書》裏就有習練「宣導鬱淤」「通利關節」的「大舞」或「消腫舞」治病的記載。在湖南長沙馬王堆出土的西漢文物中，也有多處關於健身氣功的描述。健身氣功以其簡單易學、動作舒緩、對場地和器材要求不高、健身效果良好等特點，深受廣大群眾，特別是中老年群眾喜愛。國家體育總局已將健身氣功確立為第 97 個體育運動項目，健身氣功在推動全民健身運動、滿足多元化體育健身需求方面發揮著積極作用。

　　從氣功角度看待健身氣功，那麼健身氣功是氣功的一個類別；在體育運動的範疇內，健身氣功又是與體育相結合的氣功，是體育化的氣功。如何使健身氣功更好地服務於現代社會，是擺在體育工作者面前的一項重大而現實的課題。國家體育總局健身氣功管理中心提出了「講科學，倡主流，抓管理」的工作總體思路，在廣泛調研的基礎上，決定從挖掘整理優秀傳統養生健身功法入手，編創健身氣功新功法，積極引導群眾開展健康文明的健身氣功活動，滿足廣大群眾日益增長的體育健身需求。

　　按照科研課題管理辦法進行的健身氣功新功法的課題招標工作，選中了深受廣大群眾歡迎且具有品牌效應的易筋經、五禽戲、六字訣和八段錦 4 個功法進行課題研究。

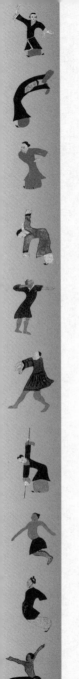

在「編創健身氣功新功法科研課題」結題評審會上，新功法受到廣泛好評。

專家學者認為，健身氣功新功法具有四個方面的顯著特點：一是既吸收了傳統功法的精髓，又體現了時代特色，是對中華民族傳統文化的繼承和發揚；二是博採眾長，凝聚了各方面專家學者、各級體育行政部門、相關功法各流派和參加試驗群眾的辛勞與汗水，是集體智慧的結晶；三是堅持以中西醫、體育以及相關現代科學理論為基礎，進行了嚴肅的科學實驗，具有較為明確的健身、養生效果；四是動作簡單易學，形態優美，群眾認可度高。

第一節　健身氣功・易筋經

易筋經是中國古代流傳下來的健身養生方法，在中國傳統功法和民族體育發展中有著較大的影響，千百年來深受廣大群眾的歡迎。

易筋經源自中國古代導引術，歷史悠久。據考證，導引是由原始社會的「巫舞」發展而來的，到春秋戰國時期已為養生家所必習。《莊子・刻意篇》中有記載，《漢書・藝文志》中也載有《黃帝雜子步引》《黃帝歧伯按摩》等有關導引的內容，說明漢代各類導引術曾興盛一時。另外，湖南長沙馬王堆漢墓出土的帛畫《導引圖》中有四十多幅各種姿勢的導引動作，分析這些姿勢可以發現，現今流傳的易筋經基本動作都能從中找到原型。這些都表明，易筋經源自中國傳統文化。

　　易筋經為何人所創，歷來眾說紛紜。從現有文獻看，大多認為易筋經、洗髓經和少林武術等為達摩所傳。達摩原為南天竺國（南印度）人，西元 526 年來中國並最終到達嵩山少林寺，人稱是中國禪宗初祖。

　　據《指月錄》記載：「越九年，欲返天竺，命門人曰『時將至矣，汝等盍言所得乎？』有道副對曰『如我所見，不持文字，不離文字，而為道用。』祖曰『汝得吾皮。』尼總持曰『我今所解，如慶喜見阿閦佛國，一見更不再見。』祖曰『汝得吾肉。』道育曰『四大本空，五陰非有。而我見處，無一法可得。』祖曰『汝得吾骨。』最後，慧可禮拜，依位而立。祖曰『汝得吾髓。』」另外，六朝時流傳的《漢武帝內傳》等小說中也載有東方朔「三千年一伐毛，三千年一洗髓」等神話，這大概就是「易筋經」「洗髓經」名稱的由來。

　　在易筋經流傳中，少林寺僧侶起到了重要作用。根據史料記載，達摩所傳禪宗主要以河南嵩山少林寺為主。由於禪宗的修持大多以靜坐為主，坐久則氣血淤滯，須以武術、導引術來活動筋骨。因此，六朝至隋唐年間，在河南嵩山一帶盛傳武術及導引術。少林寺僧侶也借此來活動筋骨，習武健身，並在這個過程中不斷對其進行修改、完善、補充，使之成為一種獨特的習武健身方式。最終定名為「易筋經」，並在習武僧侶中秘傳。

　　自古以來，《易筋經》典籍與《洗髓經》並行流傳於世，並有《伏氣圖說》《易筋經義》《少林拳術精義》等其他名稱。從有關文獻資料看，宋代託名「達摩」的《易筋經》著述非常多。當時，張君房奉旨編輯《道藏》，另

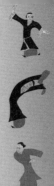

外還有《雲笈七籤》《太平御覽》等書問世，從而使各種導引術流行於社會，而且在民間廣為流傳「由修練可以『易發』『易血』」的說法。由此推測，少林寺僧侶改編的易筋經不會晚於北宋。因為，宋代以後的導引類典籍大多夾雜「禪定」「金丹」等說法，而流傳下來的少林寺《易筋經》並沒有此類文句。

明代周履靖在《赤鳳髓・食飲調護訣第十二》中記述：「一年易氣，二年易血，三年易脈，四年易肉，五年易髓，六年易筋，七年易骨，八年易髮，九年易形，即三萬六千真神皆在身中，化為仙童。」文中的「易髓」「易筋」應與《易筋經》有先後聯繫。

另外，《易筋經》第一式圖說即韋馱獻杵。「韋馱」是佛教守護神，唐初才安於寺院中。因此，易筋經本為秦漢方仙道的導引術，被少林寺僧侶改編於唐宋年間，至明代開始流傳於社會，應該沒有疑義。

目前發現流傳至今最早的易筋經十二式版本，載於清代咸豐八年潘霨輯錄的《內功圖說》中。總的來看，傳統易筋經側重於從宗教、中醫、陰陽五行學說等視角對功理、功法進行闡述，並且形成了不同流派，收錄於不同的著作中。

一、功法特點

「健身氣功・易筋經」繼承了傳統易筋經十二式的精要，融科學性與普及性於一體，其格調古樸，蘊涵新意。各式動作是連貫的有機整體，動作注重伸筋拔骨，舒展連綿，剛柔相濟；呼吸要求自然，動息相融；並以形導氣，

意隨形走；易學易練，健身效果明顯。

(一)動作舒展，伸筋拔骨

本功法中的每一式動作，不論是上肢、下肢還是軀幹，都要求有較充分的屈伸、外展內收、扭轉身體等運動，從而使人體的骨骼及大小關節在傳統定式動作的基礎上，盡可能地呈現多方位和廣角度的活動。

其目的就是要由「拔骨」的運動達到「伸筋」，牽拉人體各部位的大小肌群和筋膜，以及大小關節處的肌腱、韌帶、關節囊等結締組織，促進活動部位軟組織的血液循環，改善軟組織的營養代謝過程，提高肌肉、肌腱、韌帶等軟組織的柔韌性、靈活性和骨骼、關節、肌肉等組織的活動功能，達到強身健體的目的。

(二)柔和勻稱，協調美觀

本功法是在傳統「易筋經十二式」動作的基礎上進行了改編，增加了動作之間的連接，每式動作變化過程清晰、柔和。整套功法的運動方向，為前後、左右、上下；肢體運動的路線，為簡單的直線和弧線；肢體運動的幅度，是以關節為軸的自然活動角度所呈現的身體活動範圍；整套功法的動作速度，是勻速緩慢地移動身體或身體局部。動作上要求肌肉相對放鬆，用力圓柔而輕盈，不使蠻力，不僵硬，剛柔相濟。每式之間無繁雜和重複動作，便於中老年人學練。同時，對有的動作難度作了不同程度的要求，也適合青壯年習練。

本功法動作要求上下肢與軀幹之間、肢體與肢體之間

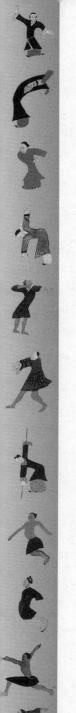

的左右上下，以及肢體左右的對稱與非對稱，都應有機地
整體協調運動，彼此相隨，密切配合。因此，「健身氣功
・易筋經」呈現出動作舒展、連貫、柔暢、協調和動靜相
兼，同時在精神內含的神韻下，給人以美的享受。

(三)注重脊柱的旋轉屈伸

脊柱是人體的支柱，又稱「脊樑」。由椎骨、韌帶、
脊髓等組成，具有支持體重、運動、保護脊髓及神經根的
作用。神經系統是由位於顱腔的腦和椎管裏的脊髓以及周
圍神經組成。神經系統控制和協調各個器官系統的活動，
使人體成為一個有機整體以適應內外環境的變化。因此，
脊柱旋轉屈伸的運動有利於對脊髓和神經根的刺激，以增
強其控制和調節功能。

本功法的主要運動形式是以腰為軸的脊柱旋轉屈伸運
動，如「九鬼拔馬刀勢」中的脊柱左右旋轉屈伸動作，
「打躬勢」中椎骨節節拔伸前屈、蜷曲如鉤和脊柱節節放
鬆伸直動作，「掉尾勢」中脊柱前屈並在反伸的狀態下做
側屈、側伸動作。因此，本功法是由脊柱的旋轉屈伸運動
以帶動四肢、內臟的運動，在鬆靜自然、形神合一中完成
動作，達到健身、防病、延年、益智的目的。

二、習練要領

(一)精神放鬆，形意合一

習練本功法要求精神放鬆，意識平靜，不做任何附加
的意念引導。通常不意守身體某個點或部位，而是要求意

隨形體動作的運動而變化，即在習練中，以調身為主，由動作變化導引氣的運行，做到意隨形走、意氣相隨，起到健體養生的作用。同時，在某些動作中，需要適當地配合意識活動。如「韋馱獻杵第三勢」中兩手上托時，要求用意念觀注兩掌；「摘星換斗勢」中要求目視上掌，意存腰間命門處；「青龍探爪」時，要求意存掌心。

而另一些動作雖然不要求配合意存，但卻要求配合形象的意識思維活動。如「三盤落地勢」中下按、上托時，兩掌有如拿重物；「出爪亮翅勢」中伸肩、撐掌時，兩掌有排山之感；「倒拽九牛尾勢」中拽拉時，兩膀如拽牛尾；「打躬勢」中脊椎屈伸時，應體會上體如「鉤」一樣的蜷曲伸展運動。這些都要求意隨形走、用意要輕、似有似無，切忌刻意、執著於意識。

(二)呼吸自然，貫穿始終

習練本功法時，要求呼吸自然、柔和、流暢，不喘不滯，以利於身心放鬆、心平氣和及身體的協調運動。相反，若不採用自然呼吸，而執著於呼吸的深長綿綿、細柔緩緩，則會在與導引動作的匹配過程中產生「風」「喘」「氣」三相，即呼吸中有聲（風相），無聲而鼻中澀滯（喘相），不聲不滯而鼻翼扇動（氣相）。這樣，習練者不但不受益，反而會導致心煩意亂，動作難以鬆緩協調，影響健身效果。因此，習練本功法時，要以自然呼吸為主，動作與呼吸始終保持柔和協調的關係。

此外，在功法的某些環節中也要主動配合動作進行自然呼或自然吸。如「韋馱獻杵第三勢」中兩掌上托時自然

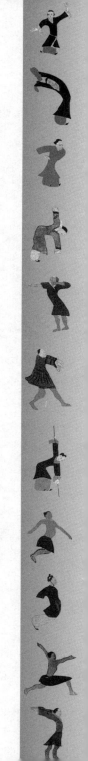

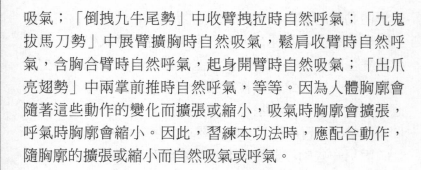

吸氣；「倒拽九牛尾勢」中收臂拽拉時自然呼氣；「九鬼拔馬刀勢」中展臂擴胸時自然吸氣，鬆肩收臂時自然呼氣，含胸合臂時自然呼氣，起身開臂時自然吸氣；「出爪亮翅勢」中兩掌前推時自然呼氣，等等。因為人體胸廓會隨著這些動作的變化而擴張或縮小，吸氣時胸廓會擴張，呼氣時胸廓會縮小。因此，習練本功法時，應配合動作，隨胸廓的擴張或縮小而自然吸氣或呼氣。

(三)剛柔相濟，虛實相兼

本功法動作有剛有柔，且剛與柔是在不斷相互轉化的；有張有弛，有沉有輕，是陰陽對立統一的辯證關係。如「倒拽九牛尾勢」中，兩臂內收旋轉逐漸拽拉至止點是剛，為實；隨後身體以腰轉動帶動兩臂伸展至下次收臂拽拉前是柔，為虛。又如「出爪亮翅勢」中，兩掌立於胸前呈擴胸展肩時，肌肉收縮的張力增大為剛，是實；當鬆肩伸臂時，兩臂肌肉等張收縮，上肢是放鬆的，為柔；兩臂伸至頂端，外撐有重如排山之感時，肌肉張力再次增大為剛，是實。

這些動作均要求習練者在用力之後適當放鬆，鬆柔之後尚需適當有剛。這樣，動作就不會出現機械、僵硬或疲軟無力的鬆弛狀況。

因此，習練本功法時，應力求虛實適宜，剛柔相濟。要有剛和柔、虛與實之分，但習練動作不能絕對地剛或柔，應做到剛與柔、虛與實的協調配合，即剛中含柔、柔中寓剛。否則，用力過「剛」，則會出現拙力、僵力，以致影響呼吸，破壞寧靜的心境；動作過「柔」，則會出現疲軟、鬆懈，起不到良好的健身作用。

(四)循序漸進，個別動作配合發音

習練本功法時，不同年齡、不同體質、不同健康狀況、不同身體條件的練習者，可以根據自己的實際情況靈活地選擇各勢動作的活動幅度或姿勢，如「三盤落地勢」中屈膝下蹲的幅度、「臥虎撲食勢」中十指是否著地姿勢的選擇等等。習練時還應遵循由易到難、由淺到深、循序漸進的原則。

另外，本功法在練習某些特定動作的過程中要求呼氣時發音（但不需出聲）。如「三盤落地勢」中的身體下蹲、兩掌下按時，要求配合動作口吐「嗨」音，目的是為了下蹲時氣能下沉至丹田，而不因下蹲造成下肢緊張，引起氣上逆至頭部；同時口吐「嗨」音，氣沉丹田，可以起到強腎、壯丹田的作用。因此，在該勢動作中要求配合吐音、呼氣，並注意口型，吐「嗨」音口微張，音從喉發出，上唇著力壓於齦交穴，下唇鬆，不著力於承漿穴。這是本法中「調息」的特別之處。

三、手型和步型

(一)基本手型

1. 握　固

大拇指抵掐無名指根節，其餘四指屈攏收於掌心。（圖 4-1-1）。

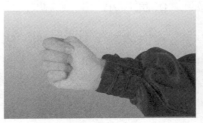

圖 4-1-1

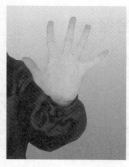 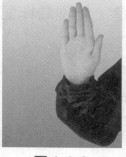 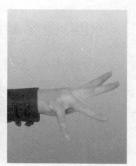

圖 4-1-2　　　　　圖 4-1-3　　　　　圖 4-1-4

2. 荷葉掌

五指伸直，張開。（圖 4-1-2）

3. 柳葉掌

五指伸直，併攏。（圖 4-1-3）

4. 龍　爪

五指伸直、分開，拇指、食指、無名指、小指內收。
（圖 4-1-4）

5. 虎　爪

虎口撐圓，五指分開，第
一、二指關節彎曲內扣。（圖
4-1-5）

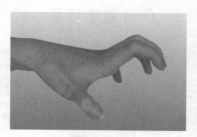

圖 4-1-5

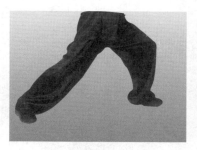

圖 4-1-6

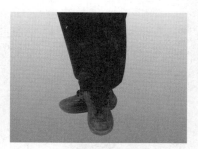

圖 4-1-7

（二）基本步型

1. 弓 步

　　兩腿前後分開一大步，橫向之間保持一定寬度，前腿屈膝前弓，大腿斜向地面，膝與

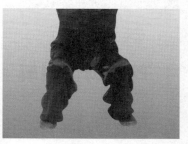

圖 4-1-8

腳尖上下相對，腳尖微內扣；後腿自然伸直，腳跟蹬地，腳尖微內扣，全腳掌著地。（圖 4-1-6）

2. 丁 步

　　兩腳左右分開，間距 10～20 公分，兩腿屈膝下蹲，前腿腳跟提起，腳尖著地，虛點地面，置於後腳足弓處；後腿全腳掌著地踏實。（圖 4-1-7）

3. 馬 步

　　開步站立，兩腳間距為本人腳長的 2～3 倍，屈膝半蹲，大腿略高於水平。（圖 4-1-8）

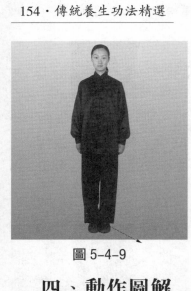

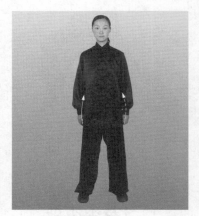

圖 5-4-9　　　　　　　　　　圖 5-4-10

四、動作圖解

預備勢

兩腳併攏站立，兩手自然垂於體側。下頷微收，百會虛領，唇齒合攏，舌自然平貼於上頷。目視前方。（圖4-1-9）

動作要點：全身放鬆，身體中正，呼吸自然，目光內含，心平氣和。

易犯錯誤：手腳擺站不自然，雜念較多。

糾正方法：調息數次，逐漸進入練功狀態。

功理與作用：寧靜心神，調整呼吸，內安五臟，端正身形。

第一式　韋馱獻杵第一勢

1. 左腳向左側開半步，約與肩同寬，兩膝微屈，成開

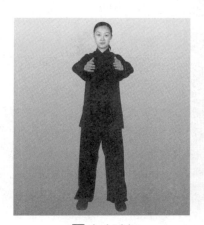

圖 4-1-11

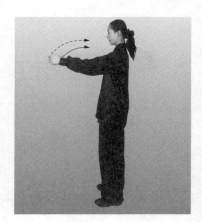

附圖 4-1-11

立姿勢。兩手自然垂於體側。
（圖 4-1-10）

　　2. 兩臂自體側向前抬至前
平舉，掌心相對，指尖向前。
（圖 4-1-11、附圖 4-1-11）

　　3.、4. 兩臂屈肘，自然回
收，指尖向斜前上方約 30°，
兩掌合於胸前，相距約 10 公
分（一拳距離），掌根與膻中
穴同高，虛腋。目視前下方
（圖 4-1-12）。動作稍停。

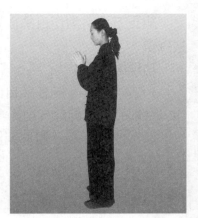

圖 4-1-12

　　動作要點：

　　1. 鬆肩虛腋。

　　2. 兩掌合於胸前，應稍停片刻，以達氣定神斂之功效。

　　易犯錯誤：兩掌內收胸前時，或聳肩抬肘或鬆肩墜肘。

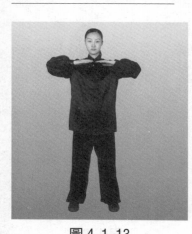
圖 4-1-13

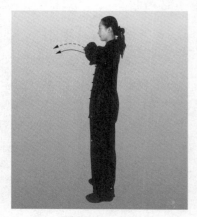
附圖 4-1-13

糾正方法：動作自然放鬆，注意調整幅度，應虛腋如挾雞蛋。

功理與作用：

1. 古人云：「神住氣自回。」由神斂和兩掌相合的動作，可起到氣定神斂、均衡身體、左右氣機的作用。

2. 可改善神經、體液調節功能，有助於血液循環，消除疲勞。

文獻口訣：

<blockquote>
立身期正直　環拱平當胸
氣定神皆斂　心澄貌亦恭
</blockquote>

第二式　韋馱獻杵第二勢

1. 接上式。兩肘抬起，兩掌伸平，手指相對，掌心向下，掌臂約與肩呈水平。（圖 4-1-13、附圖 4-1-13）

2. 兩掌向前伸展，掌心向下，指尖向前。（圖 4-1-

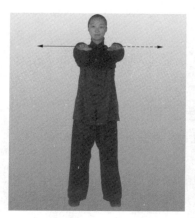

圖 4-1-14

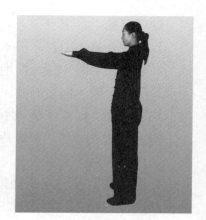

附圖 4-1-14

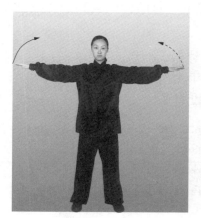

圖 4-1-15

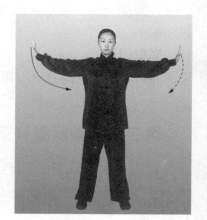

圖 4-1-16

14、附圖 4-1-14）

　　3. 兩臂向左右分開至側平舉，掌心向下，指尖向外。
（圖 4-1-15）

　　4. 五指自然併攏，坐腕立掌。目視前下方。（圖 4-1-
16）

動作要點：

1. 兩掌外撐，力在掌根。

2. 坐腕立掌時，腳趾抓地。

3. 自然呼吸，氣定神斂。

易犯錯誤：兩臂側舉時不呈水平狀。

糾正方法：兩臂側平舉時自然伸直，與肩同高。

功理與作用：

1. 由伸展上肢和立掌外撐的動作導引，起到梳理上肢等經絡的作用，並具有調練心、肺之氣，改善呼吸功能及氣血運行的作用。

2. 可提高肩、臂的肌肉力量，有助於改善肩關節的活動功能。

文獻口訣：

> 足趾拄地　　兩手平開
> 心平氣靜　　目瞪口呆

第三式　韋馱獻杵第三勢

1. 接上式。鬆腕，同時兩臂向前平舉內收至胸前平屈，掌心向下，掌與胸相距約一拳。目視前下方。（圖4-1-17）

2. 兩掌同時內旋，翻掌至耳垂下，掌心向上，虎口相對，兩肘外展，約與肩平。（圖4-1-18）

3. 身體重心前移至前腳掌支撐，提踵。同時，兩掌上托至頭頂，掌心向上，展肩伸肘。微收下頜，舌抵上頜，咬緊牙關。（圖4-1-19、附圖4-1-19）

4. 靜立片刻。

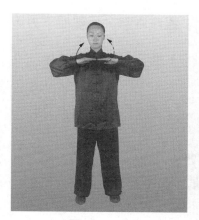

圖 4-1-17

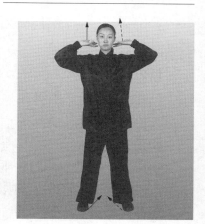

圖 4-1-18

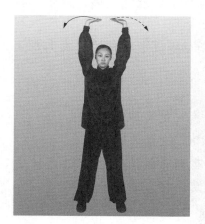

圖 4-1-19

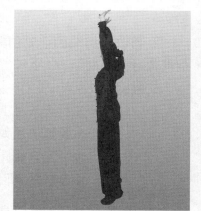

附圖 4-1-19

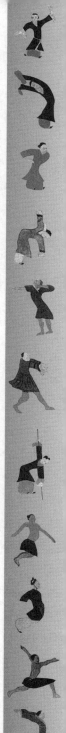

動作要點：

1. 兩掌上托時，前腳掌支撐，力達四肢，下沉上托，脊柱豎直，同時身體重心稍前移。

2. 年老或體弱者可自行調整兩腳提踵的高度。

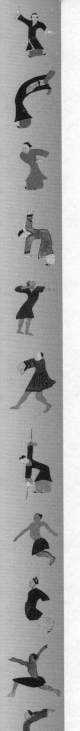

3. 上托時，意想由「天門」觀注兩掌，目視前下方，自然呼吸。

易犯錯誤：

1.兩掌上托時，屈肘。

2. 抬頭，目視上方。

糾正方法：

1. 兩掌上托時，伸肘，兩臂夾耳。

2.上托時強調的是意注兩掌，而不是目視兩掌。

功理與作用：

1. 由上肢撐舉和下肢提踵的動作導引，可調理上、中、下三焦之氣，並且將三焦及手足三陰五臟之氣全部發動。

2. 可改善肩關節活動功能及提高上下肢的肌肉力量，促進全身血液循環。

文獻口訣：

掌托天門目上觀　足尖著地立身端

力周髖脇渾如植　咬緊牙關不放寬

舌可生津將腭抵　鼻能調息覺心安

兩拳緩緩收回處　用力還將挾重看

第四式　摘星換斗勢

左摘星換斗勢

1.接上式。兩腳跟緩緩落地。同時，兩手握拳，拳心向外，兩臂下落至側上舉（圖4-1-20）。隨後兩拳緩緩伸開變掌，掌心斜向下，全身放鬆。目視前下方（圖4-1-

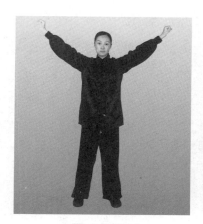

圖 4-1-20

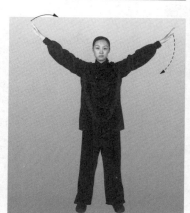

圖 4-1-21

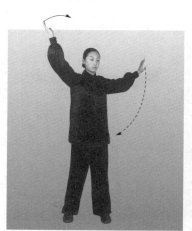

圖 4-1-22

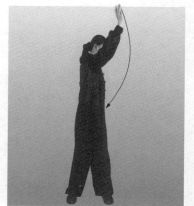

圖 4-1-23

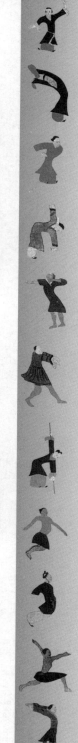

21）。身體左轉，屈膝。同時，右臂上舉經體前下擺至左髖關節外側「摘星」，右掌自然張開；左臂經體側下擺至體後，左手背輕貼命門。目視右掌。（圖 4-1-22～24、附圖 4-1-24）

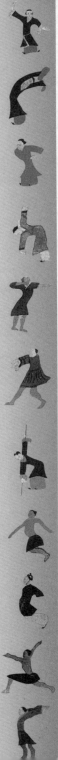

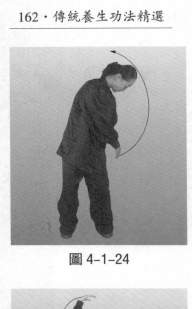

圖 4-1-24

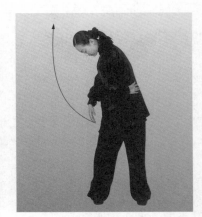

附圖 4-1-24

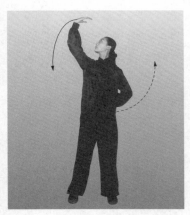

圖 4-1-25

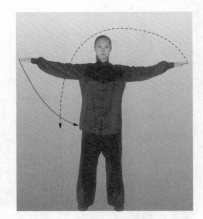

圖 4-1-26

2. 直膝，身體轉正。同時，右手經體前向額上擺至頭頂右上方，鬆腕，肘微屈，掌心向下，手指向左，中指尖垂直於肩井穴；左手背輕貼命門，意注命門。右臂上擺時眼隨手走，定勢後目視掌心（圖 4-1-25）。靜立片刻，然後兩臂向體側自然伸展。（圖 4-1-26）

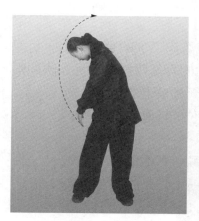

圖 4-1-27

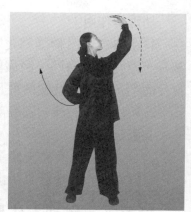

圖 4-1-28

右摘星換斗勢

　　右摘星換斗勢與左摘星換斗勢動作相同，唯方向相反。（圖 4-1-27、28）

動作要點：

1. 轉身以腰帶肩，以肩帶臂。

2. 目視掌心，意注命門，自然呼吸。

3. 頸、肩病患者，動作幅度的大小可靈活掌握。

易犯錯誤：

1. 目上視時挺腹。

2. 左右臂動作不協調，不到位。

糾正方法：

1. 目上視時，注意鬆腰、收腹。

2. 自然放鬆，以腰帶動。

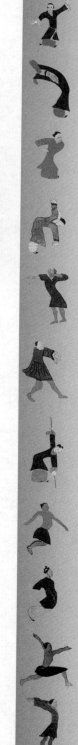

功理與作用：

1. 由本勢陽掌轉陰掌（掌心向下）的動作導引，目視掌心，意存腰間命門，將發動的真氣收斂，下沉入腰間兩腎及命門，可達到壯腰健腎、延緩衰老的功效。

2. 可增強頸、肩、腰等部位的活動功能。

文獻口訣：

> 只手擎天掌覆頭　　更從掌內注雙眸
> 鼻端吸氣頻調息　　用力收回左右眸

第五式　倒拽九牛尾勢

右倒拽九牛尾勢

1. 接上式。兩膝微屈，身體重心右移，左腳向左側後方約 45°撤步；右腳跟內轉，右腿屈膝成右弓步。同時，左手內旋，向前、向下畫弧後伸，小指到拇指逐個相握成拳，拳心向上；右手向前上方畫弧，伸至與肩平時小指到拇指逐個相握成拳，拳心向上，稍高於肩。目視右拳。（圖 4-1-29）

2. 身體重心後移，左膝微屈。腰稍右轉，以腰帶肩，以肩帶臂。右臂外旋，左臂內旋，屈肘內收。目視右拳。（圖 4-1-30）

3. 身體重心前移，屈膝成弓步。腰稍左轉，以腰帶肩，以肩帶臂，兩臂放鬆前後伸展。目視右拳。（圖 4-1-31、附圖 4-1-31）

重複 2～3 動 3 遍。

4. 身體重心前移至右腳，左腳收回，右腳尖轉正，成

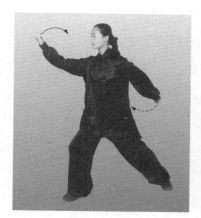

圖 4-1-29

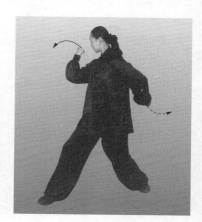

圖 4-1-30

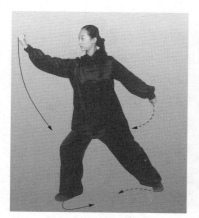

圖 4-1-31

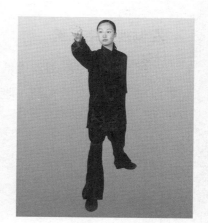

附圖 4-1-31

開立姿勢。同時，兩臂自然垂於體側。目視前下方。（圖
4-1-32）

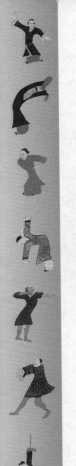

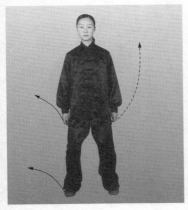

圖 4-1-32

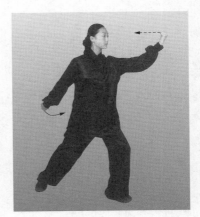

圖 4-1-33

左倒拽九牛尾勢

左倒拽九牛尾勢與右倒拽九牛尾勢動作、次數相同，唯方向相反。（圖 4-1-33～35、附圖 11-1-35）

動作要點：

1. 以腰帶肩，以肩帶臂，力貫兩膀。

2. 腹部放鬆，目視拳心。

3. 前後拉伸，鬆緊適宜，並與腰的旋轉緊密配合。

4. 後退步時，注意掌握重心，身體平穩。

易犯錯誤：

1. 兩臂屈拽用力僵硬。

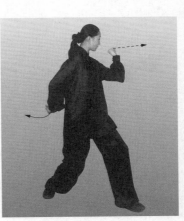

圖 4-1-34

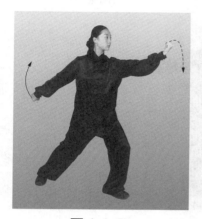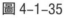
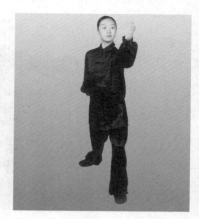

圖 4-1-35　　　　　　　　附圖 4-1-35

2. 兩臂旋擰不夠。

糾正方法：

1. 兩臂放鬆，動作自然。

2. 旋擰兩臂時，注意拳心向外。

功理與作用：

1. 由腰的扭動，帶動肩胛活動，可刺激背部夾脊、肺俞、心俞等穴，達到疏通夾脊和調練心肺之作用。

2. 由四肢上下協調活動，可改善軟組織血液循環，提高四肢肌肉力量及活動功能。

文獻口訣：

　　　　兩髖後伸前屈　小腹運氣空鬆
　　　　用力在於兩膀　觀拳須注雙瞳

第六式　出爪亮翅勢

1.接上式。身體重心移至左腳，右腳收回，成開立姿

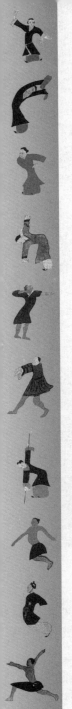

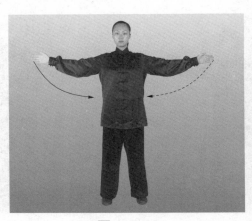

圖 4-1-36

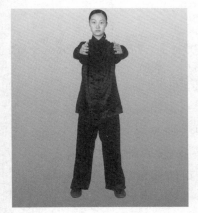

圖 4-1-37

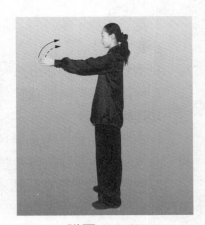

附圖 4-1-37

勢。同時，右臂外旋，左臂內旋，擺至側平舉，兩掌心向
前，環抱至體前，隨之兩臂內收，兩手變柳葉掌立於雲門
穴前，掌心相對，指尖向上。目視前下方。（圖 4-1-36、
37、附圖 4-1-37、圖 4-1-38）

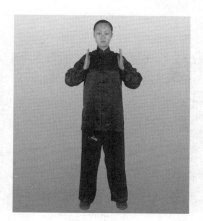

圖 4-138

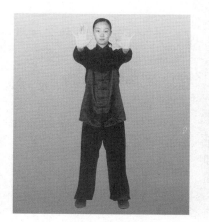

圖 4-1-39

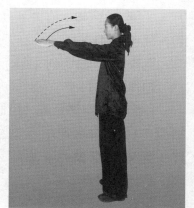

附圖 4-1-39

2.展肩擴胸，然後鬆肩，兩臂緩緩前伸，並逐漸轉掌心向前，成荷葉掌，指尖向上。瞪目。（圖 4-1-39、附圖 4-1-39）

3.鬆腕，屈肘，收臂，立柳葉掌於雲門穴。目視前下

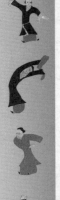

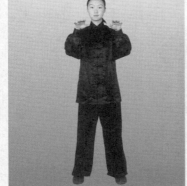

圖 4-1-40

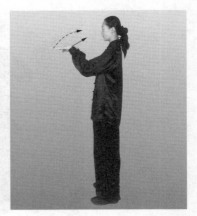

附圖 4-1-40

方。（圖 4-1-40、附圖 4-1-
40、圖 4-1-41）

　　重複 2～3 動 3 到 7 遍。

動作要點：

　　1. 出掌時身體正直，瞪眼
怒目，同時兩掌運用內勁前
伸，先輕如推窗，後重如排
山；收掌時如海水還潮。

　　2. 注意出掌時為荷葉掌，
收掌於雲門穴時為柳葉掌。

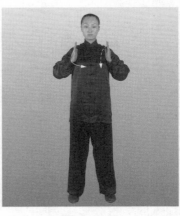

圖 4-1-41

　　3. 收掌時自然吸氣，推掌
時自然呼氣。

易犯錯誤：

　　1. 擴胸展肩不充分。

　　2. 兩掌前推時，不用內勁，而是用力。

3. 呼吸不自然，強呼強吸。

糾正方法：

1. 出掌前，肩胛內收。

2. 兩掌向前如推窗、排山。

3. 按照「推呼收吸」的規律練習。

功理與作用：

1.中醫認為「肺主氣，司呼吸」。由伸臂推掌、屈臂收掌、展肩擴胸的動作導引，可反覆啟閉雲門、中府等穴，促進自然之清氣與人體之真氣在胸中交匯融合，達到改善呼吸功能及全身氣血運行的作用。

2. 可提高胸背部及上肢肌肉力量。

文獻口訣：

> 挺身兼怒目　推手向當前
> 用力收回處　功須七次全

第七式　九鬼拔馬刀勢

右九鬼拔馬刀勢

1. 接上式。軀幹右轉。同時，右手外旋，掌心向上；左手內旋，掌心向下（圖4-1-42、附圖4-1-42）。隨後右手由胸前內收經右腋下後伸，掌心向外。同時，左手由胸前伸至前上方，掌心向外。（圖4-1-43、附圖4-1-43）

軀幹稍左轉。同時，右手經體側向前上擺至頭前上方後屈肘，由後向左繞頭半周，掌心掩耳；左手經體左側下擺至左後，屈肘，手背貼於脊柱，掌心向後，指尖向上。

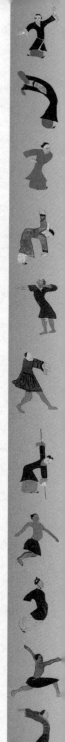

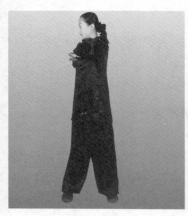

圖 4-1-42

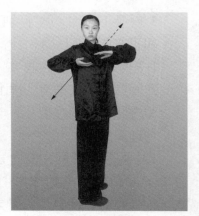

附圖 4-1-42

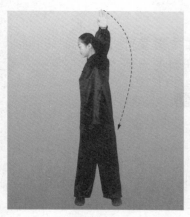

圖 4-1-43

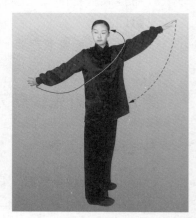

附圖 4-1-43

頭右轉，右手中指按壓耳廓，手掌扶按玉枕。目隨右手
動，定式後視左後方。（圖 4-1-44、45、附圖 4-1-45）

　　2. 身體右轉，展臂擴胸。目視右上方，動作稍停。
（圖 4-1-46）

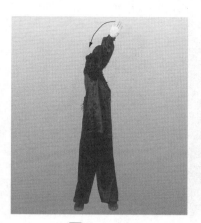

圖 4-1-44

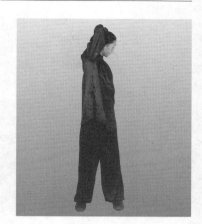

圖 4-1-45

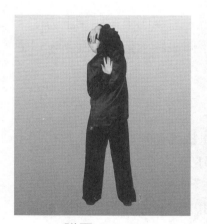

附圖 4-1-45

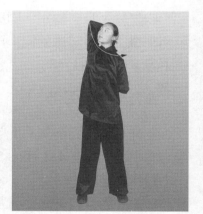

圖 4-1-46

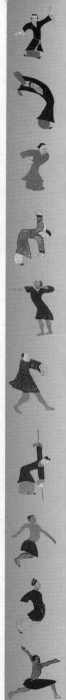

3. 屈膝，上體左轉。同時，右臂內收，含胸；左手沿脊柱儘量上推。目視右腳跟，動作稍停。（圖 4-1-47、附圖 4-1-47）

重複 2～3 動 3 遍。

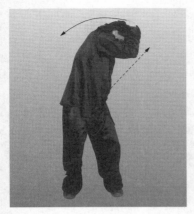
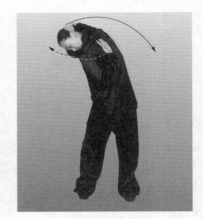

圖 4-1-47　　　　　　　　附圖 4-1-47

4.直膝，身體轉正。同時，右手向上經頭頂上方向下
至側平舉；左手經體側向上至側平舉，兩掌心向下。目視
前下方。（圖 4-1-48）

左九鬼拔馬刀勢

左九鬼拔馬刀勢與右九鬼拔馬刀勢動作、次數相同，
唯方向相反。（圖 4-1-49～51）

動作要點：

1.動作對拔拉伸，儘量用力；身體自然彎曲轉動，協
調一致。

2.擴胸展臂時自然吸氣，鬆肩合臂時自然呼氣。

3.兩臂內合、上抬時自然呼氣，起身展臂時自然吸
氣。

4.高血壓、頸椎病患者和年老體弱者，頭部轉動的角
度應小，且輕緩。

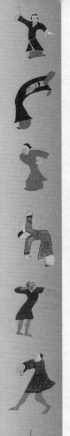

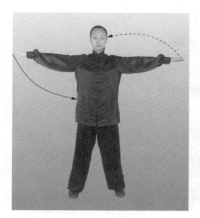

圖 4-1-48

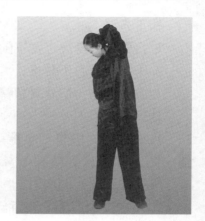

圖 4-1-49

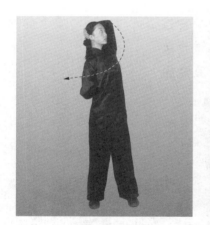

圖 4-1-50

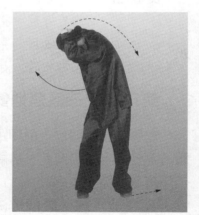

圖 4-1-51

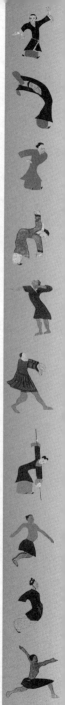

易犯錯誤：

1. 屈膝合臂時，身後之臂放鬆。

2. 屈膝下蹲時，重心移至一側。

3. 頭部左右轉動幅度過大。

糾正方法：

1. 合臂時，身後之臂主動上推。

2. 下蹲時重心不偏移。

3. 動作放鬆，切忌著意轉動頭部。

功理與作用：

1. 由身體的扭曲、伸展等運動，使全身真氣開、合、啟、閉，脾胃得到摩動，腎得以強健；並具有疏通玉枕關、夾脊關等要穴的作用。

2. 可提高頸肩部、腰背部肌肉力量，有助於改善人體各關節的活動功能。

文獻口訣：

> 側首彎肱　抱頂及頸
> 自頭收回　弗嫌力猛
> 左右相輪　身直氣靜

第八式　三盤落地勢

左腳向左側開步，兩腳距離約寬於肩，腳尖向前。目視前下方。（圖4-1-52）

1. 屈膝下蹲。同時，沉肩、墜肘，兩掌逐漸用力下按至約與環跳穴同高，兩肘微屈，掌心向下，指尖向外。目視前下方（圖4-1-53）。同時，口吐「嗨」音，音吐盡時，舌尖向前輕抵上下牙之

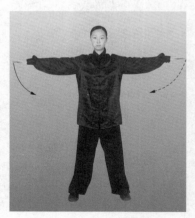

圖4-1-52

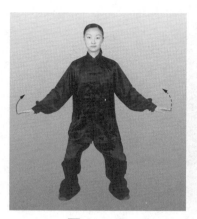

圖 4-1-53

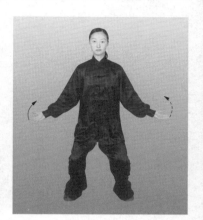

圖 4-1-54

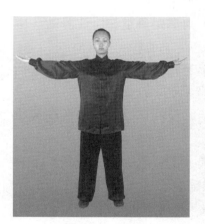

圖 4-1-55

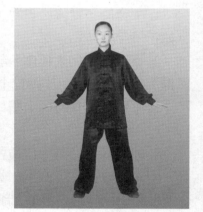

圖 4-1-56

間，終止吐音。

　　2. 翻掌心向上，肘微屈，上托至側平舉。同時，緩緩起身直立。目視前方。（圖 4-1-54、55）

　　重複 1～2 動 3 遍。第 1 遍微蹲（圖 4-1-56）；第 2

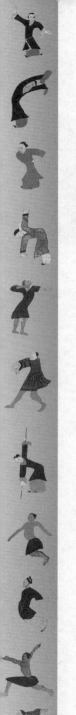

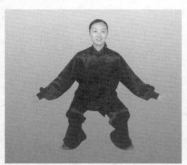

圖 4-1-57

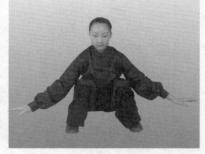

圖 4-1-58

遍半蹲（圖 4-1-57）；第 3 遍全蹲。（圖 4-1-58）

動作要點：

1. 下蹲時，鬆腰、裹臀，兩掌如負重物；起身時，兩掌如托千斤重物。

2. 下蹲依次加大幅度。年老和體弱者下蹲深度可靈活掌握，年輕體健者可半蹲或全蹲。

3. 下蹲與起身時，上體始終保持正直，不應前俯或後仰。

4. 吐「嗨」音時，口微張，上唇著力壓齦交穴，下唇鬆，不著力於承漿穴，音從喉部發出。

5. 瞪眼閉口時，舌抵上頜，身體中正安舒。

易犯錯誤：

1. 下蹲時，直臂下按。

2. 忽略口吐「嗨」音。

糾正方法：

1. 下蹲按掌，要求屈肘，兩掌水平下按。

2. 下蹲時注意口吐「嗨」音。

功理與作用：

1. 由下肢的屈伸活動，配合口吐「嗨」音，使體內真氣在胸腹間相應地降、升，達到心腎相交、水火既濟。

2. 可增強腰腹及下肢力量，起到壯丹田之氣、強腰固腎的作用。

文獻口訣：

> 上頜堅撐舌　　張眸意注牙
> 足開蹲似踞　　手按猛如拿
> 兩掌翻齊起　　千斤重有加
> 瞪睛兼閉口　　起立足無斜

第九式　青龍探爪勢

左青龍探爪勢

1. 接上式。左腳收回半步，約與肩同寬（圖4-1-59）。兩手握固，兩臂屈肘內收至腰間，拳輪貼於章門

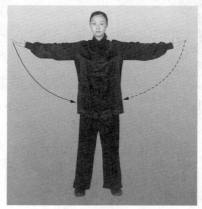

圖 4-1-59

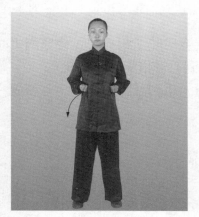

圖 4-1-60

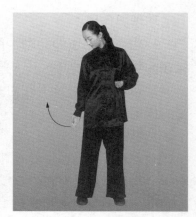

圖 4-1-61

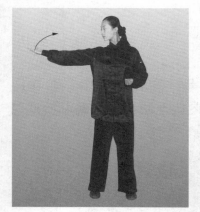

圖 4-1-62

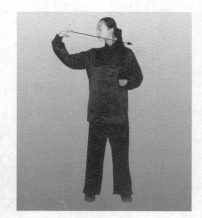

圖 4-1-63

穴，拳心向上。目視前下方（圖 4-1-60）。然後右拳變掌，右臂伸直，經下向右側外展，略低於肩，掌心向上。目隨手動。（圖 4-1-61、62）

　2.右臂屈肘、屈腕，右掌變「龍爪」，指尖向左，經下

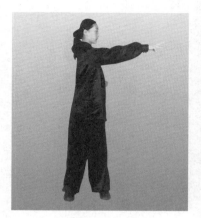

圖 4-1-64

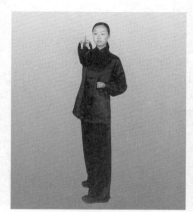

附圖 4-1-64

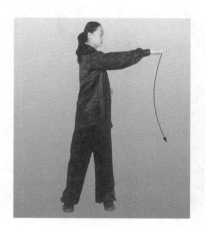

圖 4-1-65

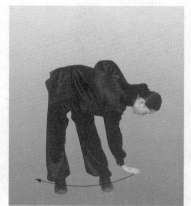

圖 4-1-66

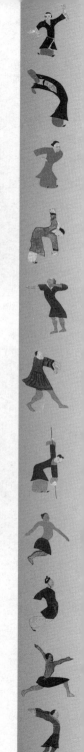

頜向身體左側水平伸出，目隨手動。軀幹隨之向左轉約
90°。目視右掌指所指方向。（圖4-1-63、64、附圖4-1-64）

　　3.「右爪」變掌，隨之身體左前屈，掌心向下按至左
腳外側。目視下方（圖4-1-65、66）。軀幹由左前屈轉至

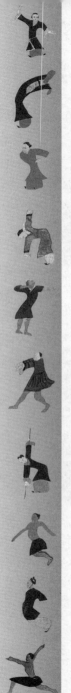

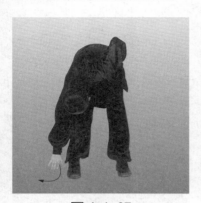

圖 4-1-67

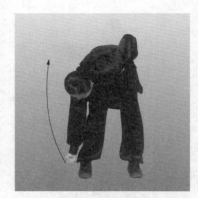

圖 4-1-68

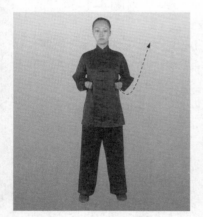

圖 4-1-69

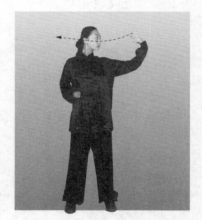

圖 4-1-70

右前屈，並帶動右手經左膝或左腳前畫弧至右膝或右腳外側，手臂外旋，掌心向前，握固。目隨手動視下方。（圖4-1-67、68）

　　4. 上體抬起，直立。右拳隨上體抬起收於章門穴，拳心向上。目視前下方。（圖4-1-69）

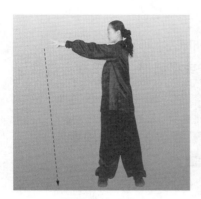

圖 4-1-71

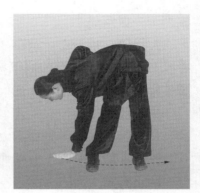

圖 4-1-72

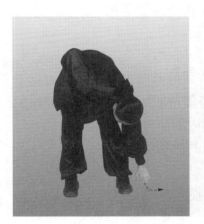

圖 4-1-73

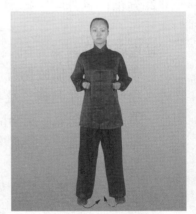

圖 4-1-74

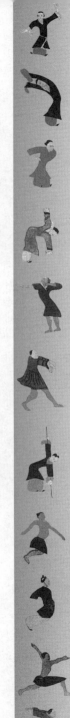

右青龍探爪勢

右青龍探爪勢與左青龍探爪勢動作相同，唯方向相反。（圖 4-1-70～74）

動作要點：

1. 伸臂探「爪」，下按畫弧，力注肩背，動作自然、

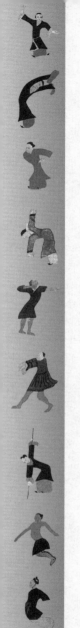

協調，一氣呵成。

2. 目隨「爪」走，意存「爪」心。

3. 年老和體弱者前俯下按或畫弧時，可根據自身狀況調整幅度。

易犯錯誤：

1. 身體前俯時，動作過大，重心不穩，兩膝彎曲。

2. 做「龍爪」時，五指彎曲。

糾正方法：

1. 前俯動作幅度適宜，直膝。

2. 五指伸直分開，拇指、食指、無名指、小指內收，力在「爪」心。

功理與作用：

1. 中醫認為「兩脇屬肝」「肝藏血，腎藏精」，二者同源。由轉身、左右探爪及身體前屈，可使兩脇交替鬆緊開合，達到疏肝理氣、調暢情志的功效。

2. 可改善腰部及下肢肌肉的活動功能。

文獻口訣：

> 青龍探爪　左從右出
> 修士效之　掌平氣實
> 力周肩背　圍收過膝
> 兩目注平　息調心謐

第十式　臥虎撲食勢

左臥虎撲食勢

1. 接上式。右腳尖內扣約 45°，左腳收至右腳內側成

丁步。同時，身體左轉約 90°，兩手握固於腰間章門穴不變。目隨轉體視左前方。（圖 4-1-75、附圖 4-1-75）

　　2. 左腳向前邁一大步，成左弓步。同時，兩拳提至肩部雲門穴，並內旋變「虎爪」，向前撲按，如虎撲食，肘稍屈。目視前方。（圖 4-1-76、附圖 4-1-76）

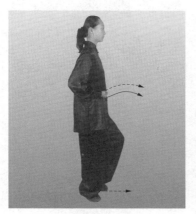

圖 4-1-75

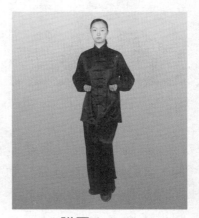

附圖 4-1-75

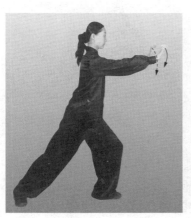

圖 4-1-76

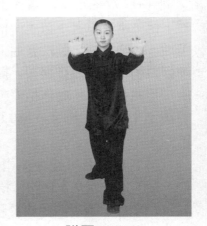

附圖 4-1-76

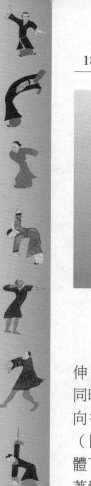

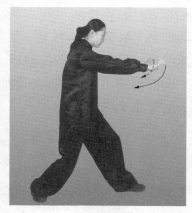

圖 4-1-77

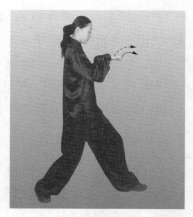

圖 4-1-78

3. 軀幹由腰到胸逐節屈伸，重心隨之前後適度移動。同時，兩手隨軀幹屈伸向下、向後、向上、向前繞環一周（圖 4-1-77～79）。隨後上體下俯，兩「爪」下按，十指著地。後腿屈膝，腳趾著地；前腳跟稍抬起。隨後塌腰、挺胸、抬頭、瞪目。動作稍停，目視前上方。（圖 4-1-80、附圖 4-1-80）

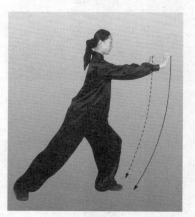

圖 4-1-79

年老體弱者可俯身，兩「爪」向前下按至左膝前兩側，順勢逐步塌腰、挺胸、抬頭、瞪目。動作稍停。

4. 起身，兩手握固收於腰間章門穴。身體重心後移，左腳尖內扣約 135°，身體重心左移。同時，身體右轉

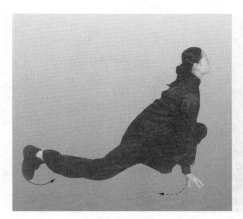

圖 4-1-80

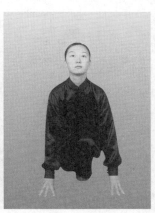

附圖 4-1-80

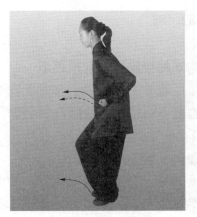

圖 4-1-81

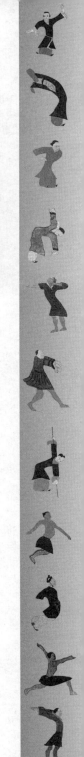

180°，右腳收至左腳內側成丁步。（圖 4-1-81）

右臥虎撲食勢

右臥虎撲食勢與左臥虎撲食勢動作相同，唯方向相

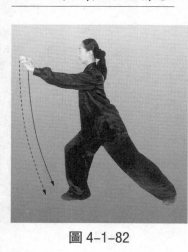

圖 4-1-82

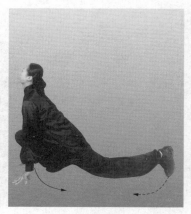

圖 4-1-83

反。（圖 4-1-82、83）

動作要點：

1. 用軀幹的蛹動帶動雙手前撲繞環。

2. 抬頭、瞪目時，力達指尖，腰背部成反弓形。

3. 年老和體弱者可根據自身狀況調整動作幅度。

易犯錯誤：

1. 俯身時聳肩，含胸，頭晃動。

2. 做「虎爪」時，五指未屈或過屈。

糾正方法：

1. 軀幹直立，目視前上方。

2. 五指末端彎曲，力在指尖。

功理與作用：

1. 中醫認為「任脈為陰脈之海」，統領全身陰經之氣。由虎撲之勢，身體的後仰，胸腹的伸展，可使任脈得以疏伸及調養，同時可以調和手足三陰之氣。

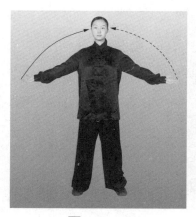

圖 4-1-84

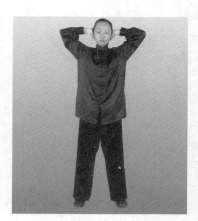

圖 4-1-85

2. 改善腰腿肌肉活動功能，起到強健腰腿的作用。

文獻口訣：

> 兩足分蹲身似傾　　屈伸左右髖相更
> 昂頭胸做探前勢　　偃背腰還似砥平
> 鼻息調元均出入　　指著著地賴支撐
> 降龍伏虎神仙事　　學得真形也衛生

第十一式　打躬勢

1. 接上式。起身，身體重心後移，隨之身體轉正。右腳尖內扣，腳尖向前，左腳收回，成開立姿勢。同時，兩手隨身體左轉放鬆，外旋，掌心向前，外展至側平舉後，兩臂屈肘，兩掌掩耳，十指扶按枕部，指尖相對，以兩手食指彈撥中指擊打枕部 7 次（即鳴天鼓）。目視前下方。（圖 4-1-84、85）

2. 身體前俯由頭經頸椎、胸椎、腰椎、骶椎，由上向

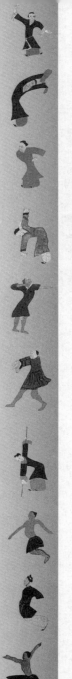

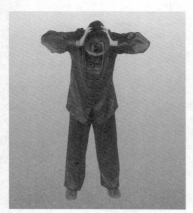

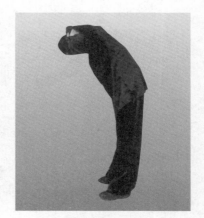

圖 4-1-86　　　　　　　附圖 4-1-86

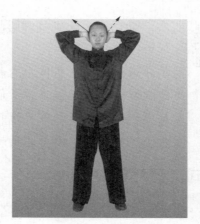

圖 4-1-87

下逐節緩緩牽引前屈，兩腿伸直。目視腳尖，停留片刻。
（圖 4-1-86、附圖 4-1-86）

　　3. 由骶椎至腰椎、胸椎、頸椎、頭，由下向上依次緩
緩逐節伸直後成直立。同時，兩掌掩耳，十指扶按枕部，

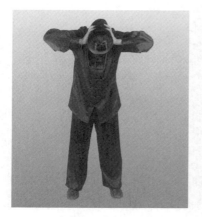

圖 4-1-88

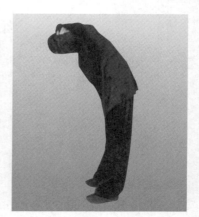

附圖 4-1-88

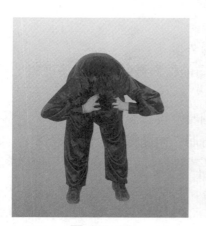

圖 4-1-89

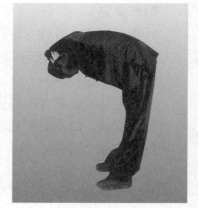

附圖 4-1-89

指尖相對。目視前下方。（圖 4-1-87）

　　重複 2～3 動 3 遍，逐漸加大身體前屈幅度，並稍停。第 1 遍前屈小於 90°，第 2 遍前屈約 90°，第 3 遍前屈大於 90°（圖 4-1-88～90、附圖 4-1-88～90）。年老體弱者可

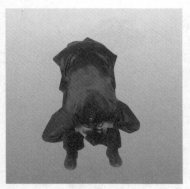

圖 4-1-90

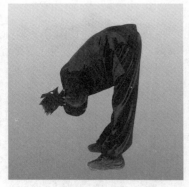

附圖 4-1-90

分別前屈約 30°，約 45°，約 90°。

動作要點：

1. 體前屈時，直膝，兩肘外展。

2. 體前屈時，脊柱自頸向前拔伸蜷曲如勾；後展時，從尾椎向上逐節伸展。

3. 年老和體弱者可根據自身狀況調整前屈的幅度。

易犯錯誤：體前屈和起身時，兩腿彎曲，動作過快。

糾正方法：體鬆心靜，身體緩緩前屈和起身，兩腿伸直。

功理與作用：

1. 中醫認為「督脈為陽脈之海」，總督一身陽經之氣。由頭、頸、胸、腰、骶椎逐節牽引屈、伸，背部的督脈得到充分鍛鍊，可使全身經氣發動，陽氣充足，身體強健。

2. 可改善腰背及下肢的活動功能，強健腰腿。

3.「鳴天鼓」有醒腦、聰耳、消除大腦疲勞功效。

文獻口訣：

両手齊持腦　　垂腰至膝間
頭惟探胯下　　口更齧牙關
舌尖還抵腭　　力在肘雙彎
掩耳聰教塞　　調元氣自閑

第十二式　掉尾勢

接上式。起身直立後，兩
手猛然拔離開雙耳（即拔耳）
（圖 4-1-91）。手臂自然前
伸，十指交叉相握，掌心向內
（圖 4-1-92、93）。屈肘，
翻掌前伸，掌心向外（圖 4-
1-94、附圖 4-1-94）。然後
屈肘，轉掌心向下內收於胸

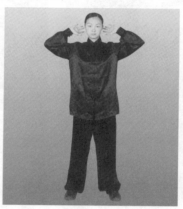

圖 4-1-91

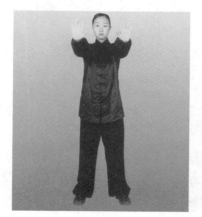

圖 4-1-92

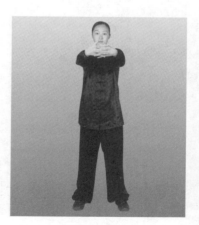

圖 4-1-93

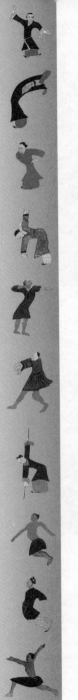

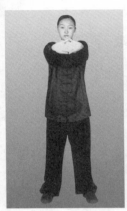
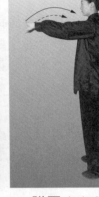
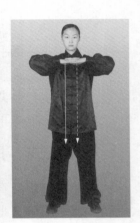

圖 4-1-94　　　　　附圖 4-1-94　　　　　圖 4-1-95

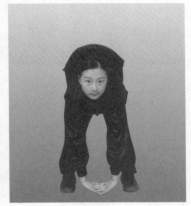
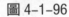

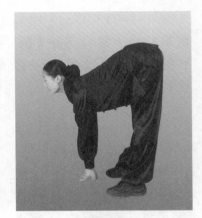

圖 4-1-96　　　　　　　　附圖 4-1-96

前。身體前屈塌腰、抬頭，兩手交叉緩緩下按。目視前方
（圖 4-1-95、96、附圖 4-1-96）。年老和體弱者身體前
屈，抬頭，兩掌緩緩下按可至膝前。

　　1. 頭向左後轉，同時，臀向左前扭動。目視尾閭。

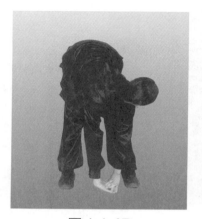

圖 4-1-97

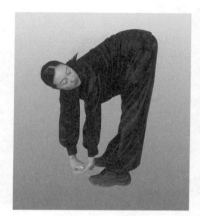

附圖 4-1-97

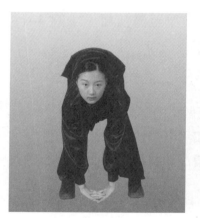

圖 4-1-98

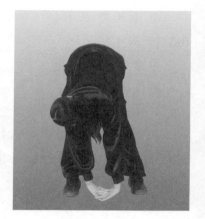

圖 4-1-99

（圖 4-1-97、附圖 4-1-97）

　　2. 兩手交叉不動，放鬆還原至體前屈。（圖 4-1-98）

　　3. 頭向右後轉，同時，臀向右前扭動。目視尾閭。

（圖 4-1-99）

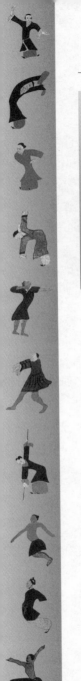

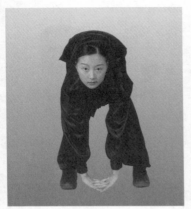

圖 4-1-100

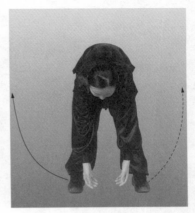

圖 4-1-101

4. 兩手交叉不動，放鬆還原至體前屈。（圖 4-1-100）

重複 1～4 動 3 遍。

動作要點：

1. 轉頭扭臀時，頭與臀部做相向運動。

2. 高血壓、頸椎病患者和年老體弱者，頭部動作應小而輕緩。另外，應根據自身情況調整身體前屈和臀部扭動的幅度和次數。

3. 配合動作，自然呼吸，意識專一。

易犯錯誤：搖頭擺臀，交叉手及重心左右移動。

糾正方法：交叉手下按固定不動，同時注意體會同側肩與髖相合。

功理與作用：

1. 由體前屈及抬頭、掉尾的左右屈伸運動，可使任、督二脈及全身氣脈在此前各勢動作鍛鍊的基礎上得以調

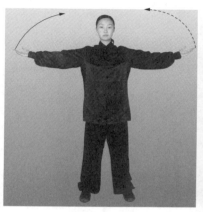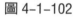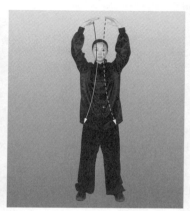

圖 4-1-102　　　　　　　　　圖 4-1-103

和，練功後全身舒適、輕鬆。

2. 可強化腰背肌肉力量的鍛鍊，有助於改善脊柱各關節和肌肉的活動功能。

文獻口訣：

膝直膀伸　推手至地
瞪目昂頭　凝神一志

收　勢

1. 接上式。兩手鬆開，兩臂外旋，上體緩緩直立。同時，兩臂伸直外展成側平舉，掌心向上，隨後兩臂上舉，肘微屈，掌心向下。目視前下方。（圖 4-1-101～103）

2. 鬆肩，屈肘，兩臂內收，兩掌經頭、面、胸前下引至腹部，掌心向下。目視前下方。（圖 4-1-104）。

重複 1～2 動 3 遍。

兩臂放鬆還原，自然垂於體側。左腳收回，併攏站

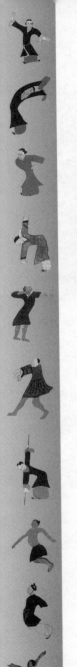

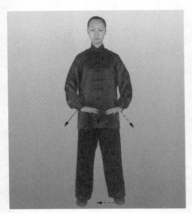
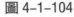

圖 4-1-104

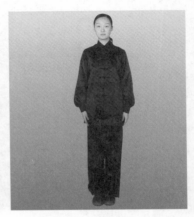

圖 4-1-105

立。舌抵上頜，目視前方。（圖 4-1-105）。

動作要點：

1. 第一、二次兩手下引至腹部以後，意念繼續下引，經湧泉穴入地。最後一次則意念隨兩手下引至腹部稍停。

2. 下引時，兩臂勻速緩緩下行。

易犯錯誤： 兩臂上舉時仰頭上視。

糾正方法： 頭正，目視前下方。

功理和作用：

1. 由上肢的上抱下引動作，可引氣回歸於丹田。

2. 起到調節全身肌肉、關節的放鬆。

（石愛橋）

第二節　健身氣功·五禽戲

　　五禽戲是東漢名醫華佗根據古代導引、吐納之術，研究了虎、鹿、熊、猿、鳥的活動特點，並結合人體臟腑、經絡和氣血的功能，編成的一套具有民族風格的健身氣功功法。

　　五禽戲的起源可以追溯到中國遠古時代。據史料記載，當時中原大地江河氾濫，濕氣彌漫，不少人患了關節不利的「重腿」之症，為此「乃制為舞」，「以利導之」。具有「利導」作用的「舞」，正是遠古中華氣功導引的一種萌芽。《呂氏春秋·古樂篇》也有類似記載。這種「舞」與模仿飛禽走獸動作和神態有關，我們可以在考古文物和歷代文獻中找到依據。《莊子》說：「吹呴呼吸，吐故納新，熊經鳥申（伸），為壽而已矣。」其中，「熊經鳥申（伸）」，就是對古代養生之士模仿動物姿勢習練氣功生動而形象的描繪。

　　1973年湖南長沙馬王堆三號漢墓出土的44幅帛書《導引圖》中也有不少模仿動物的姿勢，如「龍登」「鷂背」「熊經」，有的圖雖然注文殘缺，但仍可看出模仿猴、貓、犬、鶴、燕以及虎豹撲食等形狀。

　　對華佗編創五禽戲的記載最早見於西晉陳壽的《三國志·華佗傳》：「吾有一術，名五禽之戲，一曰虎，二曰鹿，三曰熊，四曰？（猿），五曰鳥。亦以除疾，並利蹻（蹄）足，以當導引。」南北朝時范曄在《後漢書·華佗

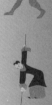

傳》中的記載與此基本相同，只是對個別文字略作修飾，全段並沒有太大出入。這些史書證明了華佗編創五禽戲確有其事，遺憾的是僅有以上文字，未及其他，動作更無從引證。

從現有文獻資料看，南北朝名醫陶弘景所著的《養性延命錄》最早用文字描述了五禽戲的具體動作。由於南北朝距東漢末年不過 300 年，因此，可以認為這套五禽戲動作可能比較接近華佗創編的五禽戲，但是習練起來動作難度較大。此後，明代周履靖的《夷門廣牘·赤鳳髓》、清代曹無極的《萬壽仙書·導引篇》和席錫蕃的《五禽舞功法圖說》等著作中，都以圖文並茂的形式，比較詳細地描述了五禽戲的習練方法。

這些五禽戲功法與《養性延命錄》所載有較大出入，「五禽」動作均為單式，排序也變為「虎、熊、鹿、猿、鳥」，但其文字說明不僅描述了「五禽」的動作，而且還有神態的要求，並結合了氣血的運行。這些寶貴的文獻資料為後人的研究提供了重要依據。

五禽戲發展至今已形成不少流派，每個流派都有各不相同的風格和特點，有些甚至冠以華佗之名。總的來看，他們都是根據「五禽」動作，結合自身練功體驗所編的「仿生式」導引法，都以活動筋骨、疏通氣血、防病治病、健身延年為目的。其中，偏重肢體運動、模仿「五禽」動作、意在健身強體的，為外功型，即通常所說的五禽戲；仿效「五禽」神態、以內氣運行為主、重視意念鍛鍊的，為內功型，如五禽氣功圖。

以剛為主，由拍打、按摩來治療疾病，甚至被用於散手技擊、自衛禦敵的，如五禽拳、五禽散手等；以柔勁為

主、講究動作姿勢優美矯健、以舞蹈形式出現的，如五禽舞、五禽舞功法圖說等。

「健身氣功・五禽戲」的動作編排按照《三國志・華佗傳》的記載，順序為虎、鹿、熊、猿、鳥。動作簡便易學，數量沿用了陶弘景《養性延命錄》的描述，為 10 個動作，每戲 2 動，並在功法的開始和結束增加了起勢調息和引氣歸元，體現了形、意、氣的合一，符合習練者，特別是中老年人運動的規律。

動作素材來源於傳統，在古代文獻的基礎上，汲取精華，加以提煉、改進；動作設計考慮與形體美學、現代人體運動學有機結合，體現時代特徵和科學健身理念。其功法符合中醫基礎理論和五禽的秉性特點，配合中醫臟腑、經絡學說，既有整體的健身作用，又有每一戲的特定功效。動作仿效虎之威猛、鹿之安舒、熊之沉穩、猿之靈巧、鳥之輕捷，力求蘊涵「五禽」的神韻，形神兼備，意氣相隨，內外合一。

一、功法特點

（一）安全易學，循序漸進

「健身氣功・五禽戲」是在對傳統五禽戲進行挖掘整理基礎上編創的，便於廣大群眾習練。因此，動作力求簡潔，左右對稱，平衡發展，既可全套連貫習練，也可側重多練某戲，還可只練某戲，運動量較為適中，屬有氧訓練，可根據自身情況調節每式動作的運動幅度和強度，安全可靠。

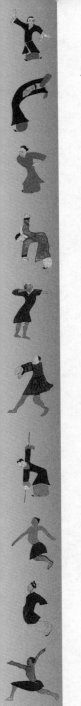

整套功法雖然動作相對簡單，但每一動作無論是動姿或靜態都有細化、精化的餘地。如「虎舉」，手型的變化，就可細化為撐掌、屈指、擰拳3個過程；兩臂的舉起和下落，又可分為提、舉、拉、按4個階段，並將內勁貫注於動作的變化之中，眼神要隨手而動，帶動頭部的仰俯變化。待動作熟練後，還可按照起吸落呼的規律以及虎的神韻要求，內外合一地進行鍛鍊。習練者可根據自己的身體條件、健康狀況，循序漸進，逐步提高。

(二)引伸肢體，動諸關節

本功法動作體現了身體軀幹的全方位運動，包括前俯、後仰、側屈、擰轉、折疊、提落、開合、縮放等各不相同的姿勢，對頸椎、胸椎、腰椎等部位都進行了有效的鍛鍊。總的來看，新功法以腰為主軸和樞紐，帶動上下肢向各個方向運動，以增大脊柱的活動幅度，增強健身功效。

本功法特別注意手指、腳趾等關節的運動，以達到加強遠端血液微循環的目的。同時，還注意對平時活動較少或為人們所忽視的肌肉群的鍛鍊。例如：在設計「鹿抵」「鹿奔」「熊晃」「猿提」「鳥伸」等動作時，就充分考慮了這些因素。試驗點教學效果檢測對比資料也證實了這些動作的獨特作用，有關指標呈現出較為明顯的變化。

(三)外導內引，形鬆意充

古人將「導引」解釋為「導氣令和，引體令柔」。所謂「導氣令和」，主要指疏通調暢體內氣血和調順呼吸之氣；所謂「引體令柔」，就是指活利關節、韌帶、肌肉的

肢體運動。

「健身氣功・五禽戲」是以模仿動物姿勢和以動為主的功法，根據動作的升降開合，以形引氣。雖然「形」顯示於外，但為內在的「意」「神」所繫。外形動作既要仿效虎之威猛、鹿之安舒、熊之沉穩、猿之靈巧、鳥之輕捷，又要力求蘊涵「五禽」的神韻，意氣相隨，內外合一。如「熊運」，外形動作為兩手在腹前畫弧，腰腹部同步搖晃，實則要求丹田內氣也要隨其運使，呼吸之氣也要按照提吸落呼的規律去做，以達到「心息相依」的要求。

習練過程中在保持功法要求的正確姿勢前提下，各部分肌肉應儘量保持放鬆，做到舒適自然、不僵硬、不拿勁、不軟塌。只有肢體鬆沉自然，才能做到以意引氣，氣貫全身，以氣養神，氣血通暢，從而增強體質。

(四)動靜結合，練養相兼

「健身氣功・五禽戲」模仿「五禽」的動作和姿勢，舒展肢體，活絡筋骨，同時在功法的起勢、收勢以及每一戲結束後，配以短暫的靜功站樁，誘導練習者進入相對平穩的狀態和「五禽」的意境，以此來調整氣息、寧心安神，起到「外靜內動」的功效。

具體來說，肢體運動時形顯示於外，但意識、神韻貫注於動作中，排除雜念，思想達到相對的「入靜」狀態。進行靜功站樁時，雖然形體處於安靜狀態，但是，必須體會到體內的氣息運行以及「五禽」意境的轉換。動與靜的有機結合，兩個階段相互交替出現，起到練養相兼的互補作用，可進一步提高練功效果。

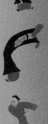

二、習練要領

習練「健身氣功・五禽戲」，必須把握好「形、神、意、氣」四個環節。

(一) 形

形，即練功時的姿勢。古人說「形不正則氣不順，氣不順則意不寧，意不寧則神散亂」，說明姿勢在練功中的重要性。開始練功時，頭身正直，含胸垂肩，體態自然，使身體各部位放鬆、舒適，不僅肌肉放鬆，而且精神上也要放鬆，呼吸要調勻，逐步進入練功狀態。

當開始習練每戲時，要根據動作的名稱含義，做出與之相適應的動作造型，動作到位，合乎規範，努力做到「演虎像虎」「學熊似熊」。特別是對動作的起落、高低、輕重、緩急、虛實要分辨清楚，不僵不滯，柔和靈活，以達到「引挽腰體，動諸關節，以求難老」的功效。

(二) 神

神，即神態、神韻。養生之道在於「形神合一」。習練健身氣功應當做到「唯神是守」。只有「神」守於「中」，而後才能「形」全於「外」。

所謂「戲」，有玩耍、遊戲之意，這也是「健身氣功・五禽戲」與其他健身氣功功法不同之處。只有掌握「五禽」的神態，進入玩耍、遊戲的意境，神韻方能顯現出來，動作形象才可能逼真。虎戲要仿效虎的威猛氣勢，虎視眈眈；鹿戲要仿效鹿的輕捷舒展，自由奔放；熊戲要

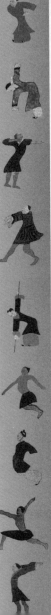

仿效熊的憨厚剛直，步履沉穩；猿戲要仿效猿的靈活敏捷，輕鬆活潑；鳥戲要仿效鶴的昂首挺立，輕盈瀟灑。

(三)意

意，即意念、意境。《黃帝內經》指出：「心為五臟六腑之大主，心動五臟六腑皆搖。」這裏的「心」指的是大腦，說明人的思維活動和情緒變化都能影響五臟六腑的功能。因此，在習練中，要盡可能排除不利於身體健康的情緒和思想，創造一個美好的內環境。開始練功時，可以通過微想腹部下丹田處，使思想集中，排除雜念，做到心靜神凝。習練每戲時，逐步進入「五禽」的意境，模仿不同動物的不同動作。

練「虎戲」時，要意想自己是深山中的猛虎，伸展肢體，抓捕食物；練「鹿戲」時，要意想自己是原野上的梅花鹿，眾鹿戲抵，伸足邁步；練「熊戲」時，要意想自己是山林中的黑熊，轉腰運腹，自由漫行；練「猿戲」時，要意想自己是置於花果山中的靈猴，活潑靈巧，摘桃獻果；練「鳥戲」時，要意想自己是江邊仙鶴，伸筋拔骨，展翅飛翔。意隨形動，氣隨意行，達到意、氣、形合一，以此來疏通經絡，調暢氣血。

(四)氣

氣，即指練功時對呼吸的鍛鍊，也稱調息。就是習練者有意識地注意呼吸調整，不斷去體會、掌握、運用與自己身體狀況或與動作變化相適應的呼吸方法。對於初學者，應先學會動作，明確其含義，使姿勢達到舒適準確。

待身體放鬆，情緒安寧後，逐漸注意調整呼吸。古人說：「使氣則竭，屏氣則傷。」應引以為戒。

習練「健身氣功・五禽戲」時，呼吸和動作的配合有以下規律：起吸落呼，開吸合呼，先吸後呼，蓄吸發呼。其主要呼吸形式有自然呼吸、腹式呼吸和提肛呼吸等，可根據姿勢變化或勁力要求而選用。但是，不管選用何種呼吸形式，都要求鬆靜自然，不能憋氣。同時，呼吸的「量」和「勁」都不能太過、太大，以不疾不徐為宜，逐步達到緩慢、細勻、深長的程度，以利身體健康。

另外，在習練中特別要注意以下兩個方面：

1. 由淺入深

「健身氣功・五禽戲」包括起勢、收勢，共 12 個動作。雖然動作相對簡單，容易學會，但要練得純熟，動作細化、精化，必須經過一段時間的認真習練。因此，初學者必須先掌握動作的姿勢變化和運行路線，辨清來龍去脈，跟隨他人一起邊模仿邊練習，儘快融入集體習練中，初步做到「搖筋骨，動肢節」即可。隨後，在習練中要注意動作的細節。可採取上下肢分解練習，再過渡到以腰為軸的完整動作習練，最後進行逐動、逐戲和完整功法的習練，使動作符合規範，並達到熟練程度。此時，就要注意動作和呼吸、意識、神韻的結合，充分理解動作的內涵和意境，真正達到「形神兼備、內外合一」。

特別需要指出的是，不能動作還沒真正辨清，就想追求內在的體驗，這是不可能的，甚至會出現不良後果。練功必須由簡到繁、由淺入深、循序漸進、逐步掌握，只有

這樣，才能保證把基礎打好，防止出現偏差。

2. 因人而異

習練時，中老年人，尤其是患有各種慢性疾病者，需要根據自身體質狀況來進行。動作的速度、步姿的高低、幅度的大小、鍛鍊的時間、習練的遍數和運動量的大小都應很好把握。其原則是練功後感到精神愉快、心情舒暢、肌肉略感酸脹，但不感到太疲勞，不妨礙正常的工作和生活。切忌急於求成，貪多求快。

三、手型、步型和平衡

(一)基本手型

1. 虎　爪

虎口撐圓，五指張開，第一、二指關節彎曲內扣。（圖 4-2-1）

2. 鹿　角

拇指伸直外張，食指、小指伸直，中指、無名指彎曲內扣。（圖 4-2-2）

3. 熊　掌

拇指壓在食指指端上，其餘四指併攏彎曲，虎口撐

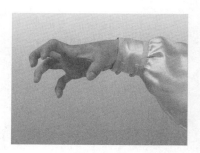

圖 4-2-1

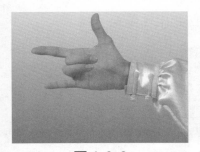

圖 4-2-2

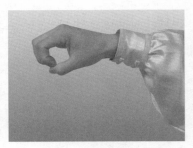

圖 4-2-3

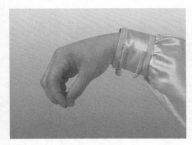

圖 4-2-4

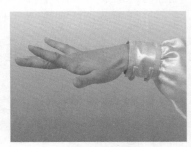

圖 4-2-5

圓。（圖 4-2-3）

4. 猿　勾

五指指腹捏攏，屈腕。（圖 4-2-4）

5. 鳥　翅

五指伸直，拇指、食指、小指向上翹起，無名指、中指併攏向下。（圖 4-2-5）

6.握　固

五指屈曲握攏，拇指抵掐無名指根節內側，其餘四指屈攏收於手心。（圖4-2-6）

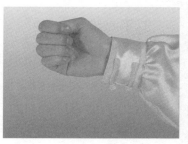

圖4-2-6

（二）基本步型

1.弓　步

兩腿前後分開一大步，橫向之間保持一定寬度，前腿屈膝前弓，大腿斜向地面，膝與腳尖上下相對，腳尖微內扣；後腿自然伸直，腳跟蹬地，腳尖稍內扣，全腳掌著地。（圖4-2-7）

2.虛　步

一腳向前邁出，腳跟著地，腳尖上翹，膝微屈；後腿屈膝下蹲，全腳掌著地，腳尖斜向前方，臀部與腳跟上下相對。身體重心落於後腿。（圖4-2-8）

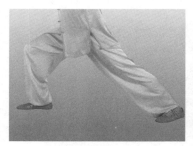

圖4-2-7

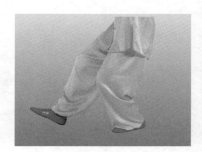

圖4-2-8

3. 丁　步

兩腳左右分開，間距 10～
20 公分，兩腿屈膝下蹲，一腳
腳跟提起，腳尖虛點地面，置
於另一腳腳弓處；另一腳全腳
掌著地踏實。（圖 4-2-9）

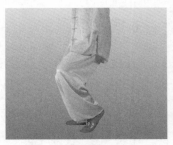

圖 4-2-9

(三)平　衡

1. 提膝平衡

一腿直立站穩，上體正直；另一腿在體前屈膝上提，
小腿自然下垂，腳尖向下。（圖 4-2-10）

2. 後舉腿平衡

一腿蹬直站穩；另一腿伸直向體後舉起，腳面繃平，
腳尖向下，抬頭，挺胸，塌腰。（圖 4-2-11）

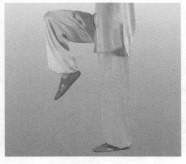

圖 4-2-10

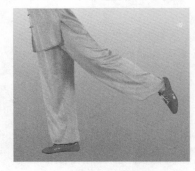

圖 4-2-11

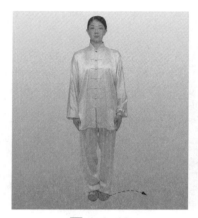

圖 4-2-12

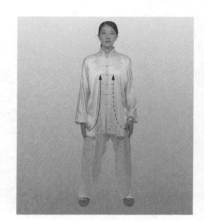

圖 4-2-13

四、動作圖解

預備勢：起勢調息

1. 兩腳併攏，自然伸直，兩手自然垂於體側。胸腹放鬆，頭項正直，下頜微收，舌抵上頜。目視前方。（圖4-2-12）

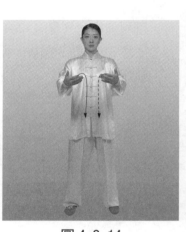

圖 4-2-14

2. 左腳向左平開一步，約與肩同寬，兩膝微屈，鬆靜站立。調息數次，意守丹田。（圖4-2-13）

3. 肘微屈，兩臂在體前向上、向前平托，與胸同高。（圖4-2-14）

4. 兩肘下垂外展，兩掌向內翻轉，並緩慢下按於腹

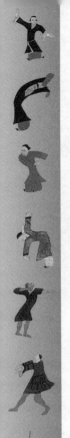

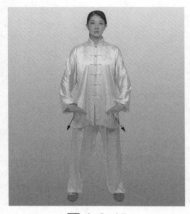

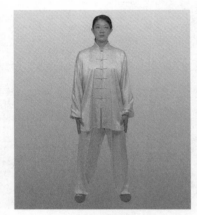

圖 4-2-15　　　　　　　　　圖 4-2-16

前。目視前方。（圖 4-2-15）

　　重複 3、4 動 3 遍後，兩手自然垂於體側。（圖 4-2-16）

動作要點：

　　1. 兩臂上提下按，意在兩掌勞宮穴，動作柔和、均勻、連貫。

　　2. 動作也可配合呼吸，兩臂上提時吸氣，下按時呼氣。

易犯錯誤：

　　1. 向左開步時，兩膝過分挺直，身體左右搖晃。

　　2. 兩掌上提下按時，運行路線直來直去，兩肘尖外揚，肩膀上聳。

糾正方法：

　　1. 開步前，兩膝先微屈；開步時，身體重心先落於右腳，左腳提起後，再緩緩向左移動，左腳掌先著地，使重心保持平穩。

　　2. 意念沉肩，再兩臂起動，肘尖有下垂感覺，兩掌上

提、內合、下按，運行路線成弧線，圓活自然。

功理與作用：

1. 排除雜念，誘導入靜，調和氣息，寧心安神。

2. 吐故納新，升清降濁，調理氣機。

第一戲　虎　戲

「虎戲」要體現虎的威猛。神發於目，虎視眈眈；威生於爪，伸縮有力。神威並重，氣勢凌人。動作變化要做到剛中有柔、柔中生剛、外剛內柔、剛柔相濟，具有動如雷霆無阻擋，靜如泰山不可搖的氣勢。

第一式　虎　舉

1. 接上式。兩手掌心向下，十指撐開，再彎曲成虎爪狀。目視兩掌。（圖 4-2-17）

2. 隨後兩手外旋，由小指先彎曲，其餘四指依次彎曲握拳，拳心相對。兩拳沿體前緩慢上提（圖 4-2-18），至肩

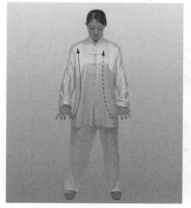

圖 4-2-17

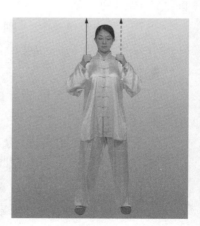

圖 4-2-18

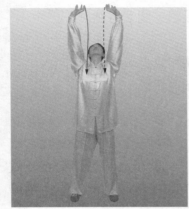

圖 4-2-19

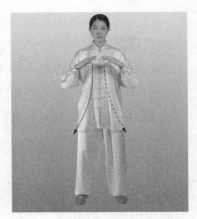

圖 4-2-20

前時，十指撐開，舉至頭上方。目視兩掌。（圖4-2-19）

3. 兩掌再彎曲成虎爪狀外旋握拳，拳心相對。目視兩拳。

4. 兩拳下拉至肩前時，變掌下按，後沿體前下落至腹前，十指撐開，掌心向下。目視兩掌。（圖4-2-20、21）

重複1～4動3遍後，兩手自然垂於體側。目視前方。（圖4-2-22）

動作要點：

1. 十指撐開，彎曲成「虎爪」，外旋握拳，三個環節均要貫注勁力。

2. 兩掌向上如托舉重物，提胸收腹，充分拔長軀體；兩掌下落如拉雙環，含胸鬆腹，氣沉丹田。

3. 眼隨手動。

4. 動作可配合呼吸，兩掌上舉時吸氣，下落時呼氣。

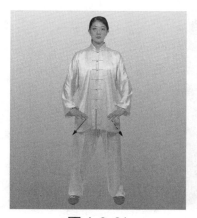

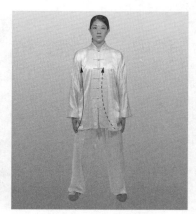

圖 4-2-21　　　　　　　　圖 4-2-22

易犯錯誤：

1. 手直接由掌變拳，虎爪狀形態不明顯。

2. 兩掌上舉時，身體後仰，成反弓狀。

糾正方法：

1. 手指撐開後，先依次屈扣第一、二節指關節，再緊握成拳。

2. 兩掌向頭部正上方托舉，身體與地面保持垂直。

功理與作用：

1. 兩掌舉起，吸入清氣；兩掌下按，呼出濁氣。一升一降，疏通三焦氣機，調理三焦功能。

2. 手成虎爪變拳，可增強握力，改善上肢遠端關節血液循環。

第二式　虎　撲

1. 接上式。兩掌握空拳，沿身體兩側上提至肩前上

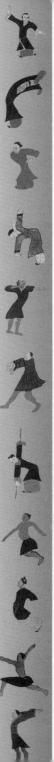

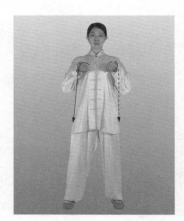

圖 4-2-23

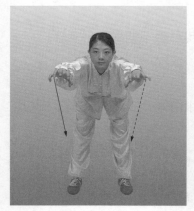

圖 4-2-24

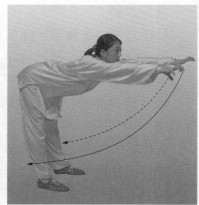

附圖 4-2-24

方。（圖 4-2-23）

　　2. 兩手向上、向前畫弧，十指彎曲成「虎爪」，掌心向下。同時，上體前俯，挺胸塌腰。目視前方。（圖 4-2-24、附圖 4-2-24）

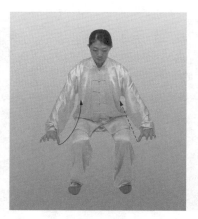

圖 4-2-25

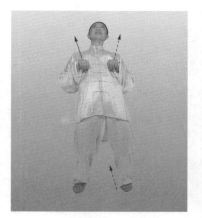

圖 4-2-26

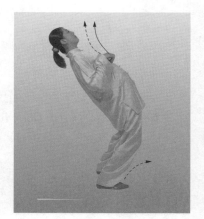

附圖 4-2-26

3. 兩腿屈膝下蹲，收腹含胸。同時，兩手向下畫弧至兩膝側，掌心向下。目視前下方（圖 4-2-25）。隨後，兩腿伸膝，送髖，上體挺腹，後仰。同時，兩掌握空拳沿體側向上提至胸側。目視前上方。（圖 4-2-26、附圖 4-2-26）

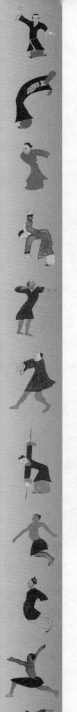

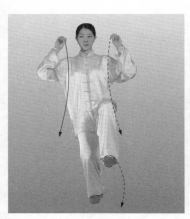
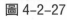

圖 4-2-27

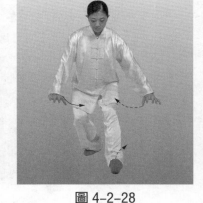

圖 4-2-28

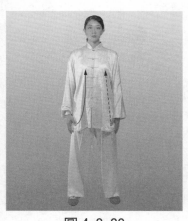

圖 4-2-29

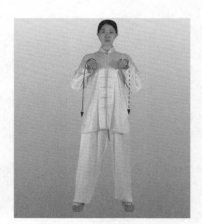

圖 4-2-30

4. 左腿屈膝提起，兩手上舉（圖 4-2-27），左腳向前邁出一步，腳跟著地；右腿屈膝下蹲，成左虛步。同時，上體前傾，兩拳變「虎爪」向前、向下撲至膝前兩側，掌心向下。目視前下方（圖 4-2-28）。隨後上體抬起，左腳

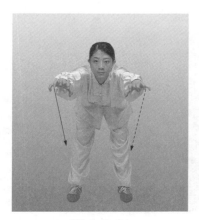

圖 4-2-31

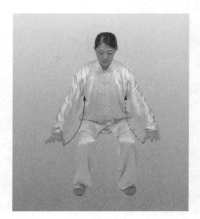

圖 4-2-32

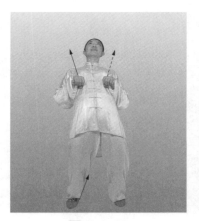

圖 4-2-33

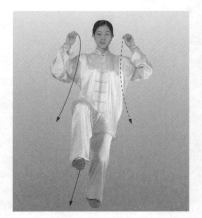

圖 4-2-34

收回，開步站立。兩手自然下落於體側。目視前方。（圖 4-2-29）

動作 5～8 同動作 1～4，唯左右相反。（圖 4-2-30～36）

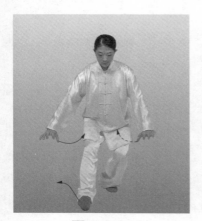

圖 4-2-35

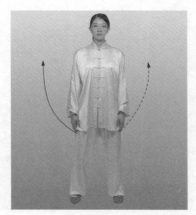

圖 4-2-36

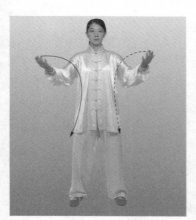

圖 4-2-37

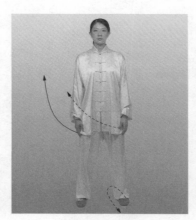

圖 4-2-38

　　重複 1～8 動 1 遍後，兩掌向身體側前方舉起，與胸同高，掌心向上。目視前方（圖 4-2-37）。兩臂屈肘，兩掌內合下按，自然垂於體側。目視前方。（圖 4-2-38）

動作要點：

1. 上體前俯，兩手盡力向前伸，而臀部向後引，充分伸展脊柱。

2. 屈膝下蹲，收腹含胸要與伸膝、送髖、挺腹、後仰動作連貫，使脊柱形成由折疊到展開的蠕動，兩掌下按、上提要與之配合協調。

3. 虛步下撲時，速度可加快，先柔後剛，配合快速深呼氣，氣由丹田發出，以氣催力，力達指尖，表現出虎的威猛。

4. 中老年習練者或體弱者，可根據情況適當減小動作幅度。

易犯錯誤：

1.「虎爪」和握拳兩種手型的變化過程掌握不當。

2. 身體由折彎到展開不夠充分，兩手配合不夠協調。

3. 向前邁步成虛步時，重心不穩，左右搖晃。

糾正方法：

1. 兩手前伸抓撲時，拳變「虎爪」，力達指尖，由柔轉剛；兩掌向裏畫弧回收時，「虎爪」屈攏，輕握空拳，由剛轉柔。

2. 身體前挺展開時，兩手要注意後伸，運行路線要成弧形，協助身體完成屈伸蠕動。

3. 邁步時，兩腳橫向間距要保持一定寬度，適當增大穩定角度。

功理與作用：

1. 虎撲動作形成了脊柱的前後伸展折彎運動，尤其是引腰前伸，增加了脊柱各關節的柔韌性和伸展度，可使脊

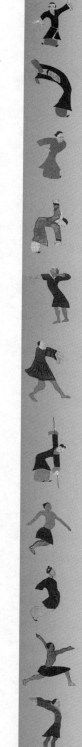

柱保持正常的生理弧度。

2. 脊柱運動能增強腰部肌肉力量，對常見的腰部疾病，如腰肌勞損、習慣性腰扭傷等症有防治作用。

3. 督脈行於背部正中，任脈行於腹面正中。脊柱的前後伸展折彎，牽動任、督兩脈，起到調理陰陽、疏通經絡、活躍氣血的作用。

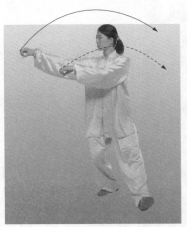

圖 4-2-39

第二戲　鹿　戲

鹿喜挺身眺望，好角抵，運轉尾閭，善奔走，通任、督兩脈。習練「鹿戲」時，動作要輕盈舒展，神態要安閒雅靜，意想自己置身於群鹿中，在山坡、草原上自由快樂地活動。

第三式　鹿　抵

1. 接上式。兩腿微屈，身體重心移至右腿，左腳經右腳內側向左前方邁步，腳跟著地。同時，身體稍右轉，兩掌握空拳向右側擺起，拳心向下，高與肩平。目隨手動，視右拳。（圖 4-2-39）

2. 身體重心前移，左腿屈膝，腳尖外展踏實，右腿伸直蹬實。同時，身體左轉，兩拳變掌成「鹿角」向上、向左、向後畫弧，掌心向外，指尖朝後，左臂彎曲外展平伸，肘抵靠左腰側；右臂舉至頭前，向左後方伸抵。目視

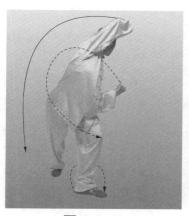

圖 4-2-40

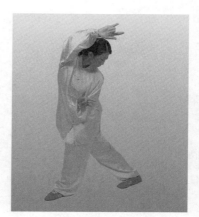

附圖 4-2-40

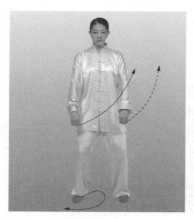

圖 4-2-41

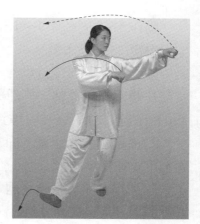

圖 4-2-42

右腳跟（圖 4-2-40、附圖 4-2-40）。隨後身體右轉，左腳收回，開步站立。同時，兩手向上、向右、向下畫弧，兩掌握空拳下落於體前。目視前下方。（圖 4-2-41）

　動作 3、4 同動作 1、2，唯左右相反。（圖 4-2-42～44）

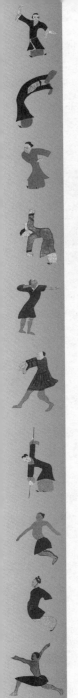

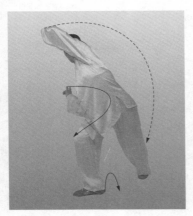

圖 4-2-43

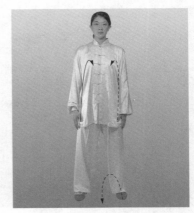

圖 4-2-44

動作 5～8 同動作 1～4。

重複 1～8 動 1 遍。

動作要點：

1. 腰部側屈擰轉，側屈的一側腰部要壓緊，另一側腰部則借助上舉手臂後伸，得到充分牽拉。

2. 後腳腳跟要蹬實，固定下肢位置，加大腰腹部的擰轉幅度，運轉尾閭。

3. 動作可配合呼吸，兩掌畫弧擺動時吸氣，向後伸抵時呼氣。

易犯錯誤：

1. 腰部側屈擰轉時，身體過於前傾。

2. 身體側屈幅度不夠，眼看不到後腳腳跟。

糾正方法：

1. 後腿沉髖，有助於上體正直，可加大腰部擰轉幅度。

2. 重心前移，增加前腿膝關節彎曲度，同時加大上舉

手臂向後下方伸展的幅度。

功理與作用：

1. 腰部的側屈擰轉，使脊椎充分旋轉，可增強腰部的肌肉力量，也可防治腰部的脂肪沉積。

2. 目視後腳腳跟，加大腰部在擰轉時的側屈程度，可防治腰椎小關節紊亂等症。

3. 中醫認為，「腰為腎之府」。尾閭運轉，可起到強腰補腎、強筋健骨的功效。

第四式　鹿　奔

1. 接上式。左腳向前跨步，右腿伸直，左腿屈膝，成左弓步。同時，兩掌握空拳，向上、向前畫弧至體前，與肩同高，與肩同寬，拳心向下。目視前方。（圖4-2-45）

2. 身體重心後移，左膝伸直，全腳掌著地，右腿屈膝。低頭，弓背，收腹。同時，兩臂內旋，兩掌前伸，掌

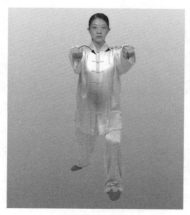

圖4-2-45

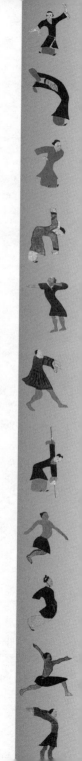

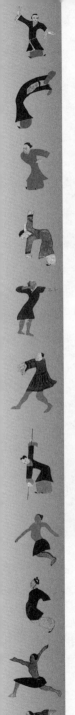

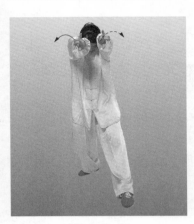
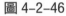

圖 4-2-46

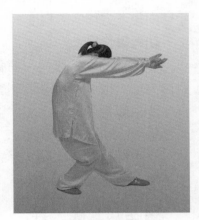

附圖 4-2-46

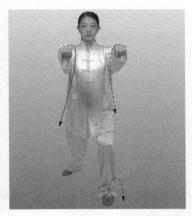

圖 4-2-47

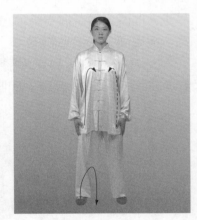

圖 4-2-48

背相對，拳變「鹿角」。（圖4-2-46、附圖4-2-46）

　　3. 身體重心前移，上體抬起，右腿伸直，左腿屈膝，成左弓步。鬆肩沉肘，兩臂外旋，「鹿角」變空拳，高與肩平，拳心向下。目視前方。（圖4-2-47）

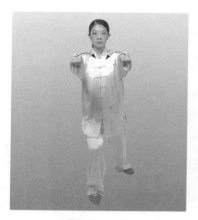

圖 4–2–49

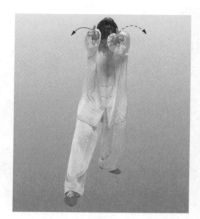

圖 4–2–50

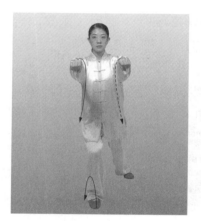

圖 4–2–51

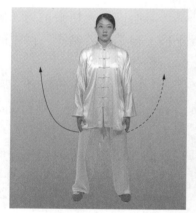

圖 4–2–52

4. 左腳收回，開步直立，兩拳變掌回落於體側。目視前方。（圖 4–2–48）

動作 5～8 同動作 1～4，唯左右相反。（圖4–2–49～52）

重複 1～8 動 1 遍後，兩掌向身體側前方舉起，與胸同

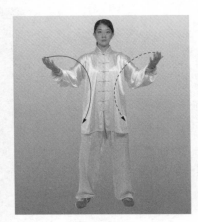

圖 4-2-53

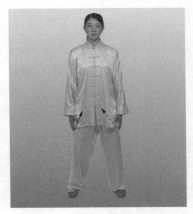

圖 4-2-54

高，掌心向上。目視前方（圖4-2-53）。屈肘，兩掌內合下按，自然垂於體側。目視前方。（圖4-2-54）

動作要點：

1. 提腳前跨要有弧度，落步輕靈，體現鹿的安舒神態。

2. 身體後坐時，兩臂前伸，胸部內含，背部形成「橫弓」狀；頭前伸，背後拱，腹收縮，臀內斂，形成「豎弓」狀，使腰背部得到充分伸展和拔長。

3. 動作可配合呼吸。身體後坐時配合吸氣，重心前移時配合呼氣。

易犯錯誤：

1. 落步後兩腳成一直線，重心不穩，上體緊張歪扭。

2. 背部「橫弓」與軀幹「豎弓」不夠明顯。

糾正方法：

1. 腳提起後，向同側肩部正前方跨步，保持兩腳橫向寬度。

2. 加大兩肩內旋幅度，可增大收胸程度；頭、髖前伸，收腹後頂，可增大軀幹的後彎幅度。

功理與作用：

1. 兩臂內旋前伸，肩背部肌肉得到牽拉，對頸肩綜合徵、肩關節周圍炎等症有防治作用；軀幹弓背收腹，能矯正脊柱畸形，增強腰背部肌肉力量。

2. 向前落步時，氣充丹田，身體重心後坐時，氣運命門，加強了人的先天與後天之氣的交流。尤其是重心後坐，整個脊柱後彎，內夾尾閭，後凸命門，打開大椎，意在疏通督脈經氣，具有振奮全身陽氣的作用。

第三戲　　熊　　戲

「熊戲」要表現出熊憨厚沉穩、鬆靜自然的神態。運勢外陰內陽，外動內靜，外剛內動，以意領氣，氣沉丹田；行步外觀笨重拖杳，其實笨中生靈，蘊涵內勁，沉穩之中顯靈敏。

第五式　　熊　　運

1. 接上式。兩掌握空拳成「熊掌」，拳眼相對，垂於下腹部。目視兩拳。（圖4–2–55）

2. 以腰腹為軸，上體做順時針搖晃。同時，兩拳隨之沿右肋部、上腹部、左肋部、下腹部畫圓。目隨上體搖晃環

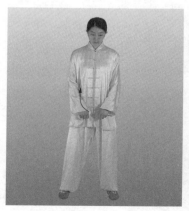

圖4–2–55

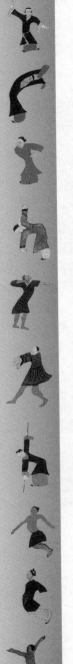

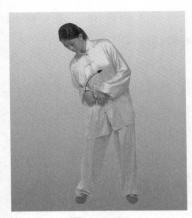

圖 4-2-56

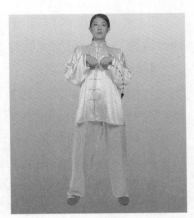

圖 4-2-57

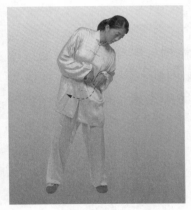

圖 4-2-58

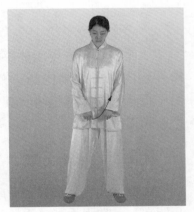

圖 4-2-59

視。（圖 4-2-56～59）

　　動作 3、4 同動作 1、2。

　　動作 5～8 同動作 1～4，上體做逆時針搖晃，兩拳隨之畫圓，唯方向相反。（圖 4-2-60～63）

　　兩拳變掌下落，自然垂於體側。目視前方。（圖4-2-64）

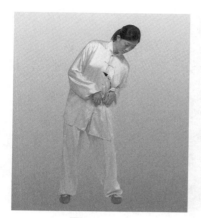

圖 4-2-60

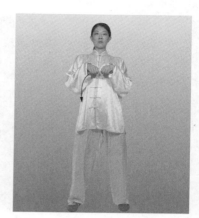

圖 4-2-61

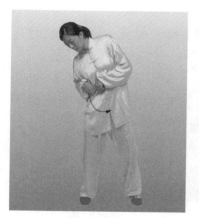

圖 4-2-62

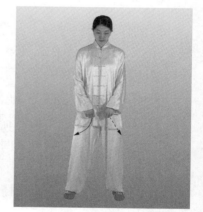

圖 4-2-63

動作要點：

1. 兩掌畫圓是因腰腹部的搖晃而被動牽動，要協調自然。

2. 兩掌畫圓是外導，腰腹搖晃為內引，意念內氣在腹部丹田運行。

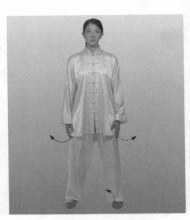

圖 4-2-64

3. 動作可配合呼吸，身體上提時吸氣，身體前俯時呼氣。

易犯錯誤：

1. 兩掌貼腹太緊或主動畫圓形成摩腹動作，沒有隨腰腹部的轉動協調地進行畫圓擺動。

2. 腰胯為軸進行轉動或身體搖晃幅度過大。

糾正方法：

1. 肩肘放鬆，兩掌輕附於腰腹，體會用腰腹的搖晃來帶動兩手運行。

2. 相對固定腰胯位置，身體搖晃時，在意念上是做立圓搖轉。因此，當向上搖晃時，做提胸收腹，充分伸展腰腹；向下搖晃時，做含胸鬆腹，擠壓脾、胃、肝等中焦區域的內臟器官。

功理與作用：

1. 活動腰部關節和肌肉，可防治腰肌勞損及軟組織損

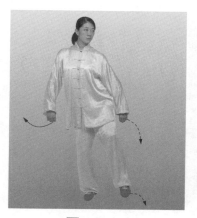

圖 4-2-65

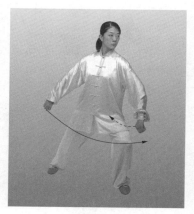

圖 4-2-66

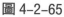

傷。

2. 腰腹轉動，兩掌畫圓，引導內氣運行，可加強脾胃的運化功能。

3. 運用腰腹搖晃，對消化器官進行體內按摩，可防治消化不良、腹脹納呆、便秘腹瀉等症。

第六式　熊　晃

1. 接上式。身體重心右移，左髖上提，牽動左腳離地，再微屈左膝。兩掌握空拳成「熊掌」。目視左前方。（圖 4-2-65）

2. 身體重心前移，左腳向左前方邁步落地，全腳掌踏實，腳尖朝前；右腿伸直。同時，身體右轉，左臂內旋前靠，左拳擺至左膝前上方，拳心向右；右拳擺至體後，拳心向後。目視左前方。（圖 4-2-66）

3. 身體左轉，重心後坐，右腿屈膝，左腿伸直。同

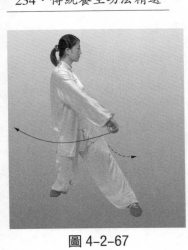

圖 4-2-67

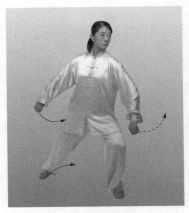

圖 4-2-68

時，擰腰晃肩，帶動兩臂前後弧形擺動，右拳擺至左膝前上方，拳心向右；左拳擺至體後，拳心向後。目視左前方。（圖 4-2-67）

4. 身體右轉，重心前移。左腿屈膝，右腿伸直。同時，左臂內旋前靠，左拳擺至左膝前上方，拳心向左；右拳擺至體後，拳心向後。目視左前方。（圖 4-2-68）

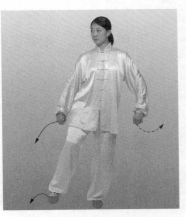

圖 4-2-69

動作 5～8 同動作 1～4，唯左右相反。（圖 4-2-69～72）

重複 1～8 動 1 遍後，左腳上步，開步站立。同時，兩手自然垂於體側，兩掌向身體側前方舉起，與胸同高，掌

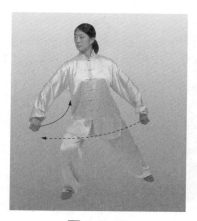

圖 4-2-70

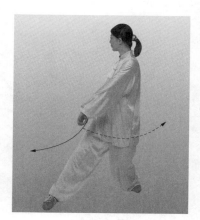

圖 4-2-71

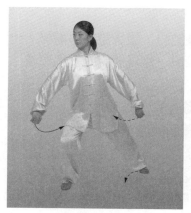

圖 4-2-72

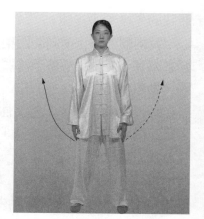

圖 4-2-73

心向上。目視前方（圖 4-2-73、74）。屈肘，兩掌內合下按，自然垂於體側。目視前方。（圖 4-2-75）

動作要點：

1. 用腰側肌群收縮來牽動大腿上提，按提髖、起腿、

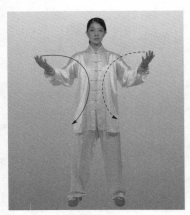

圖 4-2-74　　　　　　　　　圖 4-2-75

屈膝的先後順序提腿。

2. 兩腳前移，橫向間距稍寬於肩，隨身體重心前移，全腳掌踏實，使震動感傳至髖關節處，體現熊步的沉穩厚實。

易犯錯誤：

1. 沒有提髖動作，直接屈膝提腳，向前邁步。

2. 落步時，腳用力前踏，髖關節處沒有震動感。

糾正方法：

1. 可先練習左右提髖。方法是：兩肩保持水平，重心移向右腳，上提左髖，牽動左腳提起，再原處落下；然後重心左移，上提右髖。以此體會腰側肌群收縮狀態。

2. 提髖，屈膝，身體重心前移，腳自然落地，體重落於全腳掌。同時踝、膝關節放鬆，使震動感傳至髖部。

功理與作用：

1. 身體左右晃動，意在兩脇，調理肝脾。

2. 提髖行走，加上落步的微震，可增強髖關節周圍肌

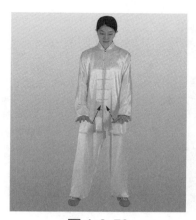
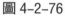

圖 4-2-76

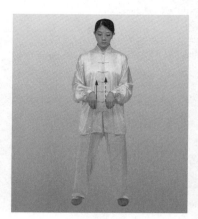

圖 4-2-77

肉的力量，提高平衡能力，有助於防治老年人下肢無力、
髖關節損傷、膝痛等症。

第四戲 猿 戲

猿生性好動，機智靈敏，善於縱跳，折枝攀樹，躲躲
閃閃，永不疲倦。習練「猿戲」時，外練肢體的輕靈敏
捷，欲動則如疾風閃電，迅敏機警；內練精神的寧靜，欲
靜則似靜月凌空，萬籟無聲。從而達到「外動內靜」「動
靜結合」的境界。

第七式 猿 提

1.接上式。兩掌在體前，手指伸直分開，再屈腕撮攏
捏緊成「猿鉤」。（圖 4-2-76、77）

2.兩掌上提至胸，兩肩上聳，收腹提肛。同時，腳跟
提起，頭向左轉。目隨頭動，視身體左側。（圖 4-2-78、

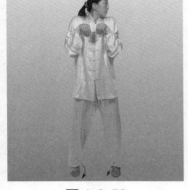
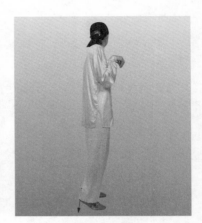

圖 4-2-78　　　　　　附圖 4-2-78

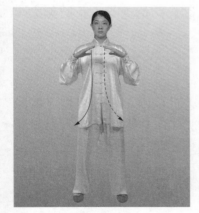
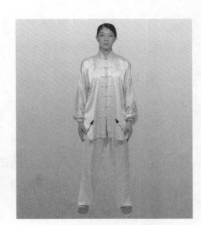

圖 4-2-79　　　　　　圖 4-2-80

附圖 4-2-78）

　　3. 兩肩下沉，頭轉正，鬆腹落肛，腳跟著地。同時，「猿鉤」變掌，掌心向下。目視前方。（圖 4-2-79）

　　4. 兩掌沿體前下按落於體側。目視前方。（圖 4-2-

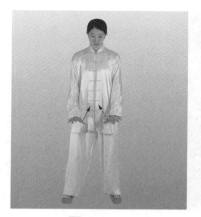

圖 4-2-81

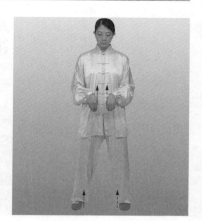

圖 4-2-82

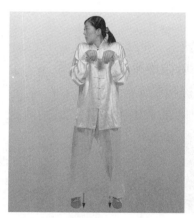

圖 4-2-83

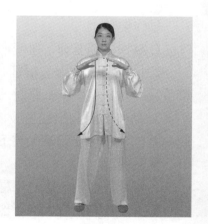

圖 4-2-84

80）

　　動作5～8同動作1～4，唯頭向右轉。（圖4-2-81～
85）

　　重複1～8動1遍。

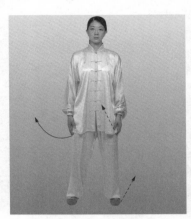

圖 4-2-85

動作要點：

1. 掌指撮攏變鉤，速度稍快。

2. 按聳肩、收腹、提肛、腳跟離地、轉頭的順序，上提重心。聳肩、縮胸、屈肘、提腕要充分。

3. 動作可配合提肛呼吸。兩掌上提吸氣時，稍用意提起會陰部；下按呼氣時，放下會陰部。

易犯錯誤：

1. 腳跟離地後，重心不穩，前後晃動。

2. 聳肩不夠充分，胸背部和上肢不能充分團緊。

糾正方法：

1. 頭部百會穴上領，牽動整個身體垂直向上，起到穩定重心的作用。

2. 以胸部膻中穴為中心，縮脖、夾肘、團胸、收腹，可加強胸背部和上肢的團緊程度。

功理與作用：

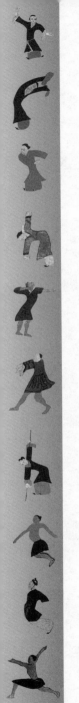

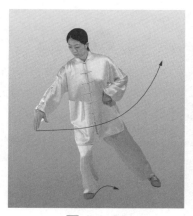
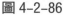

圖 4-2-86

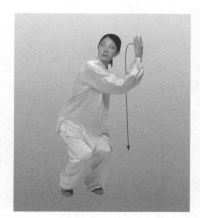

圖 4-2-87

1.「猿鉤」的快速變化，意在增強神經、肌肉反應的靈敏性。

2.兩掌上提時，縮脖、聳肩、團胸吸氣，擠壓胸腔和頸部血管；兩掌下按時，伸脖、沉肩、鬆腹，擴大胸腔體積，可增強呼吸，按摩心臟，改善腦部供血。

3.提踵直立，可增強腿部力量，提高平衡能力。

第八式　猿　摘

1.接上式。左腳向左後方退步，腳尖點地；右腿屈膝，重心落於右腿。同時，左臂屈肘，左掌成「猿鉤」收至左腰側；右掌向右前方自然擺起，掌心向下。（圖 4-2-86）

2.身體重心後移，左腳踏實，屈膝下蹲；右腳收至左腳內側，腳尖點地，成右丁步。同時，右掌向下經腹前向左上方畫弧至頭左側，掌心對太陽穴。目先隨右掌動，再轉頭注視右前上方。（圖 4-2-87）

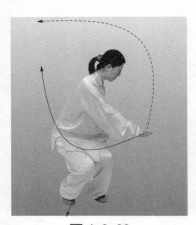

圖 4-2-88

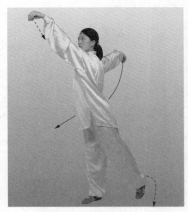

圖 4-2-89

3. 右掌內旋，掌心向下，沿體側下按至左髖側。目視右掌。（圖 4-2-88）右腳向右前方邁出一大步，左腿蹬伸，身體重心前移，右腿伸直，左腳腳尖點地。同時，右掌經體前向右後上方畫弧，舉至體側變「猿鉤」，稍高於肩；左掌向前、向上伸舉，屈腕撮鉤，成採摘勢。目視左掌。（圖 4-2-89）

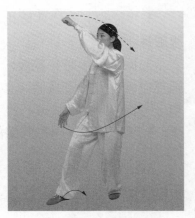

圖 4-2-90

4. 身體重心後移。左掌由「猿鉤」變為「握固」；右手變掌自然回落於體前，虎口向前（圖 4-2-90）。隨後左腿屈膝下蹲；右腳收至左腳內側，腳尖點地，成右丁步。同時，左臂屈肘收至左耳旁，掌指分開，掌心向上，成托

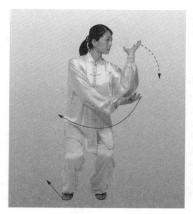

圖 4-2-91

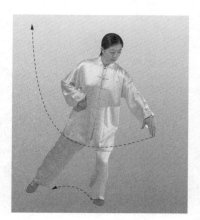

圖 4-2-92

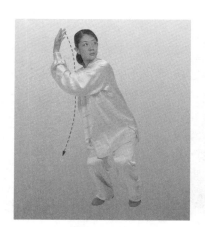

圖 4-2-93

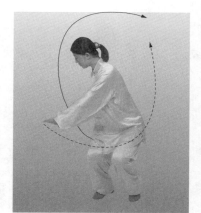

圖 4-2-94

桃狀；右掌經體前向左畫弧至左肘下捧托。目視左掌。
（圖 4-2-91）

　　動作 5～8 同動作 1～4，唯左右相反。（圖 4-2-92～
97）

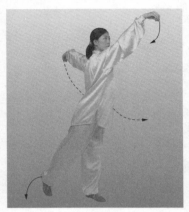

圖 4-2-95

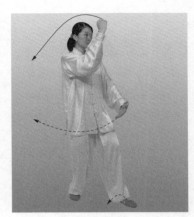

圖 4-2-96

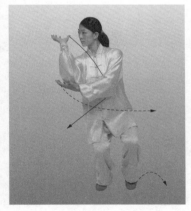

圖 4-2-97

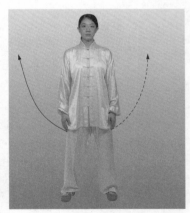

圖 4-2-98

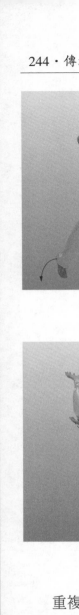

　　重複 1～8 動 1 遍後，左腳向左橫開一步，兩腿直立。同時，兩手自然垂於體側，兩掌向身體側前方舉起，與胸同高，掌心向上。目視前方（圖 4-2-98、99）。屈肘，兩掌內合下按，自然垂於體側。目視前方。（圖 4-2-100）

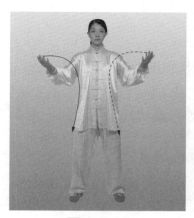

圖 4-2-99

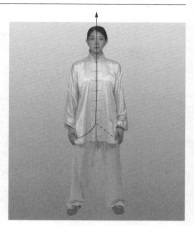

圖 4-2-100

動作要點：

1. 眼要隨上肢動作變化左顧右盼，表現出猿猴眼神的靈敏。

2. 屈膝下蹲時，全身呈收縮狀。蹬腿邁步，向上採摘，肢體要充分展開。採摘時變「猿鉤」，手指撮攏快而敏捷；變握固後，成托桃狀時，掌指要及時分開。

3. 動作以神似為主，重在體會其意境，不可太誇張。

易犯錯誤：

1. 上下肢動作配合不夠協調。

2. 摘桃時，手臂向上直線推出，「猿鉤」變化的時機掌握不準。

糾正方法：

1. 下蹲時，手臂屈肘，上臂靠近身體；蹬伸時，手臂充分展開。

2. 向上採摘，手的運行路線呈向上弧形，動作到位

時，手掌才變猿鉤狀。

功理與作用：

1. 眼神的左顧右盼，有利於頸部運動，促進腦部的血液循環。

2. 動作的多樣性體現了神經系統和肢體運動的協調性，模擬猿猴在採摘桃果時愉悅的心情，可放鬆大腦神經系統的緊張性，對神經緊張、精神憂鬱等症有防治作用。

第五戲　鳥　戲

鳥戲取形於鶴，鶴屬輕盈安詳的鳥類，人們對其進行描述時往往寓意其健康長壽。習練時，要表現出鶴的昂然挺拔、悠然自得的神韻。仿效鶴翅飛翔，抑揚開合。兩臂上提，伸頸運腰，真氣上引；兩臂下合，含胸鬆腹，氣沉丹田。活躍周身經絡，靈活四肢關節。

第九式　鳥　伸

1. 接上式。兩腿微屈下蹲，兩掌在腹前相疊。（圖4-2-101）

2. 兩掌向上舉至頭前上方，掌心向下，指尖向前。身體微前傾，提肩，縮項，挺胸，塌腰。目視前下方。（圖4-2-102、附圖4-2-102）

3. 兩腿微屈下蹲，同時兩掌相疊下按至腹前。目視兩掌。（圖4-2-103）

4. 身體重心右移，右腿蹬直，左腿伸直向後抬起。同時，兩掌左右分開，掌成「鳥翅」向體側後方擺起，掌心向上。抬頭，伸頸，挺胸，塌腰。目視前方。（圖4-2-

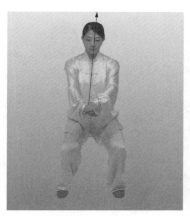

圖 4-2-101

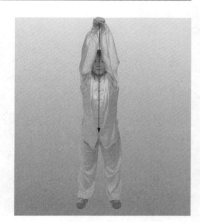

圖 4-2-102

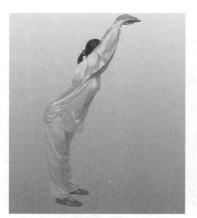

附圖 4-2-102

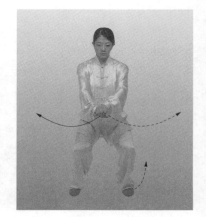

圖 4-2-103

104、附圖 4-2-104）

　　5. 左腳回落成左右開立步，兩腿微屈半蹲。同時，兩掌下落經體側疊於腹前。目視兩掌。（圖 4-2-105）

　　6. 兩腿伸直。同時，兩掌上舉至頭前上方，掌心向

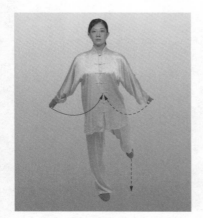

圖 4-2-104

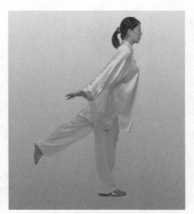

附圖 4-2-104

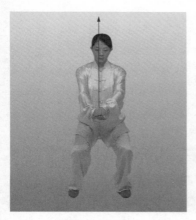

圖 4-2-105

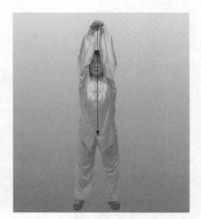

圖 4-2-106

下，指尖向前。身體微前傾，提肩，縮項，挺胸，塌腰。目視前下方。（圖 4-2-106）

　　動作 7、8 同動作 3、4，唯左右相反。（圖 4-2-107、108）

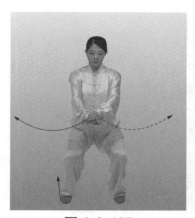

圖 4-2-107

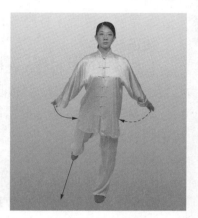

圖 4-2-108

　　重複 1～8 動 1 遍後，左
腳下落，兩腳開步站立，兩手
自然垂於體側。目視前方。
（圖 4-2-109）

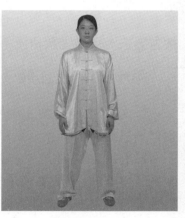

圖 4-2-109

　　動作要點：

　　1. 兩掌在體前相疊，上下
位置可任選，以舒適自然為
宜。

　　2. 注意動作的鬆緊變化。
掌上舉時，頸、肩、臀部緊
縮；下落時，兩腿微屈，頸、
肩、臀部鬆沉。

　　3. 兩臂後擺時，身體向上拔伸，並形成向後反弓狀。

　　易犯錯誤：

　　1. 鬆緊變化掌握不好。

2. 單腿支撐時，身體重心不穩。

糾正方法：

1. 先練習兩掌相疊，在體前做上舉下落動作，上舉時收緊，下落時放鬆，逐步過渡到完整動作。

2. 身體重心移到支撐腿後，另一腿再向後抬起，支撐腿的膝關節挺直，有助於提高動作的穩定性。

功理與作用：

1. 兩掌上舉吸氣，擴大胸腔；兩手下按，氣沉丹田，呼出濁氣，可加強肺的吐故納新功能，增加肺活量，改善慢性支氣管炎、肺氣腫等病症。

2. 兩掌上舉，作用於大椎和尾閭，督脈得到牽動；兩掌後擺，身體成反弓狀，任脈得到拉伸。這種鬆緊交替的練習方法，可增強疏通任、督兩脈經氣的作用。

第十式　鳥　飛

接上式。兩腿微屈，兩掌成「鳥翅」合於腹前，掌心相對。目視前下方。（圖4-2-110）

1. 右腿伸直獨立；左腿屈膝提起，小腿自然下垂，腳尖向下。同時，兩掌成展翅狀在體側平舉向上，稍高於肩，掌心向下。目視前方。（圖4-2-111）

2. 左腳下落在右腳旁，腳尖著地，兩腿微屈。同時，兩掌合於腹前，掌心相對。目視前下方。（圖4-2-112）

3. 右腿伸直獨立；左腿屈膝提起，小腿自然下垂，腳尖向下。同時，兩掌經體側向上舉至頭頂上方，掌背相對，指尖向上。目視前方。（圖4-2-113）

4. 左腳下落在右腳旁，全腳掌著地，兩腿微屈。同

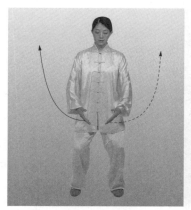

圖 4-2-110

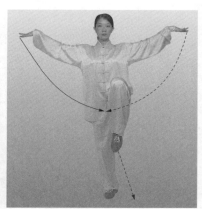

圖 4-2-111

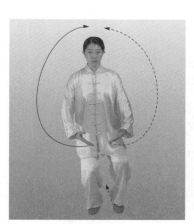

圖 4-2-112

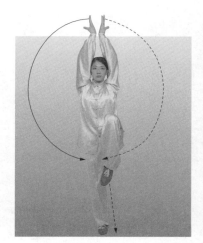

圖 4-2-113

時，兩掌合於腹前，掌心相對。目視前下方。（圖 4-2-114）

動作 5～8 同動作 1～4，唯左右相反。（圖 4-2-115～

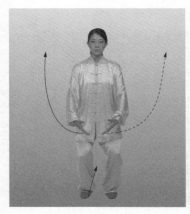

圖 4-2-114

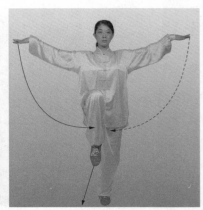

圖 4-2-115

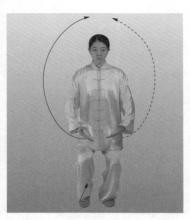

圖 4-2-116

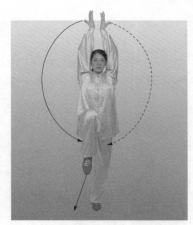

圖 4-2-117

118）

　　重複1～8動1遍後，兩掌向身體側前方舉起，與胸同高，掌心向上。目視前方（圖4-2-119）。屈肘，兩掌內合下按，兩手自然垂於體側。目視前方。（圖4-2-120）

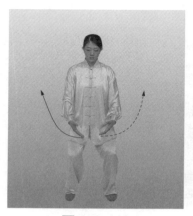

圖 4-2-118

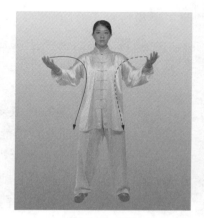

圖 4-2-119

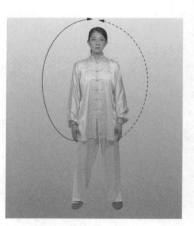

圖 4-2-120

動作要點：

1. 兩臂側舉，動作舒展，幅度要大，儘量展開胸部兩側；兩臂下落內合，儘量擠壓胸部兩側。

2. 手腳變化配合協調，同起同落。

3. 動作可配合呼吸，兩掌上提時吸氣，下落時呼氣。

易犯錯誤：

1. 兩臂伸直擺動，動作僵硬。

2. 身體緊張，直立不穩，呼吸不暢。

糾正方法：

1. 兩臂上舉時，力從肩發，先沉肩，再鬆肘，最後提腕，形成手臂舉起的蠕動過程；下落時，先鬆肩，再沉

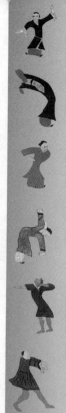
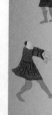

肘，最後按掌合於腹前。

2. 兩臂上舉吸氣，頭部百會穴上領，提胸收腹；下落呼氣，鬆腰鬆腹，氣沉丹田。

功理與作用：

1. 兩臂的上下運動可改變胸腔容積，若配合呼吸運動可按摩心肺，增強血氧交換能力。

2. 拇指、食指的上翹緊繃，意在刺激手太陰肺經，加強肺經經氣的流通，提高心肺功能。

3. 提膝獨立，可提高人體平衡能力。

收勢：引氣歸元

1. 兩掌經體側上舉至頭頂上方，掌心向下。（圖4-2-121）

2. 兩掌指尖相對，沿體前緩慢下按至腹前。目視前方。（圖4-2-122）

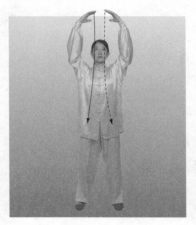

圖4-2-121

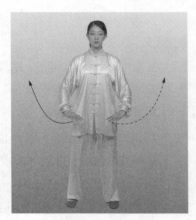

圖4-2-122

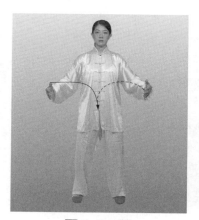

圖 4-2-123

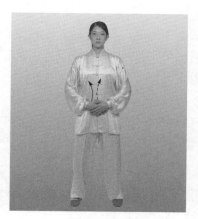

圖 4-2-124

重複 1、2 動兩遍。

3. 兩手緩慢在體前畫平弧，掌心相對，高與臍平。目視前方。（圖 4-2-123）

4. 兩手在腹前合攏，虎口交叉，疊掌。眼微閉靜養，調勻呼吸，意守丹田。（圖 4-2-124）

5. 數分鐘後，兩眼慢慢睜開，兩手合掌，在胸前搓擦至熱。（圖 4-2-125）

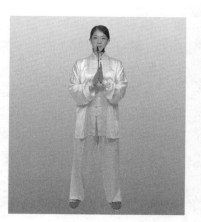

圖 4-2-125

6. 掌貼面部上下擦摩，浴面 3～5 遍。（圖 4-2-126）

7. 兩掌向後沿頭頂、耳後、胸前下落，自然垂於體側。目視前方。（圖 4-2-127）

8. 左腳提起向右腳併攏，前腳掌先著地，隨之全腳踏

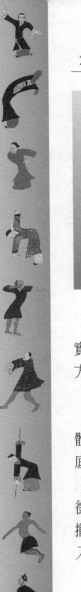

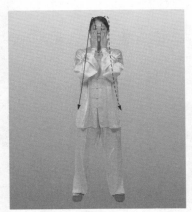

圖 4-2-126

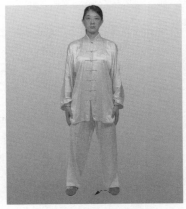

圖 4-2-127

實，恢復成預備勢。目視前方。（圖 4-2-128）

動作要點：

1. 兩掌由上向下按時，身體各部位要隨之放鬆，直達腳底湧泉穴。

2. 兩掌腹前畫平弧動作，銜接要自然、圓活，有向前收攏物體之勢，意將氣息合抱引入丹田。

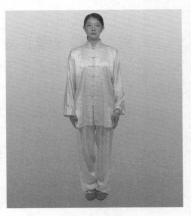

圖 4-2-128

易犯錯誤：

1. 兩掌上舉帶動兩肩上抬，胸廓上提。

2. 兩掌運行路線不清。

糾正方法：

1. 身體重心相對固定，兩掌上舉時，注意肩部下沉放

鬆。

2. 兩掌在體側向上做立圓和在腹前向前畫平弧時，意念要放在掌心。

功理與作用：

1. 引氣歸元就是使氣息逐漸平和，意將練功時所得體內外之氣，導引歸入丹田，起到和氣血、通經脈、理臟腑的功效。

2. 由搓手、浴面，恢復常態，收功。

（虞定海）

第三節 健身氣功・六字訣

六字訣，又稱為六字氣訣，是中國古代流傳下來的一種獨特的健身養生方法。它是運用呼吸吐納配合默念噓（ㄒㄩ）、呵（ㄏㄜ）、呼（ㄏㄨ）、呬（ㄙㄧ）、吹（ㄔㄨㄟ）、嘻（ㄒㄧ）六種字音，來調整肝、心、脾、肺、腎、三焦氣機，起到強壯臟腑、祛除病邪、益壽延年的作用。

把呼吸配合吐音作為養生祛病的方法，歷史十分久遠。早在中國春秋時代老子所著的《道德經》第二十九章中就有「故物或行或隨，或噓或吹」的記載。戰國時期莊子在他的《刻意篇》中，也有「吹呴呼吸，吐故納新，熊經鳥申（伸），為壽而已矣」的相關記載。

南北朝時梁代陶弘景所著《養性延命錄》一書中就有對六字訣的完整論述。在該書的《服氣療病篇》中記載：「凡行氣，以鼻納氣，以口吐氣，微而引之，名曰長息，納氣有一，吐氣有六。納氣一者，謂吸也；吐氣六者，謂

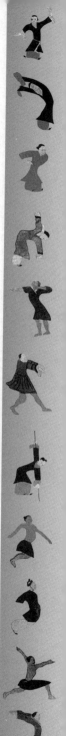

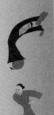

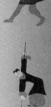

吹、呼、唏、呵、噓、呬，皆出氣也。」「吹以去熱，呼以去風，唏以去煩，呵以下氣，噓以散寒，呬以解極。」由此可見，六字訣在很早以前就被作為一種有效的健身袪病和養生康復的手段而廣泛應用。

陶弘景之後，歷代都有關於六字訣的記載，許多醫學家或養生家從方法、理論及應用等方面都對六字訣進行了發展與補充。

其中較具代表性的有：隋代佛教天臺宗高僧智顗在其《童蒙止觀》中將六字訣用於佛學坐禪止觀法門；唐代道教學者胡愔在其《黃庭內景五臟六腑補泄圖》中，對六字訣在道家修持、臟腑對應等方面有了進一步的發展；唐代著名醫學家孫思邈在《備急千金要方》中不僅提出「大呼結合細呼」，而且豐富了六字訣的臨床應用。

宋代鄒樸庵的《太上玉軸六字氣訣》一書中對呼吸和讀音方法作了具體要求，同時還增加了叩齒、攪海、咽津等輔助功的練習。

到了明代，出現了六字訣的歌訣，如冷謙《妙齡修旨》、高濂《遵生八箋》和胡文煥的《類修要訣》等書中都有記載，歌訣包括總訣、分字訣、四季袪病歌三個部分。這一時期，六字訣也開始配合上了動作的導引，並與四季養生結合起來，擴大了應用範圍。

六字訣能益壽延年、健身袪病，已為歷代養生家、醫學家們所推崇，並得到廣泛的應用，但由於種種原因，在六字訣的讀音、口型以及臟腑對應、動作導引、習練順序等方面存在不同的認識。

為了使六字訣更好地為人類的健康服務，我們在對傳

統六字訣功法與文獻進行了大量整理與研究的基礎上，結合現代社會的特點和全民健身運動的需要，作了進一步的規範化研究和論證，在功法編創過程中，我們先後到國家圖書館、清華大學圖書館、北京大學圖書館等單位對相關古文獻進行檢索，並借助醫學衛生期刊資料庫及體育期刊資料庫對現代文獻進行了專題檢索，詳細瞭解六字讀音的歷史演變過程及發聲部位的系統分類，結合六字訣功法調

附：健身氣功・六字訣規範化研究結果

六字（按習練順序）	噓	呵	呼	呬	吹	嘻（嘶）
注音符號	ㄒㄩ	ㄏㄜ	ㄏㄨ	ㄙㄧ	ㄔㄨㄟ	ㄒㄧ
漢語拼音	xū	hē	hū	sī	chuī	xī
口　　型	嘴角緊縮後引，槽牙（即磨牙）上下平對，中留縫隙，槽牙與舌邊亦留空隙	舌體微上拱，舌邊輕貼上槽牙	舌體下沉，口唇撮圓，正對咽喉	上下門牙對齊、放鬆，中留狹縫，舌頂下齒後	舌體和嘴角後引，槽牙相對，兩唇向兩側拉開收緊，在前面形成狹隙	嘴角放鬆後引，槽牙上下平對輕輕咬合，整個口腔氣息壓扁
氣息要點	從槽牙間、舌兩邊的空隙中經過，緩緩而出	從舌上與腭之間緩緩而出	從喉出後，經口腔中部與口唇撮圓的中緩緩而出	從齒間扁平送出	從喉口，經舌兩邊繞舌下，經唇間狹隙緩緩而出	從槽牙邊的空隙中經過緩緩而出
五　　音	牙	舌	喉	齒	唇	牙
五　　行	木	火	土	金	水	木
臟　　腑	肝	心	脾	肺	腎	焦（膽）

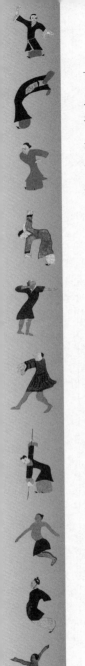

息的內在規律和傳統中醫學的系統分類，確定了五行五音、勻細柔長的系統科學擇音原則，較好地解決了六字的發音規範化問題——六字均為平調輕聲，分屬唇、齒、舌、喉、牙五音。這樣，既保持了六字訣功法的系統規範性，又符合傳統醫學的理論基礎（見附表）。

一、功法特點

(一)讀音口型，系統規範

本功法在呼吸吐納的同時，由特定的讀音口型來調整與控制體內氣息的升降出入，形成分別與人體肝、心、脾、肺、腎、三焦相對應的「噓、呵、呼、呬、吹、嘻」六種特定的吐氣發聲方法，進而達到調整臟腑氣機平衡的作用，在眾多氣功功法中獨具特色。「健身氣功・六字訣」還規範了六字的讀音和口型，各字訣是一個完整的整體，同時又相輔相成，使功法更具系統性。

(二)吐納導引，內外兼修

本功法在注重呼吸吐納、吐氣發聲的同時，配合了科學合理的動作導引，內調臟腑、外練筋骨，共同達到內壯臟腑、外健筋骨的養生康復作用。正如東晉著名養生家葛洪所說：「明吐納之道者，則為行氣，足以延壽矣；知屈伸之法者，則為導引，可以難老矣。」

(三)舒緩圓活，動靜結合

本功法動作舒展大方，緩慢柔和，圓轉如意，如行雲

流水，婉轉連綿，似人在氣中、氣在人中，表現出獨特的寧靜與陰柔之美，具有濃郁的氣功特色。同時，要求吐氣發聲勻細柔長，動作導引舒緩圓活，加上開始和結束時的靜立養氣，動中有靜、靜中有動，動靜結合，練養相兼，既練氣，又養氣。

(四)簡單易學，安全有效

本功法在「噓、呵、呼、呬、吹、嘻」六字發聲吐氣基礎上，每個字訣都配以典型而簡單的導引動作，加上啟動氣機的起勢和導氣歸元的收勢，連預備勢在內共 9 個動作，簡單易學，易記易練。同時，強調「以形導氣」「意隨氣行」。整套功法中既沒有複雜的意念觀想，也沒有高難度、大幅度、超負荷的動作，不易出偏。從試驗情況看，新功法安全可靠，適合廣大健身氣功愛好者習練。

二、練習要領

「健身氣功‧六字訣」是以呼吸吐納為主要手段並配以簡單導引動作的氣功健身方法。在習練中，應掌握以下要領。

(一)校準口型，體會氣息

吐氣發聲是六字訣獨特的練功方法，因此，應特別注意口型的變化和氣息的流動。氣息由喉、舌、齒、牙、唇時的流動線路與口型的變化密切相關。六種口型產生特定的六種氣息運動方式，進而對內氣與相應的臟腑功能產生影響。因此，習練者必須注意口型的要求，校準口型。口

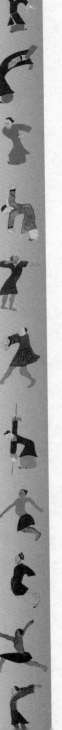

型的正確與否體現在兩個方面：一是出聲時體會字音是否準確，二是體會每個字的正確口腔氣流流動方式。

此外，習練時還要掌握好「先出聲，後無聲」的原則。要求習練者在初學時可採用吐氣出聲的方法，以便於校正口型與讀音，防止憋氣；在練習熟練以後，可逐漸過渡為吐氣輕聲，漸至勻細柔長最後吐氣無聲的狀態。

(二)寓意於氣（呼吸），寓意於形

本功法強調意念與舒緩圓活的動作、勻細柔長的吐氣發聲相結合，寓意於氣（呼吸），寓意於形，不過分強調意念活動。習練時要注意協調自然，勿忘勿助。倘若用意過重，則易導致動作僵硬、呼吸急促，反而達不到鬆靜自然的要求。同時，在形體上也要放鬆自然，不要過多注意肢體運動的規格，形鬆神靜，才能使呼吸漸緩、脈搏頻率降低，使氣機的升降開合調整到最佳狀態。如果心意過重，導致肢體動作僵硬，必然破壞機體的內部平衡，也就達不到調整氣機的作用。

在本功法中「吐納為主，導引為輔」的要求，就是講兩者間的有機結合，而不是簡單的「吐納加導引」。

(三)注意呼吸，微微用意

呼吸的方法最常用的有自然呼吸或腹式呼吸，腹式呼吸又分為順腹式呼吸與逆腹式呼吸兩種。「健身氣功・六字訣」中呼吸方法主要是逆腹式呼吸。其方法與要領是：鼻吸氣時，胸腔慢慢擴張，而腹部隨之微微內收，口呼氣時則與此相反。這種呼吸方法使橫膈膜升降幅度增大，對

人體臟腑產生類似按摩的作用，有利於促進全身氣血的運行，並且功效非常明顯。

但初學者應切記，呼吸時一定要注意微微用意，做到吐唯細細，納唯綿綿，有意無意，綿綿若存，不能用力，絕不可故意用力使腹部鼓脹或收縮。

(四)動作鬆柔舒緩，協調配合

本功法是以呼吸吐納為主，同時又輔以動作導引的功法。動作導引有活動關節、強筋健骨的作用。

習練時要注意與呼吸吐納、吐氣發聲的協調配合，動作要做到鬆、柔、舒、緩，以不破壞呼吸吐納和吐氣發聲的勻細柔長為基本規律。

(五)循序漸進，持之以恆

練功時宜選擇空氣清新、環境幽靜的地方，最好穿運動服或比較寬鬆的服裝，以利於動作的完成與人體氣血的流通。同時，要始終保持全身放鬆、心情舒暢、思想安靜，以專心練功。

練功時應注意循序漸進，不可急於求成，尤其是年老體弱者對於動作的幅度、運動量的大小、呼吸的長短、練功次數的多少都要注意因人而異，量力而行。練功結束，可以做一些簡單的保健功法，如搓手、擦面、全身拍打及散步等，以便從練功狀態充分恢復到正常狀態來。

練功中要樹立信心與恒心，相信氣功具有強身健體、養生康復的作用，做到持之以恆，堅持鍛鍊。

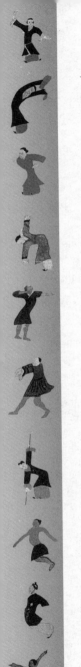

三、動作名稱

（一）預備勢

（二）起　勢

（三）噓（ㄒㄩ）字訣

（四）呵（ㄏㄜ）字訣

（五）呼（ㄏㄨ）字訣

（六）呬（ㄙㄧ）字訣

（七）吹（ㄔㄨㄟ）字訣

（八）嘻（ㄒㄧ）字訣

（九）收　勢

四、動作說明

預備勢

　　兩腳平行站立，約與肩同寬，兩膝微屈。頭正頸直，下頜微收，豎脊含胸，兩臂自然下垂，周身中正，唇齒合攏，舌尖放平，輕貼腭部。目視前下方，呼吸自然，思想安靜，全身放鬆。（圖 4-3-1）

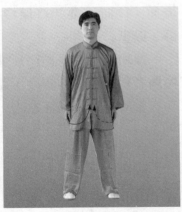

圖 4-3-1

　　動作要點：

　　1. 鼻吸鼻呼，自然呼吸。

　　2. 面帶微笑，思想安靜，全身放鬆。

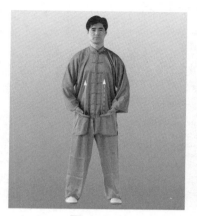
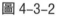

圖 4-3-2

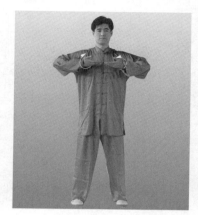

圖 4-3-3

易犯錯誤：

1. 兩膝過直或過曲，使髖、膝關節緊張。

2. 挺胸抬頭，目視遠方。

糾正方法：

1. 兩膝要似屈非屈，關節放鬆。

2. 內收下頜，目視前下方，豎直脊柱，兩肩微內含。

功理與作用：

1. 可使習練者身體放鬆，心平氣和，漸入練功狀態，並且具有溝通任、督二脈，利於全身氣血運行的作用。

2. 可起到集中注意力，養氣安神，消除疲勞及內心焦慮的作用。

起　勢

1. 屈肘，兩掌於體前十指相對，掌心向上，緩緩上托至胸前，約與兩乳同高。（圖 4-3-2、3）

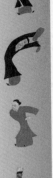

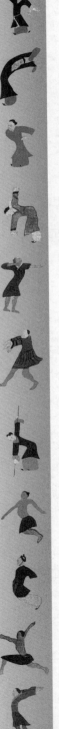

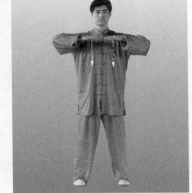

圖 4-3-4

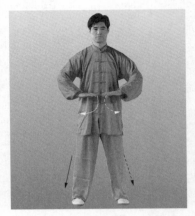

圖 4-3-5

2. 兩掌內翻，轉成掌心向下，緩緩下按至肚臍前。（圖4-3-4、5）

3. 微屈膝下蹲，身體後坐。同時，兩掌內旋外翻，緩緩向前撥出，至兩臂成圓，兩掌約與肚臍相平。（圖4-3-6）

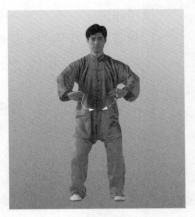

圖 4-3-6

4. 兩掌外旋內翻，轉成掌心向內（圖4-3-7、附圖4-3-7）。起身，兩掌緩緩收攏至肚臍前，虎口交叉相握輕覆肚臍。靜養片刻，自然呼吸。目視前下方。（圖4-3-8、附圖4-3-8）

動作要點：

1. 鼻吸鼻呼。

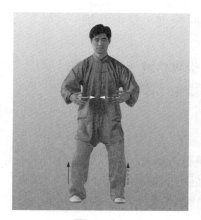

圖 4-3-7

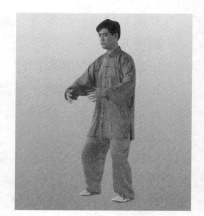

圖 4-3-7 附圖

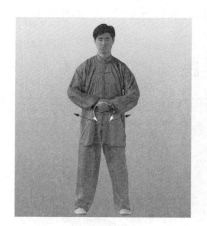

圖 4-3-8

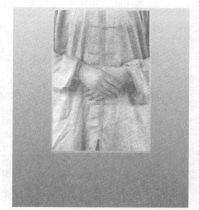

附圖 4-3-8

　　2. 兩掌上托時吸氣，下按、向前撥出時呼氣，收攏時吸氣。

　　易犯錯誤：

　　1. 兩掌上托時，兩肘向後，挺胸。

　　2. 兩掌向前撥出時，挺胸凸腹。

3. 兩掌輕覆肚臍靜養時兩肘後夾，緊抱肚臍。

糾正方法：

1. 掌上托時，兩肘向前，張肩含胸。

2. 兩掌向前撥出時，身體後坐，掌向前撐。

3. 兩肘略外展，虛腋。

功理與作用：

1. 由兩掌托、按、撥、攏及下肢的節律性屈伸，同時配合呼吸，外導內行，可以協調人體「內氣」的升、降、開、合，並且有促進全身氣血暢旺的作用，同時也為以下各式的習練做好準備。

2. 腰膝關節柔和的節律運動，有利於改善和增強中老年人的腰膝關節功能。

第一式　噓（xū）字訣

讀音與口型：「噓」字，讀音為ㄒㄩ，噓為平聲，屬牙音。

「噓」字訣的口型是兩唇和牙齒微微張開，舌頭放

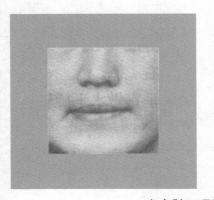 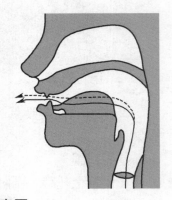

噓字訣口型示意圖

平，上槽牙和下槽牙之間留有空隙。發聲吐氣時，氣息經過舌頭兩邊慢慢呼出體外，噓——（見噓字訣口型示意圖）。

1. 接上式。兩手鬆開，掌心向上，小指輕貼腰際，慢慢向後收到腰間。（圖4-3-9）

2. 兩腳不動，身體向左轉90°。同時，右掌由腰間緩緩向左側穿出，至約與肩同高，並配合口吐「噓」字音，眼睛隨之慢慢睜大。目視右掌伸出的方向。（圖4-3-10、附圖4-3-10、圖4-3-11、附圖4-3-11）

3. 右掌沿原路慢慢收回腰間。同時，身體隨之轉回正前方。目視前下方。（圖4-3-

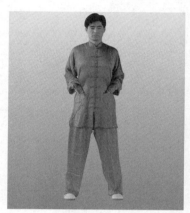

圖4-3-9

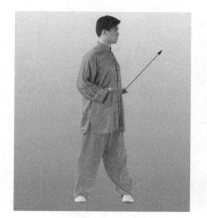

圖4-3-10

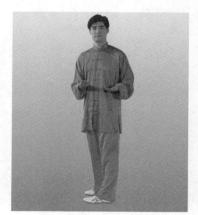

附圖4-3-10

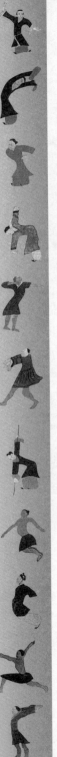

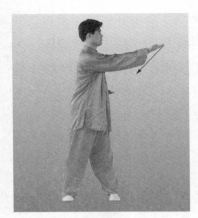

圖 4-3-11

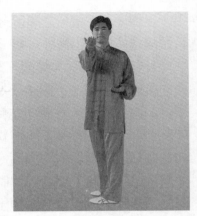

附圖 4-3-11

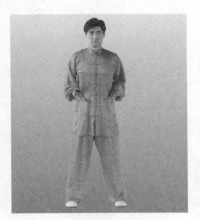

圖 4-3-12

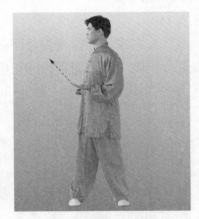

圖 4-3-13

12）

4. 身體向右轉 90°。同時，左掌由腰間緩緩向右側穿出，約與肩同高，並口吐「噓」字音，兩目漸漸圓睜。目視左掌伸出方向。（圖 4-3-13、14）

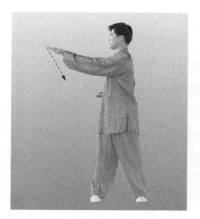
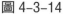

圖 4-3-14

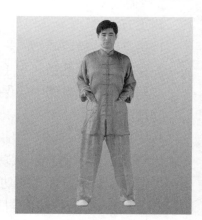

圖 4-3-15

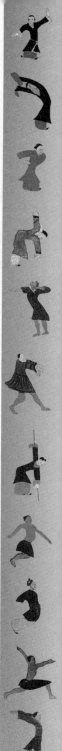

5. 左掌沿原路收回腰間。同時，身體轉回正前方。目視前下方。（圖 4-3-15）

6. 如此左右穿掌各 3 遍。共吐「噓」字音 6 次。

動作要點：

1.「噓」字吐氣法。「噓」字音ㄒㄩ，屬牙音。發音吐氣時，嘴角後引，槽牙上下平對，中留縫隙，槽牙與舌邊亦有空隙。發聲吐氣時，氣從槽牙間、舌兩邊的空隙中呼出體外。

2. 穿掌時口吐「噓」字音，收掌時鼻吸氣，動作與呼吸應協調一致。

易犯錯誤：

1. 穿掌、吐氣不協調。

2. 穿掌向斜前方。

3. 轉體時，身體重心前傾或後坐。

糾正方法：

1. 穿掌與吐氣要同始同終，勢成氣盡。

2. 穿掌時手指應指向左（或右）側。

3. 兩腳不動，身體中線保持垂直做水平旋轉。

功理與作用：

1. 中醫認為，「噓」字訣與肝相應。口吐「噓」字具有泄出肝之濁氣、調理肝臟功能的作用。同時，配合兩目圓睜，還可起到疏肝明目的功效。

2. 掌心向上從腰間向對側穿出，一左一右，交替練習，外導內行，使肝氣升發，氣血調和。

3. 身體的左右旋轉，使腰部及腹內的組織器官得到鍛鍊，不僅能提高中老年人的腰膝及消化功能，而且還能使人體的帶脈得到疏通與調節，全身氣機得以順利升降。

第二式　呵（hē）字訣

讀音與口型：「呵」字，讀音為ㄏㄜ，呵為平聲，屬舌

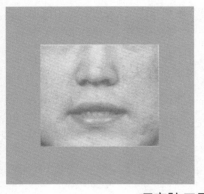
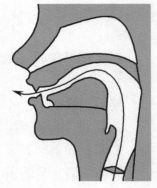

呵字訣口型示意圖

音。

「呵」字訣的口型是兩唇和牙齒張開，舌頭微微後縮。發聲吐氣時，氣息經過舌面緩緩呼出體外，呵——（見呵字訣口型示意圖）。

1. 接上式。吸氣。同時，兩掌小指輕貼腰際微微上提，指尖朝向斜下方。目視前下方。（圖4-3-16）

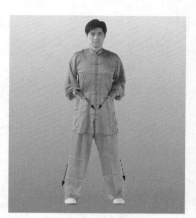

屈膝下蹲。同時，兩掌緩緩向前下約45°方向插出，兩臂微屈。目視兩掌。（圖4-3-17、附圖4-3-17）

2. 微微屈肘收臂，兩掌小指一側相靠，掌心向上，成「捧掌」，約與肚臍相平。目

圖4-3-16

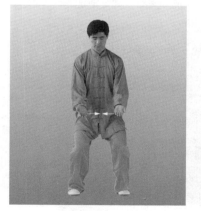

圖4-3-17

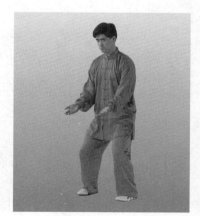

附圖4-3-17

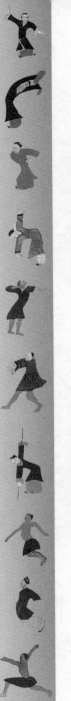

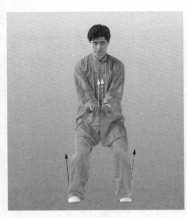

圖 4-3-18

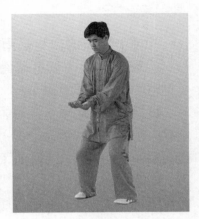

附圖 4-3-18

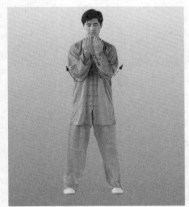

圖 4-3-19

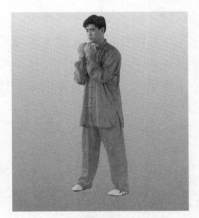

附圖 4-3-19

視兩掌心。（圖 4-3-18、附圖 4-3-18）

　　3. 兩膝緩緩伸直。同時，屈肘，兩掌捧至胸前，轉成掌心向內，兩中指約與下頜同高。目視前下方。（圖 4-3-19、附圖 4-3-19）

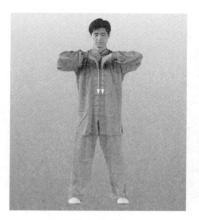

圖 4-3-20

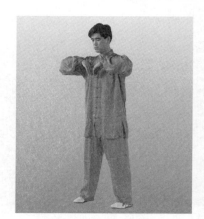

附圖 4-3-20

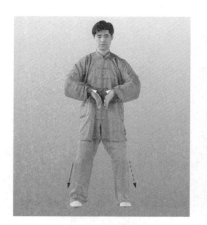

圖 4-3-21

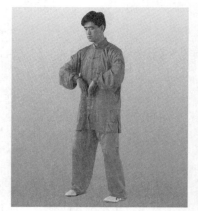

附圖 4-3-21

4. 兩肘外展，約與肩同高。同時，兩掌內翻，掌指向下，掌背相靠（圖 4-3-20、附圖 4-3-20）。口吐「呵」字音。同時，兩掌緩緩下插至肚臍前。目視前下方。（圖 4-3-21、附圖 4-3-21）

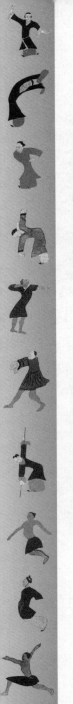

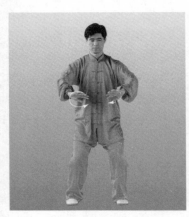

圖 4-3-22

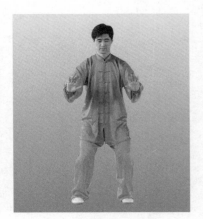

圖 4-3-23

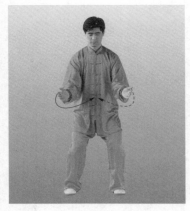

圖 4-3-24

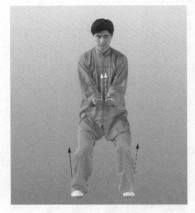

圖 4-3-25

5. 微屈膝下蹲。同時，兩掌內旋外翻，掌心向外，緩緩向前撥出，至兩臂成圓，約與肚臍相平。目視前下方。（圖 4-3-22）

6. 兩掌外旋內翻，掌心向上，於腹前成「捧掌」。目視兩掌心。（圖 4-3-23～25）

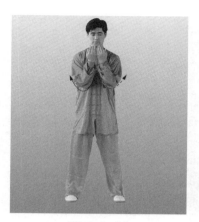

圖 4-3-26

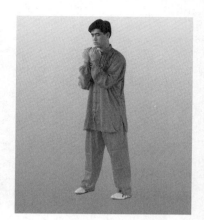

附圖 4-3-26

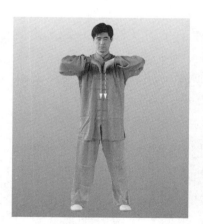

圖 4-3-27

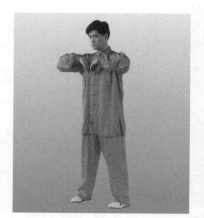

附圖 4-3-27

7. 兩膝緩緩伸直。同時，屈肘，兩掌捧至胸前，掌心向內，兩中指約與下頜同高。目視前下方。（圖 4-3-26、附圖 4-3-26）

8. 兩肘外展，約與肩同高。同時，兩掌內翻，掌指向下，掌背相靠。（圖 4-3-27、附圖 4-3-27）

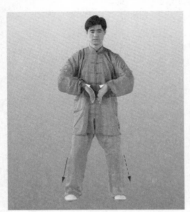

圖 4-3-28　　　　　　　附圖 4-3-28

　　然後兩掌緩緩下插。目視前下方（圖4-3-28、附圖4-3-28）。從插掌開始，口吐「呵」字音。

　　重複練習動作5～8動4遍。如此反覆練習，共吐「呵」字音6次。

　　動作要點：

　　1.「呵」字吐氣法。「呵」字音ㄏㄜ，為舌音。發聲吐氣時，舌體上拱，舌邊輕貼上槽牙，氣從舌與腭部之間緩緩呼出體外。

　　2. 兩掌捧起時鼻吸氣；插掌、外撥時呼氣，口吐「呵」字音。

　　易犯錯誤：兩掌捧起、屈肘時，挺胸抬頭。

　　糾正方法：屈肘時，低頭含胸。

　　功理與作用：

　　1. 中醫認為，「呵」字訣與心相應。口吐「呵」字具有泄出心之濁氣、調理心臟功能的作用。

2. 由捧掌上升、翻掌下插，外導內行，使腎水上升，以制心火；心火下降，以溫腎水，達到心腎相交、水火既濟，調理心腎功能的作用。

3. 兩掌的捧、翻、插、撥，肩、肘、腕、指各個關節柔和連續地屈伸旋轉運動，鍛鍊了上肢關節的柔韌性、功能的協調性，有利於防治中老年人的上肢骨關節退化等病症。

第三式　呼（hū）字訣

讀音與口型：「呼」字，讀音為ㄏㄨ，呼為平聲，屬喉音。

「呼」字訣的口型是舌頭微微下沉同時兩側上捲，將口唇撮成圓形，發聲吐氣時，氣息從口唇正中間慢慢呼出體外，呼──（見呼字訣口型示意圖）。

1. 當上式最後一動兩掌向前撥出後（圖4-3-29），兩掌外旋內翻，轉掌心向內對準肚臍，指尖相對，五指自然張開，兩掌心間距與掌心至肚臍距離相等。目視前下方。（圖4-3-30）

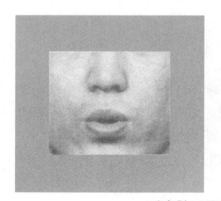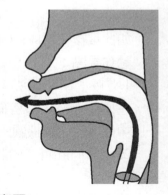

呼字訣口型示意圖

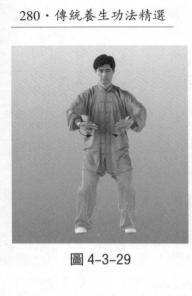
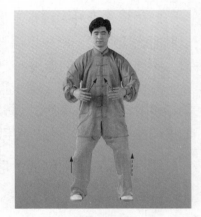

圖 4-3-29　　　　　　　　　圖 4-3-30

2. 兩膝緩緩伸直。同時，兩掌緩緩向肚臍方向合攏，至肚臍前約 10 公分。（圖 4-3-31）

3. 口吐「呼」字音，微屈膝下蹲。同時，兩掌向外撐開至兩臂成圓形，兩掌約與肚臍相平，且兩掌心間距與掌心至肚臍距離相等。（圖 4-3-32、附圖 4-3-32）

4. 兩膝緩緩伸直。同時，兩掌緩緩向肚臍方向合攏。（圖 4-3-33）

如此重複練習 3～4 動 5 遍，共吐「呼」字音 6 次。

動作要點：

1.「呼」字吐氣法。「呼」音ㄏㄨ，為喉音。發聲吐氣時，舌兩側上捲，口唇撮圓，氣從喉出後，在口腔中形成一股中間氣流，經撮圓的口唇呼出體外。

2. 兩掌向肚臍方向收攏時吸氣，兩掌向外展開時口吐「呼」字音。

易犯錯誤：兩掌外開時挺腰凸腹。

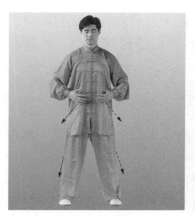

圖 4-3-31

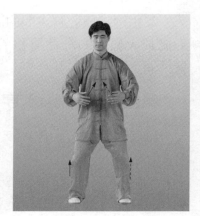

圖 4-3-32

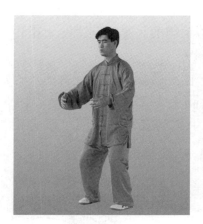

附圖 4-3-32

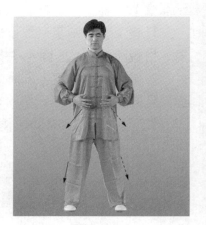

圖 4-3-33

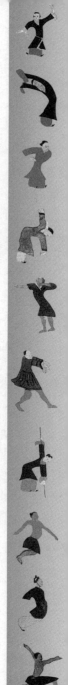

糾正方法：兩掌外開時，身體後坐，臂掌外撐，手與腰運動方向相反。

功理與作用：

1. 中醫認為，「呼」字訣與脾臟相應。口吐「呼」字具有泄出脾胃之濁氣、調理脾胃功能的作用。

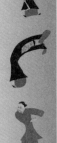

2. 由兩掌與肚臍之間的開合，外導內行，使整個腹腔形成較大幅度的舒縮運動，具有促進腸胃蠕動、健脾和胃、消食導滯的作用。

第四式　呬（sī）字訣

讀音與口型：「呬」字，讀音為ㄙㄧ，呬為平聲，屬齒音。

「呬」字訣的口型是發聲吐氣時上下門牙對齊，舌尖輕輕抵在下牙齒的內側。發聲吐氣時氣息主要從門牙及其他牙齒間的縫隙中慢慢呼出體外，呬──（見呬字訣口型示意圖）。

1. 接上式。兩掌自然下落至體前，掌心向上，十指相對。目視前下方。（圖4-3-34）

2. 兩膝緩緩伸直。同時，兩掌緩緩向上托至胸前，約與兩乳同高。目視前下方。（圖4-3-35）

3. 兩肘下落，夾肋，兩手順勢立掌於肩前，掌心相

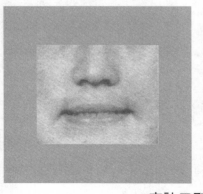
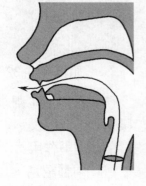

呬字訣口型示意圖

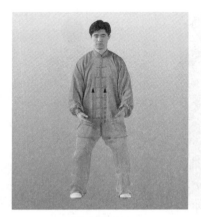

圖 4-3-34

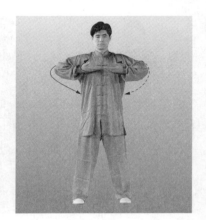

圖 4-3-35

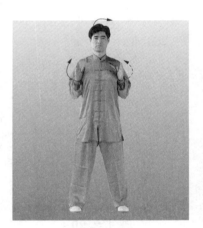

圖 4-3-36

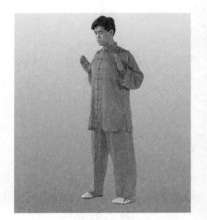

附圖 4-3-36

對，指尖向上（圖 4-3-36、附圖 4-3-36）。兩肩胛骨向脊柱靠近，展肩擴胸，藏頭縮項。目視斜前上方。（圖 4-3-37、附圖 4-3-37①②）

4. 微屈膝下蹲，口吐「呬」字音。同時，鬆肩伸項，

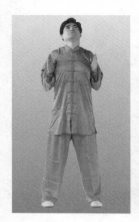
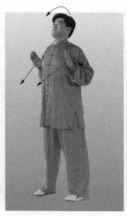
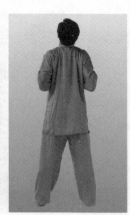

圖 4-3-37　　　　附圖 4-3-37①　　　　附圖 4-3-37②

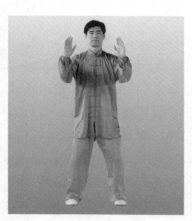
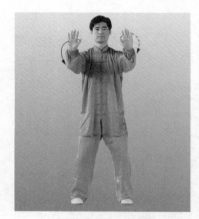

圖 4-3-38　　　　　　　　圖 4-3-39

兩掌緩緩向前平推逐漸轉成掌心向前亮掌。目視前方。
（圖 4-3-38、39）

　　5. 兩掌外旋腕，轉至掌心向內，指尖相對，約與肩
寬。（圖 4-3-40、41）

　　6. 兩膝緩緩伸直。同時，屈肘，兩掌緩緩收攏至胸前

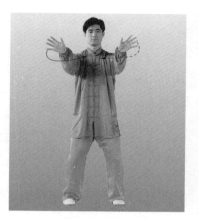

圖 4-3-40

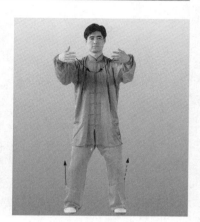

圖 4-3-41

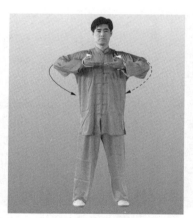

圖 4-3-42

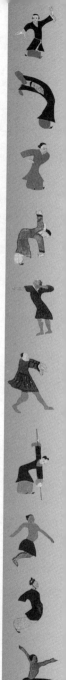

約 10 公分，指尖相對。目視前下方。（圖 4-3-42）

7. 兩肘下落，夾肋，兩手順勢立掌於肩前，掌心相對，指尖向上（圖 4-3-43、附圖 4-3-43）。兩肩胛骨向脊柱靠近，展肩擴胸，藏頭縮項。目視斜前上方。（圖 4-3-44、附圖 4-3-44①②）

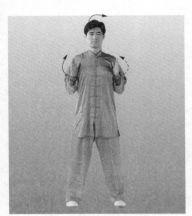

圖 4-3-43

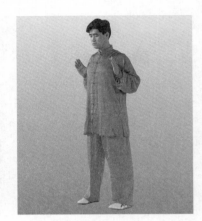

附圖 4-3-43

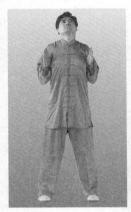

圖 4-3-44

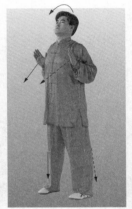

附圖 4-3-44①

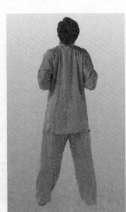

附圖 4-3-44②

8. 微屈膝下蹲。同時，鬆肩伸項，兩掌緩緩向前平推逐漸轉成掌心向前，並口吐「呬」字音。目視前方。（圖4-3-45、46）

重複練習5～8動4遍，共吐「呬」字音6次。

動作要點：

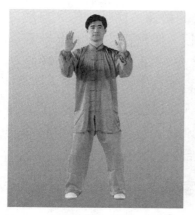

圖 4-3-45

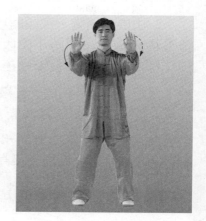

圖 4-3-46

1.「呬」字吐氣法。「呬」字音ㄙˋ，為齒音。發聲吐氣時，上下門牙對齊，留有狹縫，舌尖輕抵下齒，氣從齒間呼出體外。

2. 推掌時，呼氣，口吐「呬」字音；兩掌外旋腕，指尖相對，緩緩收攏時鼻吸氣。

易犯錯誤：

1. 立掌、展肩擴胸、藏頭縮項同時完成。

2. 藏頭縮項時頭後仰。

糾正方法：

1. 先立掌肩前，後展肩擴胸，再藏頭縮項。以上動作要依次完成。

2. 藏頭縮項時，下頜略內收。

功理與作用：

1. 中醫認為，「呬」字訣與肺相應。口吐「呬」字具有泄出肺之濁氣、調理肺臟功能的作用。

2. 由展肩擴胸、藏頭縮項的鍛鍊，使吸入的大自然之清氣佈滿胸腔，同時小腹內收，使丹田之氣也上升到胸中。先天、後天二氣在胸中會合，具有鍛鍊肺的呼吸功能，促進氣血在肺內的充分融合與氣體交換的作用。

3. 立掌展肩與鬆肩推掌，可以刺激頸項、肩背部周圍的穴位，並能有效地解除頸、肩、背部的肌肉和關節疲勞，防治頸椎病、肩周炎和背部肌肉勞損等病症。

第五式　吹（chuī）字訣

讀音與口型：「吹」字，讀音為ㄔㄨㄟ，吹為平聲，屬唇音。

「吹」字訣的口型是舌體、嘴角後引，後牙相對，兩唇向兩側拉開收緊，發聲吐氣時，氣息從喉部呼出後，經過舌頭的兩邊繞到舌下，再經兩唇間慢慢呼出體外，吹——（見吹字訣口型示意圖）。

1. 接上式。兩掌前推，隨後鬆腕伸掌，變成指尖向

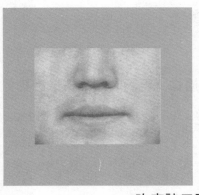
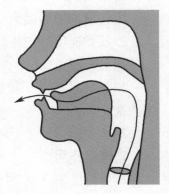

吹字訣口型示意圖

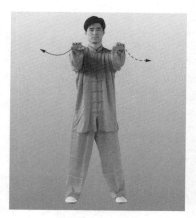

圖 4-3-47

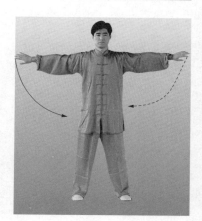

圖 4-3-48

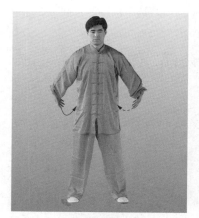

圖 4-3-49

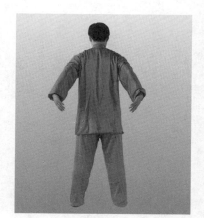

附圖 4-3-49

前，掌心向下。（圖 4-3-47）

　　2. 兩臂向左右分開成側平舉，掌心斜向後，指尖向外。（圖 4-3-48）

　　3. 兩臂內旋，兩掌向後畫弧至腰部，掌心輕貼腰眼，指尖斜向下。目視前下方。（圖 4-3-49、50、附圖 4-3-

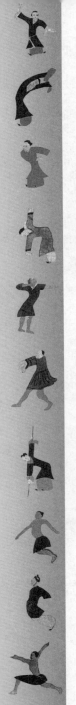

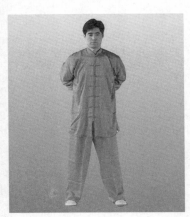

圖 4-3-50

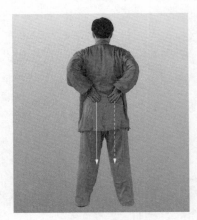

附圖 4-3-50

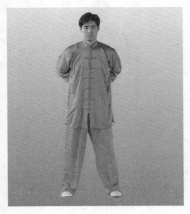

圖 4-3-51

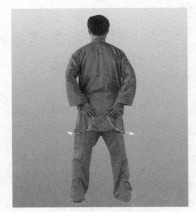

附圖 4-3-51

49、50）

4. 屈膝下蹲，口吐「吹」字。同時，兩掌下滑、前擺，屈肘提臂環抱於腹前，掌心向內，約與肚臍相平。（圖 4-3-51～53、附圖 4-3-51、52）

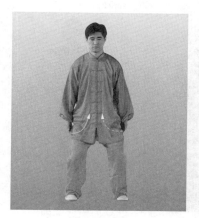

圖 4-3-52

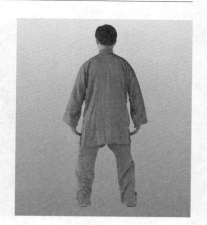

附圖 4-3-52

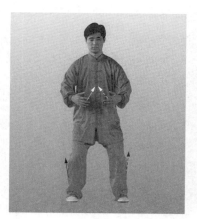

圖 4-3-53

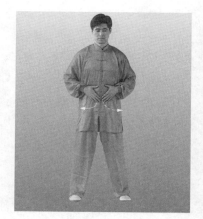

圖 4-3-54

　　5. 兩膝緩緩伸直。同時，兩掌慢慢收回，輕貼腹部，指尖斜向下，虎口相對。目視前下方。（圖 4-3-54）

　　6. 兩掌沿帶脈向後摩運至後腰部，掌心輕貼腰眼，指尖斜向下。目視前下方。（圖 4-3-55、56、附圖 4-3-56）

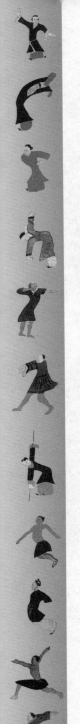

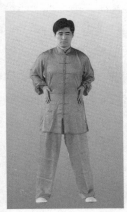
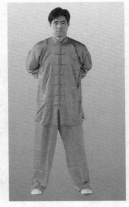
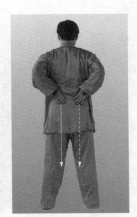

圖 4-3-55　　　　圖 5-3-56　　　　附圖 4-3-56

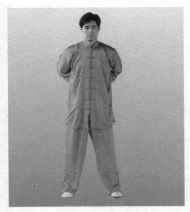

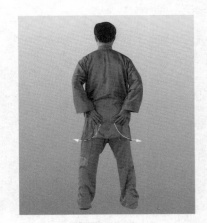

圖 4-3-57　　　　　　　附圖 4-3-57

　　7. 微屈膝下蹲。同時，兩掌向下沿腰骶、兩大腿外側下滑，後屈肘提臂環抱於腹前，掌心向內，指尖相對，約與臍平。目視前下方。（圖 4-3-57～59、附圖 4-3-57、58）

　　重複練習動作 5～7 動 4 遍，共吐「吹」字音 6 次。

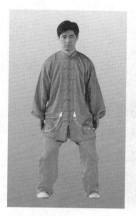
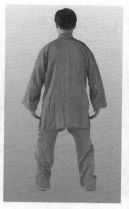
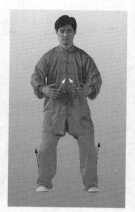

圖 4-3-58　　　　附圖 4-3-58　　　　圖 4-5-59

動作要點：

1.「吹」字吐氣法。「吹」字音ㄔㄨㄟ，為唇音。發聲吐氣時，舌體、嘴角後引，槽牙相對，兩唇向兩側拉開收緊，氣從喉出後，從舌兩邊繞舌下，經唇間緩緩呼出體外。

2. 兩掌從腰部下滑、環抱於腹前時呼氣，口吐「吹」字音；兩掌向後收回、橫摩至腰時以鼻吸氣。

易犯錯誤：屈膝下蹲，兩掌沿腰骶、雙腿外側下滑時，動作僵硬不自然。

糾正方法：自然鬆垂，體會滑落感。

功理與作用：

1. 中醫認為，「吹」字訣與腎相應。口吐「吹」字具有泄出腎之濁氣、調理腎臟功能的作用。

2.「腰為腎之府」。腎位於腰部脊柱兩側，腰部功能的強弱與腎氣的盛衰息息相關。本式動作由兩手對腰腹部的摩按，具有壯腰健腎、增強腰腎功能和預防衰老的作用。

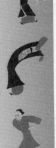

第六式　嘻（xī）字訣

讀音與口型：「嘻」字，讀音為ㄒㄧ，嘻為平聲，屬牙音。

「嘻」字訣的口型是兩唇和牙齒稍微張開，嘴角稍微後拉一些，舌尖輕輕抵在下齒內側，嘴角略後引並上翹，槽牙上下輕輕咬合。發聲吐氣時，氣息主要從槽牙及其他牙齒間的空隙中慢慢呼出體外（見嘻字訣口型示意圖）。

1. 接上式。兩掌自然下落於體前。目視前下方（圖4-3-60）。兩掌內旋外翻，掌背相對，掌心向外，指尖向下。目視兩掌。（圖4-3-61）

2. 兩膝緩緩伸直。同時，提肘帶手，經體前上提至胸（圖4-3-62）。隨後，兩手繼續上提經面前，分掌、外開、上舉，兩臂成弧形，掌心斜向上。目視前上方。（圖4-3-63）

3. 屈肘，兩手經面前回收至胸前，約與肩同高，指尖

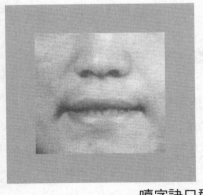
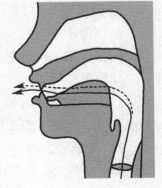

嘻字訣口型示意圖

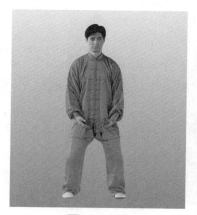

圖 4-3-60

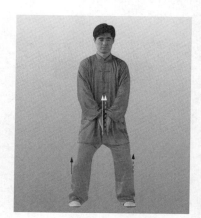

圖 4-3-61

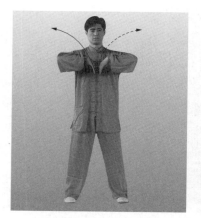

圖 4-3-62

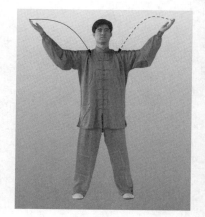

圖 4-3-63

相對，掌心向下。目視前下方（圖4-3-64）。然後，微屈膝下蹲。同時，口吐「嘻」字，兩掌緩緩下按至肚臍前。（圖4-3-65）

4. 兩掌繼續向下、向左右外分至左右胯旁約15公分

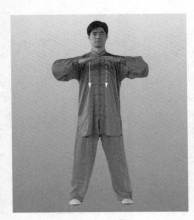

圖 4-3-64

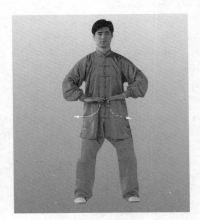

圖 4-3-65

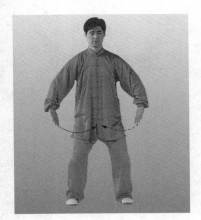

圖 4-3-66

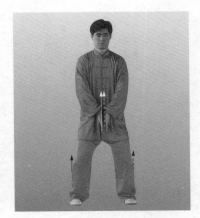

圖 4-3-67

處，掌心向外，指尖向下。目視前下方。（圖 4-3-66）

5. 沉肩垂臂於小腹前，兩掌掌背相對，掌心向外，指尖向下。目視兩掌。（圖 4-3-67）

6. 兩膝緩緩伸直。同時，提肘帶手，經體前上提至胸

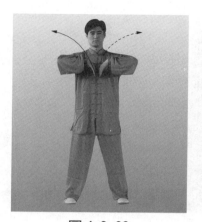

圖 4-3-68

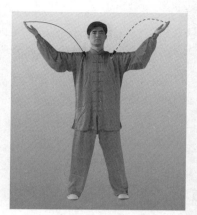

圖 4-3-69

（圖 4-3-68）。隨後，兩手繼續上提至面前，分掌、外開、上舉，兩臂成弧形，掌心斜向上。目視前上方。（圖 4-3-69）

7. 屈肘，兩手經面前回移至胸前，約與肩同高，指尖相對，掌心向下。目視前下方（圖 4-3-70）。然後微屈膝下蹲。同時，兩掌緩緩下按至肚臍前。目視前下方。（圖 4-3-71）

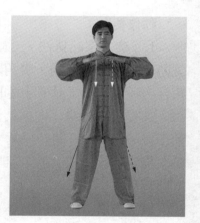

圖 4-3-70

8. 兩掌順勢外開至髖旁約 15 公分，掌心向外，指尖向下。目視前下方（圖 4-3-72）。從上動兩掌下按開始配合口吐「嘻」字音。

重複練習動作 5～8 動 4 遍，共吐「嘻」字音 6 次。

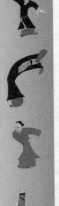

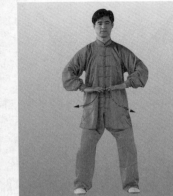
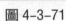

圖 4-3-71

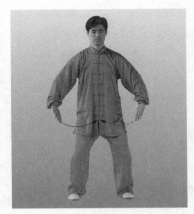

圖 4-3-72

動作要點：

1.「嘻」字吐氣法。「嘻」字音ㄒㄧ，為牙音。發聲吐氣時，舌尖輕抵下齒，嘴角略後引並上翹，槽牙上下輕輕咬合，呼氣時使氣從槽牙邊的空隙中經過呼出體外。

2. 提肘、分掌、向外展開、上舉時鼻吸氣，兩掌從胸前下按、鬆垂、外開時呼氣，口吐「嘻」字音。

易犯錯誤：接「吹」字訣兩臂前擺兩掌自然垂落時，直膝起身。

糾正方法：兩掌自然垂落時，保持屈膝姿勢。

功理與作用：

1. 中醫認為，「嘻」字訣與少陽三焦之氣相應。口吐「嘻」字有疏通少陽經脈、調和全身氣機的作用。

2. 由提手、分掌、外開、上舉和內合、下按、鬆垂、外開，分別可以起到升開與肅降全身氣機的作用。二者相反相成，共同達到調和全身氣血的功效。

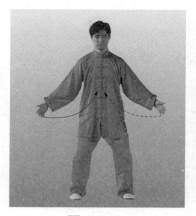

圖 4-3-73

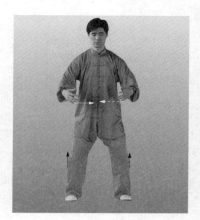

圖 4-3-74

收　勢

1. 接上式。兩手外旋內翻，轉掌心向內，緩緩收回，虎口交叉相握，輕覆肚臍。同時，兩膝緩緩伸直。目視前下方，靜養 1～2 分鐘。（圖 4-3-73～75）

2. 兩掌以肚臍為中心揉腹，順時針 6 圈，逆時針 6 圈。

3. 兩掌鬆開，兩臂自然垂於體側。目視前下方。（圖 4-3-76）

動作要點：形鬆意靜，收氣靜養。

功理與作用：透過收氣靜養按揉臍腹，由練氣轉為養氣，可以達到引氣歸元的作用，進而使練功者從練功狀態恢復到正常狀態。

（張明亮）

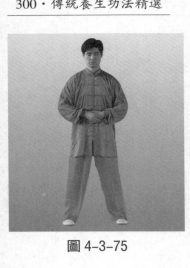

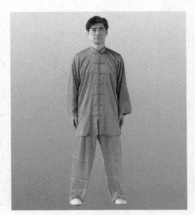

圖 4-3-75　　　　　　　　　圖 4-3-76

第四節　健身氣功・八段錦

「八段錦」是中國古代的導引術，健身效果明顯，流傳廣泛，是中華傳統養生文化中的瑰寶。

「八段錦」的「八」字，不是單指段、節和八個動作，而是表示如八卦那樣，其功法有多種要素，相互制約，相互聯繫，循環運轉。正如明・高濂著的《遵生八箋》中八段錦導引法所提：「子後午前做，造化合乾坤。循環次第轉，八卦是良因。」「錦」字，是由「金」「帛」組成，以表示其精美華貴。除此之外，「錦」字還應該理解為單個導引術式的彙集，如絲錦那樣連綿不斷，是一套完整的健身方法。

「八段錦」之名，最早出現在宋代洪邁所著《夷堅志》一書中。據該書記載：「政和七年，李似矩為起居郎

……嘗以夜半時起坐，噓吸按摩，行所謂八段錦者。」這些記述說明八段錦在北宋時已流傳於世。這一時期的八段錦分為坐勢和立勢兩種形式。

對於坐勢八段錦有兩種說法，一種學說為唐鍾離（權）創編，首見於《修真十書》，題為《鍾離八段錦法》，此書收入明《正統道藏》第 122～131 冊，持此學說最早為宋・曾慥《道樞・眾妙篇・臨江記》注中記述：「鍾離（權）先生八段錦，呂公（洞賓）手書石壁上，因傳於世。」另一種學說為明・臞仙《活人心書》，稱之為「八段錦導引法」。

此兩種學說在歌訣圖勢上基本相同。在發展過程中還有一些比較有影響的功法，如明・高濂著《遵生八箋》中的《八段錦導引法》、清・席錫蕃集《八段錦內功圖說》、清・光緒婁傑集《八段錦坐立功圖說》中的《八段錦坐功》。乾隆年間徐文弼將八段錦收入其所編的《壽世傳真》，易名十二段錦。咸豐年間，潘霨據徐氏本並略為增刪，編入《衛生要術》。光緒年間，王祖源改《衛生要術》為《內功圖說》流行於世。以下對立勢「八段錦」的源流進行重點介紹。

立勢八段錦在養生文獻上首見於南宋曾慥著的《道樞・眾妙篇》中：「仰掌上舉以治三焦者也；左肝右肺如射雕焉；東西獨托，所以安其脾胃矣；返復而顧，所以理其傷勞矣；大小朝天，所以通其五藏矣；咽津補氣，左右挑其手；擺鱔之尾，所以祛心之疾矣；左右手以攀其足，所以治其腰矣。」這一時期的「八段錦」亦未定名，其文字也尚未歌訣化。

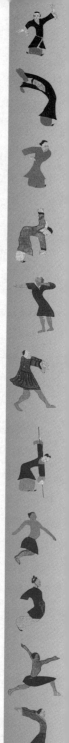

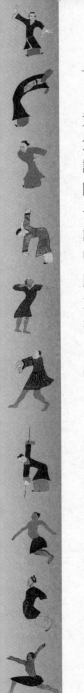

　　而在南宋陳元靚編《事林廣記・修身秘旨》中，定名為「呂真人安樂法」，其文已歌訣化：「昂首仰托順三焦，左肝右肺如射雕；東脾單托兼西胃，五勞回顧七傷調；鰭魚擺尾通心氣，兩手搬腳定於腰；大小朝天安五臟，漱津咽納指雙挑。」明・道藏《靈劍子引導子午記》一書所載，金元時代的「八段錦」，其文字仍為七言歌訣：「仰托一度理三焦，左肝右肺如射雕；東肝單托西通腎，五勞回顧七傷調；遊魚擺尾通心臟，手攀雙足理於腰；次鳴天鼓三十六，兩手掩耳後頭敲。」其內容有兩處改為「次鳴天鼓三十六，兩手掩耳後頭敲」，這顯然是由「坐勢八段錦」中的「左右鳴天鼓，二十四度聞」演化而來。

　　此書的引導就是導引，子午是指在半夜和中午時習練。立勢「八段錦」到了明清時代有了很大的發展，並得到了廣泛傳播。在清末《新出保身圖說・八段錦》一文中，首次以八段錦為名，並繪有圖像，形成一個較完整的套路。其歌訣為：「兩手托天理三焦，左右開弓似射雕；調理脾胃須單舉，五勞七傷往後瞧；搖頭擺尾去心火，背後七顛百病消；攢拳怒目增氣力，兩手攀足固腎腰。」從此傳統八段錦套路才被固定下來。

　　立勢八段錦在流傳中也出現了許多流派。例如：清・山陰婁傑述八段錦立功，其歌訣為「手把碧天擎，雕弓左右鳴；鼎憑單臂舉，劍向半肩橫；擒縱如猿捷，威嚴似虎獰；更同飛燕急，立馬告功成」。另外，還有《易筋經外經圖說・外壯練力奇驗圖》（清・佚名）、《八段錦體操圖12式》等。這類八段錦都出於釋門，僧人把它作為武術基本功練習。

　　新中國成立後，黨和政府對民族傳統體育項目非常重視，20世紀50年代後期人民體育出版社，先後出版了唐豪、馬鳳閣等人編著的八段錦，後又組織了八段錦編寫小組，對傳統八段錦進行了整理出版。由於政府的重視和練習群體逐年增多，20世紀70年代末到80年代初，八段錦作為民族傳統體育項目開始進入大專院校課程，並在理論上有了很大的發展，豐富了「八段錦」的內涵。這一時期出現了許多八段錦自選套路，但其技術發展主幹並沒有脫離傳統八段錦，基本上都是大同小異。現在編創的八段錦同樣是以傳統八段錦為依據，並遵照編創原則使其與時俱進，更加科學和規範。

　　立勢八段錦在流傳中有人把它分為南北兩派。在行功時動作柔和多採用站式動作的稱為南派，並偽託梁士昌所傳；把動作多馬步，以剛為主的稱為北派，附會為岳飛所傳。從文獻和動作上考察，不論是南派還是北派都同出一源，其中附會的傳人更無文字可考證。

　　八段錦究竟何人、何時所創，今尚無定論。南宋藏書家晁公武所撰《郡齋讀書志》記載：「八段錦一卷，不提撰人，吐故納新之訣也。」宋末元初史學家馬端臨撰編《文獻通考》中所記與《郡齋讀書志》相同。從長沙馬王堆三號墓出土的《導引圖》可以看到，至少有4幅圖勢與八段錦圖勢中的「調理脾胃須單舉」「雙手攀足固腎腰」「左右開弓似射雕」「背後七顛百病消」相似。在南北朝時期陶弘景所輯錄的《養性延命錄》也可以看到類似的一些動作圖勢。例如：「狼距鴟顧，左右自搖曳」與「五勞七傷往後瞧」、「頓踵三還」與「背後七顛百病消」、「左

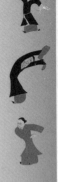

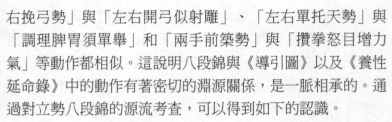

右挽弓勢」與「左右開弓似射雕」、「左右單托天勢」與「調理脾胃須單舉」和「兩手前築勢」與「攢拳怒目增力氣」等動作都相似。這說明八段錦與《導引圖》以及《養性延命錄》中的動作有著密切的淵源關係，是一脈相承的。通過對立勢八段錦的源流考查，可以得到如下的認識。

傳統八段錦流傳年代應早於宋代，在明清時期有了較大發展。

傳統八段錦創編人尚無定論，其出現是歷代養生學家和練習者共同智慧的結晶。

清末以前的八段錦是以肢體運動為主，是一種傳統的導引術，流傳到今天其內涵發生了很大變化，現稱為傳統健身氣功。

八段錦無論是南派、北派或是文武不同的練法，都同出一源，在流傳中相互滲透已趨向一致。

一、功法特點

新編健身氣功・八段錦的特點，體現在套路的運動強度和動作的編排次序符合運動學和生理學的規律，屬於典型的有氧運動，無危險性。整套功法增加了預備勢和收勢，使套路更加完整規範，符合人體運動規律。動作的主要特點概括為：柔和緩慢，圓活連貫；鬆緊結合，動靜相兼；神與形合，氣寓其中。

(一)柔和緩慢，圓活連貫

柔和，是指練習時，動作不僵不拘，輕鬆自如，舒展大方。緩慢，是指身體重心平穩，虛實分明，輕飄徐緩。

柔和緩慢的運動，可使肌纖維參加活動的數量增多，實際上是加大了運動量，提高了運動強度。實驗表明，較長時間的柔緩運動，可使血小板黏滯性下降，減少血栓的形成。

　　圓活，是指動作路線要帶有弧形，不起棱角，不直來直往，符合人體各關節自然彎曲的狀態。它是以腰脊為軸帶動四肢運動，使上下相隨、節節貫穿。

　　連貫，是要求動作的虛實變化和姿勢的轉換銜接，不僅不滯，無停頓斷續之處。動作速度均勻，既像行雲流水連綿不斷，又如春蠶吐絲相連無間，使人神清氣爽、體態安詳，從而獲得疏通經絡、暢通氣血，達到有病治病、無病強身之效果。

(二)鬆緊結合，動靜相兼

　　放鬆，是練好健身氣功・八段錦的前提。它不僅限於肌肉、關節，而且要求中樞神經系統、內臟器官都同時放鬆。它是在意識的主動支配下，達到呼吸柔和、心靜體鬆，同時還要鬆而不懈，保持正確的姿態，並將這種放鬆的程度不斷加深。

　　緊，是指練習中適當用力，且緩慢進行。它體現在節分處前一動作的結束與下一動作的開始之前，如「雙手托天理三焦」的上托動作、「左右彎弓似射雕」的馬步拉弓、「調理脾胃須單舉」的上舉、「五勞七傷往後瞧」的轉頭旋臂、「搖頭擺尾去心火」的馬步、「兩手攀足固腎腰」的旋臂捲指與攀足動作、「攢拳怒目增氣力」的沖拳與抓握、「背後七顛百病消」的腳趾抓地與提肛動作等都體現了這一點。

緊，在動作中只是一瞬間，而放鬆是貫穿動作的始終。鬆緊配合的適度，有助於平衡陰陽、疏通經絡、分解黏滯、滑利關節、活血化淤、強筋壯骨、增強體質。

動和靜是精神與形體動作的有機結合，形動則神易靜、靜極而生動，動靜結合相得益彰。在這裏動與靜主要是指身體動作的外在表現。這種「動」完全是在意念引導下，使動作輕靈活潑、節節貫穿、舒適自然；靜，是指練習中，在動作的節分處做到沉穩，特別是在前面所講 8 個動作的緩慢用力之處，在外觀上看要略有停頓之感，但內勁沒有停，肌肉繼續用力，保持牽引伸拉。只有適當地用力和延長作用時間，才能使相應的部位受到一定強度的刺激，提高鍛鍊效果。

鬆緊結合、動靜相兼是健身氣功·八段錦的主要風格特點，在練習中應仔細揣摩，認真領會。

(三)神與形合，氣寓其中

神，是指人體的精神狀態和正常的意識活動，及在意識支配下的形體表現。「神為形之主，形乃神之宅」。可見神與形是不可分割、相互聯繫、互相促進的一個整體。自古以來，善養生者無不講究「形神共養」，主張「性命雙修」。在練習健身氣功·八段錦時，要求做到意動形隨、神形兼備、內實精神、外示安逸、中正安舒、方法準確、虛實相生、剛柔相濟、上下相隨、節節貫穿，使整套動作充滿了對稱與和諧。

氣寓其中，是人體生命運動的必然。氣是構成人體生命的精微物質，如水穀之氣、呼吸之氣、臟腑和經絡之氣

等。根據現代科學的認識，「氣是多種物質和能量的綜合體，氣概括了機體全部活動的功能」，不可理解為單一的調息。由精神的修養和形體的鍛鍊，即可促進真氣在體內的運行，達到強身健體之功效。在練習健身氣功‧八段錦時，對意念的要求應放在身體姿態、動作規格和技術要領上，呼吸宜順暢，不可強吸硬呼。

　　總之，對意念和呼吸都應建立在順其自然的基礎上，以免產生弊病。

二、練功要領

　　目前社會上流行的氣功有上千種之多，雖然其方法、風格各異，但其練功的要領基本上是相同的。掌握了練功要領有助於提高練功的品質，避免不良反應或偏差。健身氣功‧八段錦的練功要領，主要有鬆靜自然、準確靈活、練養相兼和循序漸進。

(一)鬆靜自然

　　鬆靜自然，是練功的基本要領，又是一個根本法則。鬆，是指精神與形體兩方面的放鬆。精神的放鬆，主要是解除心理和生理上緊張狀態；形體上的放鬆，是指關節、肌肉及臟腑的放鬆。放鬆是由內到外、由淺到深的一個鍛鍊過程，使意念、形體、呼吸輕鬆舒適無緊張之感。靜，是指思想和情緒要平穩安寧，排除一切雜念。放鬆與入靜是相輔相成的，入靜可以促進放鬆，而放鬆又有助於入靜，二者缺一不可。

　　自然，是指意念、呼吸、形體都要順其自然。意念自

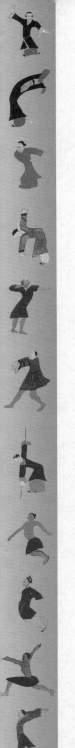

然可理解為「似守非守，綿綿若存」，過於用意會造成氣滯血淤，導致精神緊張；呼吸自然，要掌握莫忘莫助，不能強吸硬呼；形體自然，要合於法，一動一勢要準確規範。需要指出的是，這裏所說的自然決不能理解為聽其自然、任其自然，而是指「道法自然」。

(二)準確靈活

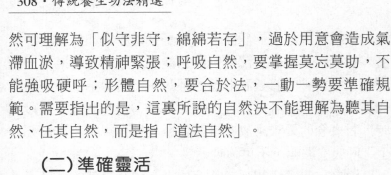

準確，主要是指練功時的姿勢與方法要正確，合乎規格。在學習初始階段，基本身形的鍛鍊最為重要，這如同蓋房子築地基一樣，要做到紮實穩固。健身氣功・八段錦的基本身形，由套路的預備勢進行站樁鍛鍊即可。對站樁的時間和強度應根據身體的狀況靈活掌握。

在這一練習過程中，要認真體會身體各部的要求和要領，克服關節肌肉的酸痛等不良反應。為放鬆入靜、調心、調息創造先決條件，為學習套路打好基礎。在套路的學練中，要對動作的路線、方位、角度、虛實鬆緊分辨清楚，做到姿勢工整、方法準確。

靈活，是指習練中在做到方法準確的前提下，對動作的幅度、姿勢的高低、用力的大小、練習的數量、意念的運用、呼吸的調整，要根據自身情況靈活掌握，不可照搬或強求。

總之，準確靈活，即古人所說「神明變化出乎規矩之外，又不離乎規矩之中，所謂從心所欲而不逾矩」。

(三)練養相兼

練，是指形體運動，呼吸調節與意念運用有機結合的

鍛鍊過程；養，是由上述練習，身體出現的輕鬆舒適、呼吸柔和、意守綿綿的靜養狀態。健身氣功・八段錦的練習，在求動作姿勢工整、方法準確的同時，要根據自己的身體情況，調整好姿勢的高低和用力的大小，對有難度的動作，一時做不好的，可逐步完成。

在學習動作期間，應採取自然呼吸，待動作熟練後可結合動作的升降、開合和呼吸頻率，有意識地進行鍛鍊，最後達到不調而自調。在最初練習時意念應放在動作的規格、要點上，動作熟練後要遵循莫忘莫助、似守非守、綿綿若存的原則進行練習。練與養是相互並存的，不可截然分開，應練中有養、養中有練。要合理安排好練習的時間、數量，把握好強度，處理好意、氣、形三者關係。

從廣義上講，練養相兼，同日常生活也有著密切的關係，能做到「飲食有節、起居有常」，保持積極向上的樂觀情緒，將會有助於增進身心健康，提高練功效果。

(四)循序漸進

循序漸進，是氣功鍛鍊中必須遵循的一個原則。人們在學習和掌握一種技能時，大體要經歷泛化、分化和自動化三個階段。學習氣功更是如此。在練功的初期，首先是要克服由於練習而給身體帶來的諸多不適，如肌肉關節酸痛和動作僵硬、緊張、手腳配合不協調、顧此失彼等，經過一段時間的練習，姿勢趨於工整，方法更加準確，對動作的要領體會加深，注意到了動作的細節，動作連貫性與控制能力得到提高，然後在此基礎上才能對呼吸進一步提出要求。練功一般都是採用腹式呼吸，在掌握了呼吸方法

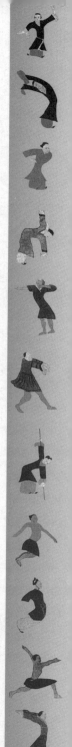

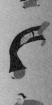

後，要注意同動作進行配合，這同樣也存在一個適應和鍛鍊的過程。最後才能達到動作、呼吸、意念的完美結合。

　　由於練功者體質狀況及對功法的掌握與練習上存在的差異，所以在練功效果上也不盡相同。要知道功效是在科學練功方法的指導下，隨著時間和練習數量的積累而逐步體現的。因此，練習者不能急於求成，更不能「三天打魚，兩天曬網」，要持之以恆、循序漸進、合理安排好運動量，才能取得良好的鍛鍊效果。

三、手型和步型

(一)基本手型

1.拳

　　拇指抵掐無名指根節內側，其餘四指屈攏收於掌心。（即握固，圖 4-4-1）

2.掌

　　掌一，五指微屈，稍分開，掌心微含（圖 4-4-2）。掌二，拇指與食指豎直分開成八字狀，其餘三指第一、二指節屈收，掌心微含。（圖 4-4-3）

3.爪

　　五指併攏，拇指第一指節，其餘四指第一、二指節屈收扣緊，手腕伸直。（圖 4-4-4）

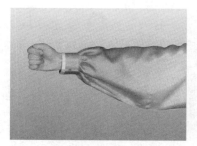

圖 4-4-1

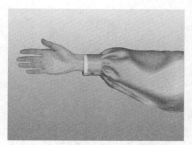

圖 4-4-2

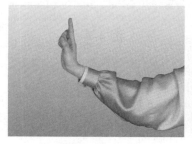

圖 4-4-3

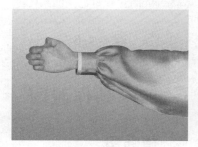

圖 4-4-4

（二）基本步型

馬　步

　　開步站立，兩腳間距約為本人腳長的 2～3 倍，屈膝半蹲，大腿略高於水平。（圖 4-4-5）

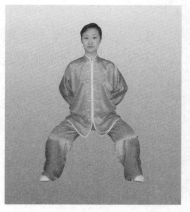

圖 4-4-5

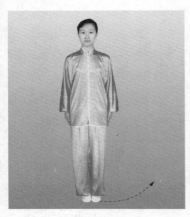

圖 4-4-6

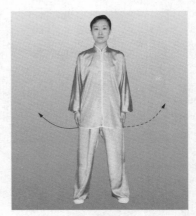

圖 4-4-7

四、動作說明

預備勢

1.兩腳併步站立，兩臂垂於體側。目視前方。（圖4-4-6）

2. 左腳向左開步，與肩同寬。目視前方。（圖4-4-7）

3. 兩臂內旋向兩側擺起，與髖同高，掌心向後。目視前方。（圖4-4-8）

4. 兩膝關節稍屈。同時，兩臂外旋，向前合抱於腹前，與臍同高，掌心向內，兩掌指間距約10公分。目視前方。（圖4-4-9）

動作要點：

1. 頭向上頂，下頜微收，舌抵上頜，嘴唇輕閉，沉肩墜肘，腋下虛掩；胸部寬舒，腹部鬆沉；收髖斂臀，上體

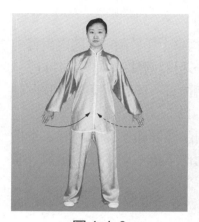
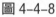

圖 4-4-8

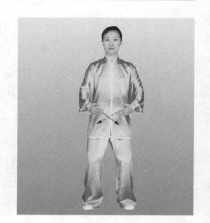

圖 4-4-9

中正。

2. 呼吸徐緩，氣沉丹田，調息 6～9 次。

易犯錯誤：

1. 抱球時，拇指上翹，其餘四指朝向地面。

2. 塌腰，跪腿，八字腳。

糾正方法：

1. 沉肩，垂肘，指尖相對，拇指放平。

2. 收髖斂臀，命門穴放鬆；膝關節不超越腳尖，兩腳平行站立。

功理與作用：寧靜心神，調整呼吸，內安五臟，端正身形，從精神與肢體上做好練功前的準備，喚醒已經建立的條件反射。

第一式　兩手托天理三焦

1. 兩臂外旋微下落，兩掌五指分開在腹前交叉，掌心

向上。目視前方。（圖 4-4-10）

2. 兩腿挺膝伸直。同時，兩掌上托於胸前，隨之兩臂內旋向上托起，掌心向上。抬頭，目視兩掌。（圖 4-4-11）

3. 兩臂繼續上托，肘關節伸直。同時，下頜內收，動作略停。目視前方。（圖 4-4-12）

4. 身體重心緩緩下降，兩腿膝關節微屈。同時，十指慢慢分開，兩臂分別向身體兩側下落，兩掌捧於腹前，掌心向上。目視前方。（圖 4-4-13）

此式一上一下為 1 次，共做 6 次。

動作要點：

1. 兩掌上托要舒胸展體，略有停頓，保持伸拉。

2. 兩掌下落，鬆腰沉髖，沉肩墜肘，鬆腕舒指，上體中正。

易犯錯誤：兩掌上托時，抬頭不夠，至上舉時鬆懈斷勁。

糾正方法：兩掌上托，舒胸展體緩慢用力，下頜先向上助力，再內收配合兩掌上撐，力在掌根。

功理與作用：

1. 可以擴張胸廓，使腹腔、盆腔內的臟腑受到牽拉按摩，同時可牽拉上肢內側手少陰心經、手厥陰心包經、手太陰肺經，從而達到對心、心包、肺等臟腑及其所屬經脈的刺激，促使經氣運行。向上牽拉可以伸展脊柱與督脈，刺激相應神經節段，調節相應臟腑功能。

2. 可以充分拉長軀幹與上肢各關節周圍的肌肉、韌帶及關節軟組織，使其伸展性增加，提高關節的靈活性，對於防治肩部疾患具有良好的作用。在動作完成過程中，肩

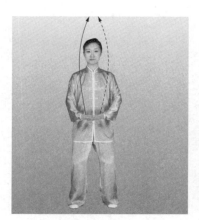

圖 4-4-10

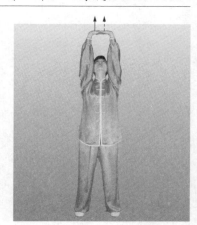

圖 4-4-11

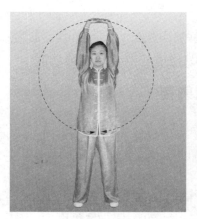

圖 4-4-12

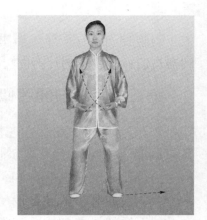

圖 4-4-13

關節周圍的三角肌和頸背部的斜方肌、肩胛提肌可得到適宜的刺激，有利於預防頸椎病。

　　3. 由兩手交叉上舉，可最大限度地增加胸廓容積，使肺的吸入空氣量、胸腔的負壓和大靜脈回心血量增加，心臟泵血功能加強，促進血液循環。同時膈肌下降幅度加

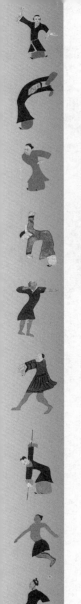

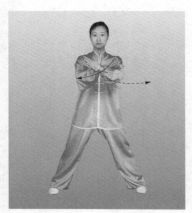

圖 4-4-14

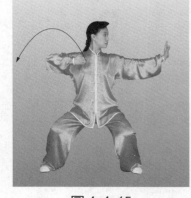

圖 4-4-15

大，對腹腔內器官按摩、擠壓動作增強，一方面改善腹腔內器官血液循環，另一方面可改善這些器官的生理功能。

第二式　左右開弓似射雕

1. 重心右移，左腳向左開步站立，兩膝關節自然伸直。同時，兩掌向上交叉於胸前，左掌在外，兩掌心向內。目視前方。（圖 4-4-14）

2. 兩腿屈膝半蹲成馬步。同時，右掌屈指成「爪」，向右拉至肩前；左掌成八字掌，左臂內旋，向左推出，與肩同高，坐腕，掌心向左，猶如拉弓射箭之勢，動作略停。目視左前方。（圖 4-4-15）

3. 重心右移。同時，右手五指伸開成掌，向上、向右畫弧，與肩同高，指尖向上，掌心斜向前；左手指伸開成掌，掌心斜向前。目視右掌。（圖 4-4-16）

4. 重心繼續右移，左腳回收成併步站立。同時，兩掌

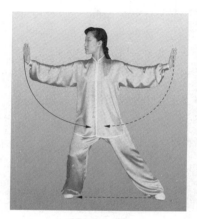

圖 4-4-16

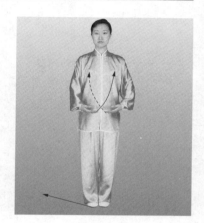

圖 4-4-17

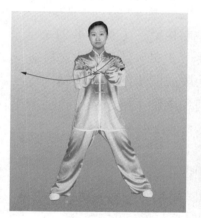

圖 4-4-18

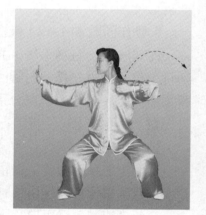

圖 4-4-19

分別由兩側下落，捧於腹前，指尖相對，掌心向上。目視前方。（圖 4-4-17）

5. 動作同圖 4-4-14，唯左右相反。（圖 4-4-18）

6. 動作同圖 4-4-15，唯左右相反。（圖 4-4-19）

7. 動作同圖 4-4-16，唯左右相反。（圖 4-4-20）

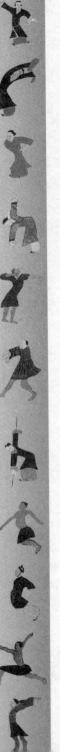

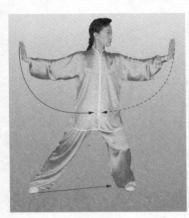

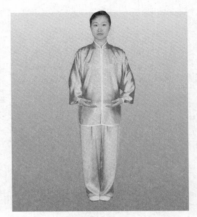

圖 4-4-20 　　　　　　　圖 4-4-21

8. 動作同圖 4-4-17，唯左右相反。（圖 4-4-21）

此式一左一右為 1 次，共做 3 次。做到第 3 次最後一動時，重心繼續左移。右腳回收成開步站立，與肩同寬，膝關節微屈。同時，兩掌分別由兩側下落，捧於腹前，指尖相對，掌心向上。目視前方。（圖 4-4-22）

動作要點：

1. 側拉之手五指要併攏屈緊，肩臂放平。

2. 八字掌側撐需沉肩墜肘，屈腕，豎指，掌心含空。

3. 年老或體弱者可自行調整馬步的高度。

易犯錯誤：端肩，躬腰，八字腳。

糾正方法：沉肩墜肘，上體直立，兩腳跟外撐。

功理與作用：

1. 展肩擴胸，可刺激督脈和背俞穴；同時刺激手三陰三陽經等，可調節手太陰肺經、手厥陰心包經、手少陰心經、手太陽小腸經、手陽明大腸經、手少陽三焦經等經脈之氣。

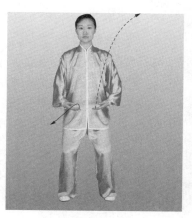
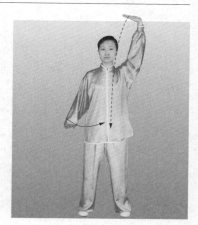

圖 4-4-22　　　　　　　　　圖 4-4-23

2. 能有效地發展下肢肌肉力量，提高平衡和協調能力。同時使上臂的肱二頭肌及三角肌得到有效鍛鍊，增加前臂和手部肌肉的力量，提高手腕關節及指關節的靈活性，有利於改善頸部血液循環和肢體末梢的微循環。

3. 可以矯正一些不良姿勢，如駝背及肩內收，有利於預防肩、頸疾病。

第三式　調理脾胃須單舉

1. 兩腿徐緩挺膝伸直。同時，左掌上托，臂外旋上穿經面前，隨之臂內旋上舉至頭左上方，肘關節微屈，掌心向上，指尖向右；右掌微上托，隨之臂內旋下按至右髖旁，掌心向下，指尖向前，動作略停。目視前方。（圖 4-4-23）

2. 鬆腰沉髖，重心緩緩下降，兩膝關節微屈。同時，左臂屈肘外旋，左掌經面前下落於腹前，掌心向上；右臂外旋，右掌向上捧於腹前，掌心向上，兩掌指尖相對，相

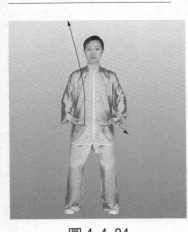
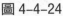

圖 4-4-24

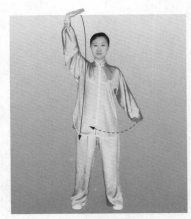

圖 4-4-25

距約 10 公分。目視前方。（圖 4-4-24）

　　3. 動作同圖 4-4-23，唯左右相反。（圖 4-4-25）

　　4. 動作同圖 4-4-24，唯左右相反。（圖 4-4-26）

　　此式一左一右為 1 次，共做 3 次。做到第 3 次最後一動時，變兩膝關節微屈。同時，右臂屈肘，右掌下按於右髖旁，掌心向下，掌指向前。目視前方。（圖 4-4-27）

　　動作要點：力在掌根，上撐下按，舒胸展體，拔長腰脊。

　　易犯錯誤：掌指方向不正，肘關節沒有彎曲度，上體不夠舒展。

　　糾正方法：兩掌放平，力在掌根，肘關節稍屈，對拉拔長。

　　功理與作用：

　　1. 由左右上肢一鬆一緊的上下對拉（靜力牽張），可以牽拉腹腔，對脾胃中焦肝膽起到按摩的作用，促進膽汁、胃

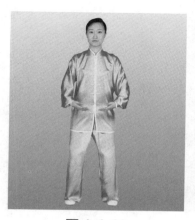
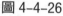

圖 4-4-26

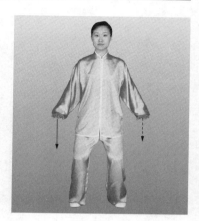

圖 4-4-27

液的分泌。同時可以刺激位於腹、胸脇部的足太陰脾經、足陽明胃經、足厥陰肝經、足少陽膽經等經絡。亦可刺激脊柱督脈，達到調理脾胃（肝膽）和臟腑經絡的作用。

2. 可使脊柱內各椎骨間的小關節及小肌肉得到鍛鍊，從而增強脊柱的靈活性與穩定性，有利於預防和治療肩、頸疾病。

第四式　五勞七傷往後瞧

1.兩腿挺膝伸直。同時，兩臂伸直，掌心向後，指尖向下。目視前方。（圖 4-4-28）

2.上動不停，兩臂外旋，掌心向外。頭向左後轉，動作略停。目視左斜後方。（圖 4-4-29）

3. 鬆腰沉髖，重心緩緩下降，兩膝關節微屈。同時，兩臂內旋按於髖旁，掌心向下，指尖向前。目視前方。（圖 4-4-30）

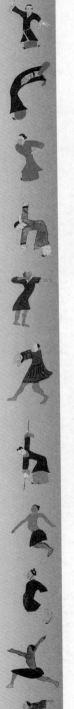

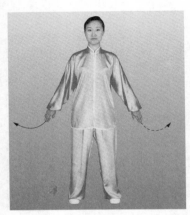

圖 4-4-28

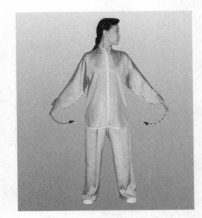

圖 4-4-29

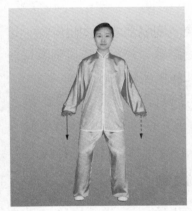

圖 4-4-30

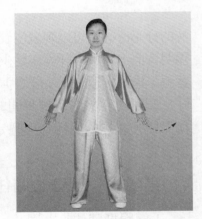

圖 4-4-31

4. 動作同圖 4-4-28，唯左右相反。（圖 4-4-31）

5. 動作同圖 4-4-29，唯左右相反。（圖 4-4-32）

6. 動作同圖 4-4-30。（圖 4-4-33）

此式一左一右為 1 次，共做 3 次。做到第 3 次最後一動時，變兩膝關節微屈。同時，兩掌捧於腹前，指尖相

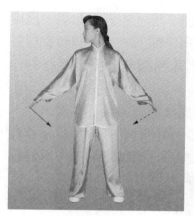

圖 4-4-32

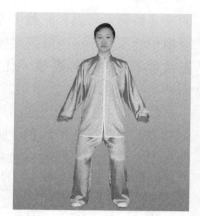

圖 4-4-33

對，掌心向上。目視前方。
（圖 4-4-34）

動作要點：頭向上頂，肩
向下沉，轉頭不轉體，旋臂，
兩肩後張。

易犯錯誤：上體後仰，轉
頭與旋臂不充分。

糾正方法：下頜內收，轉
頭與旋臂幅度宜大。

功理與作用：

1.「五勞」指心、肝、

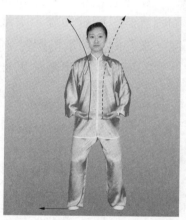

圖 4-4-34

脾、肺、腎等五臟勞損，「七傷」指喜、怒、悲、憂、
恐、驚、思等七情傷害。此式動作由上肢伸直外旋扭轉的
靜力牽張作用，可以擴張牽拉胸腔、腹腔諸臟腑。往後瞧
的轉頭動作可以刺激頸部大椎穴，達到防治五勞七傷的目

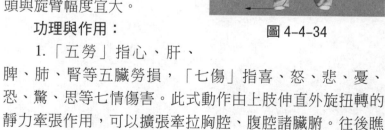

的。《循經考穴編》記載，大椎穴能「主五勞七傷，諸虛百損，骨蒸盜汗……當刺大椎第一間」，並可刺激脊柱督脈及手三陰三陽經經脈，從而達到調理各臟腑經絡的作用。

2. 可增加頸部及肩關節周圍參與運動肌群的收縮力，增加頸部運動幅度，活動眼肌，預防眼肌疲勞和肩頸及背部疾患，改善頸部及腦部血液循環，有助於解除中樞神經系統的疲勞，增進和改善其功能。

第五式　搖頭擺尾去心火

1. 重心左移，右腳向右開步站立。同時，兩掌上托與胸同高時，兩臂內旋，兩掌繼續上托至頭上方，肘關節微屈，掌心向上，掌指相對。目視前方。（圖4-4-35）

2. 兩腿屈膝半蹲成馬步。同時，兩臂向兩側下落，兩掌扶於膝關節上方，肘關節微屈，小指側向前。目視前方。（圖4-4-36）

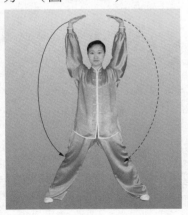

圖4-4-35

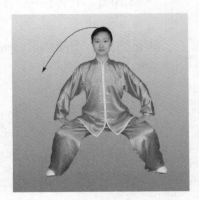

圖4-4-36

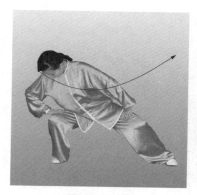

圖 4-4-37

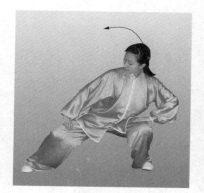

圖 4-4-38

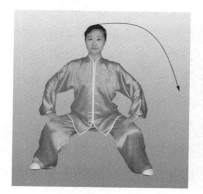

圖 4-4-39

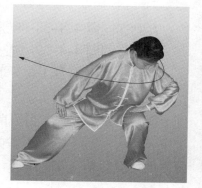

圖 4-4-40

3. 重心向上稍升起，隨之重心右移，上體向右側傾、俯身。目視右腳。（圖 4-4-37）

4. 重心左移。同時，上體由右向前、向左旋轉。目視右腳。（圖 4-4-38）

5. 重心右移成馬步。同時，頭向後搖，上體立起，隨之下頜微收。目視前方。（圖 4-4-39）

6. 動作同圖 4-4-37，唯左右相反。（圖 4-4-40）

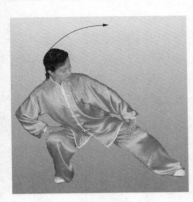

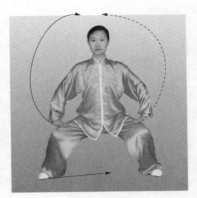

圖 4-4-41　　　　　　　　圖 4-4-42

7. 動作同圖 4-4-38，唯左右相反。（圖 4-4-41）

8. 動作同圖 4-4-39，唯左右相反。（圖 4-4-42）

此式一左一右為 1 次，共做 3 次。做完 3 次後，重心左移，右腳回收成開步站立，與肩同寬。同時，兩臂經兩側上舉，兩掌心相對。目視前方（圖 4-4-43）。隨後鬆腰沉髖，重心緩緩下降，兩膝關節微屈。同時，兩臂屈肘，兩掌下按至腹前，掌心向下，指尖相對。目視前方。（圖 4-4-44）

動作要點：

1. 馬步下蹲要收髖斂臀，上體中正。

2. 搖轉時，脖頸與尾閭對拉伸長，好似兩個軸在相對運轉，速度應柔和緩慢，動作要圓活連貫。

易犯錯誤：搖轉時頸部僵直，尾閭搖動不圓活，幅度小。

糾正方法：上體側傾與向下俯身時，下頜不要有意內收或上仰，頸椎部肌肉儘量放鬆伸長。加大尾閭擺動幅

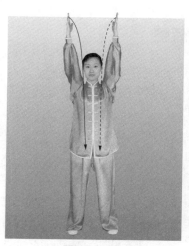

圖 4-4-43

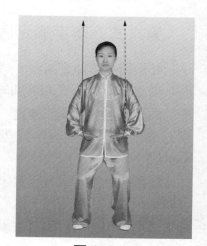

圖 4-4-44

度，應上體左傾尾閭右擺，上體前俯尾閭向後畫圓，頭不低於水平，使尾閭與頸部對拉拔長，加大旋轉幅度。

功理與作用：

1. 心火，即心熱火旺的病症，屬陽熱內盛的病機。兩腿下蹲，擺動尾閭，可刺激脊柱、督脈、足少陰腎經、膀胱經。搖頭可刺激膀胱經與大椎穴，有疏經泄熱的作用，有助於去除心火。

2. 在搖頭擺尾過程中，脊柱腰段、頸段大幅度側屈、環轉及迴旋，可使整個脊柱的頭頸段、腰腹及臀、股部肌群參與收縮，既增加了頸、腰、髖的關節靈活性，又發展了該部位的肌力。能使腹腔內臟得到擠壓按摩，使其功能得到改善，還可以加快食物殘渣的排出，有利於預防便秘和痔瘡。

第六式　兩手攀足固腎腰

1. 兩腿挺膝伸直站立。同時，兩掌變指尖向前，兩臂向前、向上舉起，肘關節伸直，掌心向前。目視前方。（圖4-4-45）

2. 兩臂外旋至掌心相對，屈肘，兩掌下按於胸前，掌心向下，指尖相對。目視前方。（圖4-4-46）

3. 兩臂外旋，兩掌心向上，隨之兩掌掌指順腋下後插。目視前方。（圖4-4-47）

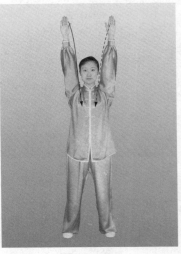

圖 4-4-45

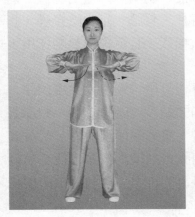

圖 4-4-46

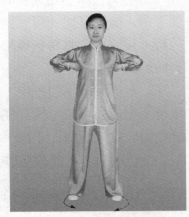

圖 4-4-47

4. 兩掌心向內沿脊柱兩側向下摩運至臀部，隨之上體前俯，兩掌繼續沿腿後向下摩運，經腳兩側置於腳面。抬頭，動作略停。目視前下方。（圖4-4-48）

5. 兩掌沿地面前伸，隨之用手臂舉動上體起立，兩臂伸直上舉，掌心向前。目視前方。（圖4-4-49）

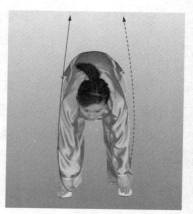

圖4-4-48

此式一上一下為1次，共做6次。做完6次後，鬆腰沉髖，重心緩緩下降，兩膝關節微屈。同時，兩掌向前下按至腹前，掌心向下，指尖向前。目視前方。（圖4-4-50）

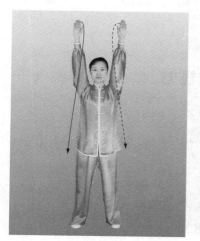

圖4-4-49

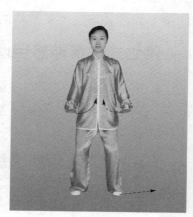

圖4-4-50

動作要點：兩掌反穿摩運要適當用力，至足背時鬆腰沉肩，兩膝挺直，向上起身時要手臂主動上舉，帶動上體立起。

易犯錯誤：兩手向下摩運時低頭，膝關節彎曲；向上起身時，起身在前，舉臂在後。

糾正方法：兩手向下摩運要抬頭，膝關節伸直；向上起身時要以臂帶身。

功理與作用：

1. 由大幅度前屈後伸可刺激脊柱、督脈、膀胱經、背、腰、膝及命門、陽關、委中等穴，有助於防治生殖泌尿系統的一些慢性病，達到固腎壯腰的作用。

2. 由脊柱大幅度的前屈後伸，可有效的發展軀幹前、後伸屈脊柱肌群的力量與伸展性，尤其是腰部肌肉，如位於前面的腹直肌、腹外斜肌、腹內斜肌以及軀幹後面的豎脊肌等，同時對下肢後群肌肉的伸展性也有明顯作用。對於腰部的腎、腎上腺、輸尿管等器官有良好的牽拉、按摩作用，改善其功能，刺激其活動。

第七式　攢拳怒目增氣力

1. 重心右移，左腳向左開步，兩腿屈膝半蹲成馬步。同時，兩掌變拳抱於腰側，拇指在內，拳眼向上。目視前方。（圖 4-4-51）

2. 左拳緩慢用力向前衝出，與肩同高，拳眼向上。瞪目，目視前方（圖 4-4-52）。左臂內旋，左拳變掌，虎口向下。目視前方。（圖 4-4-53）

3. 左臂外旋，肘關節微屈，同時左掌向左纏繞，變掌

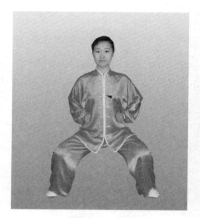

圖 4-4-51

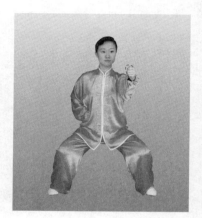

圖 4-4-52

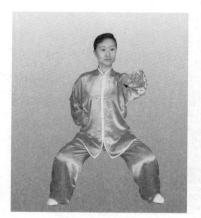

圖 4-4-53

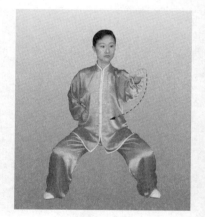

圖 4-4-54

心向上後握拳，拇指在內。目視前方。（圖 4-4-54）

　　4. 左臂屈肘，左拳回收至腰側，拳眼向上。目視前方。（圖 4-4-55）

　　5. 動作同圖 4-4-52，唯左右相反。（圖 4-4-56）

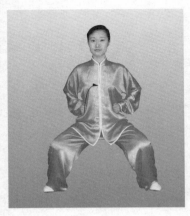

圖 4-4-55

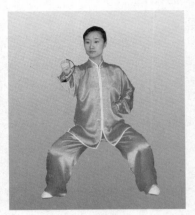

圖 4-4-56

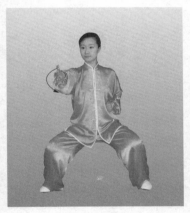

圖 4-4-57

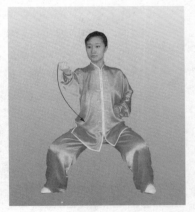

圖 4-4-58

6. 動作同圖 4-4-53，唯左右相反。（圖 4-4-57）

7. 動作同圖 4-4-54，唯左右相反。（圖 4-4-58）

8. 動作同圖 4-4-55，唯左右相反。（圖 4-4-59）

此式一左一右為 1 次，共做 3 次。做完 3 次後，重心

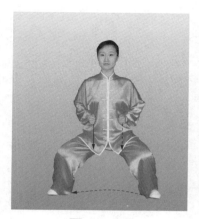

圖 4-4-59

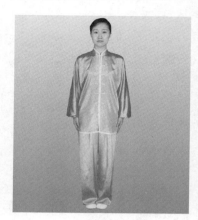

圖 4-4-60

右移，左腳回收成併步站立。同時，兩拳變掌，垂於體側。目視前方。（圖4-4-60）

動作要點：

1. 馬步的高低可根據自己的腿部力量靈活掌握。

2. 沖拳時怒目圓睜，腳趾抓地，擰腰順肩，力達拳面；回收時要旋腕，五指用力抓握。

易犯錯誤：

1. 沖拳時上體前俯，端肩，掀肘。

2. 回收時旋腕不明顯，抓握無力。

糾正方法：

1. 沖拳時頭向上頂，上體立直，肩部鬆沉，肘關節微屈，前臂貼肋前送，力達拳面。

2. 回收時，先五指伸直充分旋腕，再屈指用力抓握。

功理與作用：

1. 肝主筋，肝開竅於目，怒目瞪眼可刺激肝經，有疏

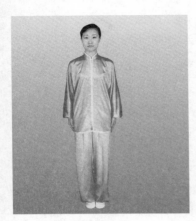

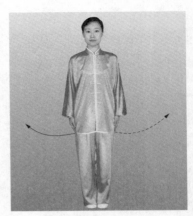

圖 4-4-61　　　　　　　　　圖 4-4-62

肝益肝、益睛明目的作用。

2. 兩腿下蹲十趾抓地、雙手攢拳、旋腕、手指逐節強力抓握，可刺激手足三陰三陽十二經脈和脊柱督脈與膀胱經背俞穴。同時可使全身肌肉、筋脈受到靜力牽張刺激，長期鍛鍊可使全身筋肉結實有力，氣力大增，即肝主筋之意。

第八式　背後七顛百病消

1. 兩腳跟提起，頭上頂，動作略停。目視前方。（圖4-4-61）

2. 兩腳跟下落，輕震地面。目視前方。（圖4-4-62）

此式一起一落為 1 次，共做 7 次。

動作要點：

1. 上提時腳趾要抓地，腳跟盡力抬起，兩腿併攏，百會穴上頂，略有停頓，掌握好平衡。

2. 腳跟下落時，咬牙，輕輕下震，同時沉肩舒臂、周身放鬆。

易犯錯誤：上提時，端肩，身體重心不穩。

糾正方法：五趾抓住地面，兩腿併攏，提肛收腹，肩向下沉，百會穴上頂。

功理與作用：

1. 腳趾為足三陰、足三陽經交接之處，腳十趾抓地，可刺激足太陰脾經、足厥陰肝經、足少陰腎經、足陽明胃經、足太陽膀胱經、足少陽膽經，調節相應臟腑的功能。顛足可刺激脊柱與督脈，使全身臟腑經絡氣血通暢，陰陽平衡。

2. 踮腳而立，可發展小腿後群肌力，拉長足底肌肉、韌帶和提高人體的平衡能力。

3. 落地震動可輕度刺激下肢及脊柱各關節內外，並使全身肌肉得到了很好的放鬆復位，有助於肌肉代謝產物的排出，解除肌肉緊張。

收 勢

1. 兩臂內旋，向兩側擺起，與髖同高，掌心向後。目視前方。（圖4-4-63）

2. 上動不停，兩臂屈肘，兩掌相疊於腹部丹田處（男性左手在內，女性右手在內）。目視前方。（圖4-4-64）

3. 兩臂自然下落垂於體

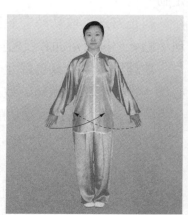

圖4-4-63

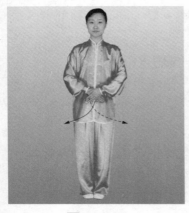

圖 4-4-64

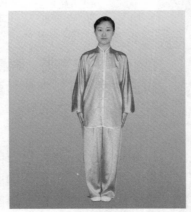

圖 4-4-65

側，兩掌輕貼於腿外側。目視前方。（圖 4-4-65）

　　動作要點：兩掌內外勞宮相疊於丹田，周身放鬆，氣沉丹田。

　　易犯錯誤：收功隨意，剛一練完，就有說有笑，急於走動。

　　糾正方法：收功時要體態安詳，舉止穩重，做一些整理活動，如搓手浴面和肢體放鬆動作。

　　功理與作用：氣息歸元，整理肢體，放鬆肌肉，愉悅心情，進一步鞏固練功的效果，使血液循環與代謝水準進一步降低，逐漸恢復到練功前安靜時的狀態。

（楊柏龍）

第五章
武術健身功法

　　武術與氣功同屬人體文化的性質範疇，有著共同的哲學方法論基礎，並在同一文化區域內相互融合、滲透，又共同豐富、發展。氣功是在唯物主義元氣論的哲學基礎上建立起來的，以整體觀和陰陽辯證觀為理論基礎，注重對人體精神、意念、呼吸和動作的融合與調整。武術將氣功的這些理論完整地吸收到自己的理論體系中，逐漸形成了形神合一、內外兼修、內養性情、外練筋骨的養生思想和健身之道，並最終形成了武術功法。

　　武術功法是武術運動的主要運動形式之一，是為掌握和提高武術套路與格鬥技術，誘發武技所需的人體潛能，圍繞提高身體某一運動素質或鍛鍊某一特殊技能而編排組織的專門練習，包括輕功、硬功、柔功和內功。而武術健身功法是從武術功法中分離出來，淡化了技擊功能，強調意、氣、勁、形完整一體，健身作用顯著，主要包括內功和柔功。

　　內功是武術運動之源。內功主要是練氣，將自然界各種物質的本源之氣歸為己用，使天、地、人三氣歸一，如此方能內強而外壯。內功練習主要採用以意領氣、以氣運身的基本鍛鍊手段，達到內外兼修的鍛鍊目的。

　　武術內功既是練內培本的築基功，又是強身健體、延

年益壽的養生功，它不只對武術練習者適用，還適用於追求健康的廣大群眾。武術內功具體可以分為外壯類和內養類兩大功法體系，這兩大體系既緊密相連又相互區別，其共同點都是要練氣、養氣，而區別則是對氣的使用途徑不一樣。外壯類練氣是為了增強運動素質，加強某一方面的特殊運動能力；內養類練氣則是為了提高身體素質和臟腑功能，加強精、氣、神的和諧與統一。

柔功不只受到武術練習者的重視，一般的健身練習者也多採用柔功練習方式。柔功鍛鍊的主要目的是使關節、韌帶、肌肉等柔韌，肢體動作才能柔和、放鬆、輕快，才能勁力順達。「流水不腐，戶樞不蠹」，關節、韌帶、肌肉等部位容易僵硬、板滯，只有堅持鍛鍊，才能保證這些部位充滿彈性，運用自如。

第一節　少林強壯功

自古以來少林武功名揚天下，在長期的實踐中，積累了一套系統的基本功訓練方法。少林武功按其性質可分為內功和外功兩大類。一般內功主練精、氣、神，外功主練筋、骨、皮。少林內功主要是調節人體的內部機能，使之更具有活力，是一種強身祛病、延年益壽的養生之道。

少林強壯功源於少林內功，是少林武功和吐納導引融於一體的健身功法。這套功法得氣快，氣感強，健身效果明顯，還能發展上肢頂力（前推之力）和下肢霸力（柱地之力），具有強身增力、健美形體、疏通經絡、利通關

節、調和氣血、協調臟腑的功能。

一、功法特點

(一)動靜雙修，剛柔相濟

全套功法包括靜功站樁式和動功十二式。靜功站樁式是少林強壯功的入門功、基礎功，一般在練習動功之前操練，也可單獨練習。它的操練方法和要求與其他站樁功有較大的區別。一般站樁功在練功時，身體的姿勢要求符合生理體位，盡可能放鬆、舒適，而靜功站樁式在操練過程中，各部位要最大幅度地伸展、外撐、平直。

呼氣時，在此基礎上再施力，抻筋拔骨，以增內勁；吸氣時，則要求肌肉放鬆，關節鬆沉。一張一弛，交替進行，不需多久，就會顫抖，全身透出微汗，手足發熱、發脹，這是因為人體內氣血循環加強，血流量得到重新分配，氣推血行，氣血暢通，貫達四肢的緣故。

動功十二式是這套功法的主要內容。在做每一發勁動作時，全身肌肉處於高度收縮狀態，牽引著關節的伸展和抻拉，但要注意避免動作的僵滯硬拙，各關節要保持鬆沉，使內勁按照指定的部位進行傳遞。

當勢正招圓、力到盡頭時，隨著吸氣，肌肉鬆弛，關節放鬆，加強意念作用。一剛一柔，剛中寓柔，剛柔相濟的運動形式，可使隨內勁而運行的體內真氣和外採自然界的精氣形成一種脈衝波在體內運行，外氣內收，內氣外放，不間斷地進行，能加強自身物質能量之氣，使元氣充實、勁力倍增。

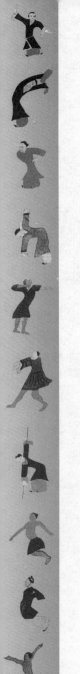

(二)以勢運氣，以氣催力

在運勁之前，有一個蓄勁過程，首先姿勢要有利於下一動的發勁，要充分做足，又富有彈性，蓄力待發，深吸外界之清氣，調動全身之經氣，猶如弓上之弦，拉至最大限度；隨著動作的出發，運用內勁，發力於腿，主宰於腰，沿太陰、太陽、陽明諸經而出，以氣催力，運勁於臂，貫於掌，達於指，起到寬胸理氣、通三焦、循腠理、開關節、活骨骼、增勁力的作用。

(三)以動爲用，鬆緊互換

在形體的升降開合運動中，相應部位進行鬆緊互換。由鬆變緊，閉合關竅，使氣血大量湧結；以緊求鬆，由緊變鬆，疏鬆關竅，氣血奔騰流暢，肢端末梢脈衝感增強，即會產生脹、沉、熱、麻、蟻爬等得氣感覺，使百脈流通，以達精神充沛、正氣旺盛的目的。

這套功法動作雖簡便易學，但運動量較大，練習者必須量力而行，循序漸進。每式可單獨練習，也可全套做完。體質差者或初練者可先單練，練至體力增加或動作熟練後再成套鍛鍊。

在鍛鍊時間上，靜功站樁式開始時為3～5分鐘，以後逐漸增加到10分鐘以上。

動功十二式單動練習時，每個動作可重複10～20次；成套鍛鍊時，每個動作可重複3～5遍。

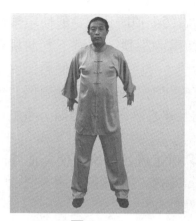

圖 5-1-1

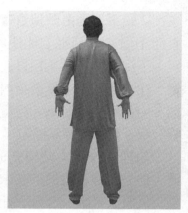

附圖 5-1-1

二、動作説明

(一)靜功站樁式

兩腳開立，與肩同寬，腳尖向前，腳趾抓地，兩膝挺直內夾。兩臂後伸、上抬、內夾，肘挺直，屈腕，四指併攏伸直，拇指外分，虎口相對，掌心向後。挺胸直腰，收腹斂臀，兩肩胛向脊柱靠近，頭向上頂，頸項豎直，下頜微內收。目向前平視（圖 5-1-1、附圖 5-1-1）。要求舌抵上頜，呼吸自然，氣沉丹田，精神貫注。

學練要點：要求做到「四直三平」，即項直、腰直、膝直、肘直，頭平、肩平、腳平。「直」能使各部位達到最大限度的伸展，產生內勁，強健筋骨，增強指、臂、腰、腿的力量；而「平」則要使由「直」形成的動作剛中寓柔，緊中求鬆，以勢運氣，以氣生勁。

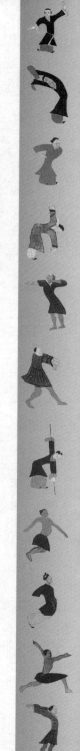

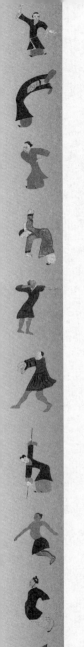

　　「頭平」是由頭頂百會穴虛領上頂所致，它能使項雖直而不僵；「腳平」能使身體重心平穩，意識下沉湧泉穴，下沉上拔，意氣相貫於命門；「肩平」即要使肩部放鬆，在維持臂部儘量後抬內夾的前提下進行，避免肩僵力拙，由此可使意、氣、力貫達至掌心勞宮穴和指端，產生脹、沉、熱、麻等氣感。

　　功理和作用：站樁式的鍛鍊能疏通經絡，使氣血暢通，勁力循經絡達於四肢末梢；調整內部臟腑功能，使陰陽二氣周流平衡，起到袪病強身的作用。

（二）動功十二式

第一式　力士推山

　　1. 上接站樁式。隨著吸氣，外旋屈肘，掌心向上，如托重物，用內勁緩緩上托至胸側。挺胸收腹，頭平項直。目平視前方。（圖 5-1-2）

　　2. 深吸氣，兩肘後頂，蓄力待發；隨著呼氣，兩臂前伸內旋，與肩同寬，掌心相對，四指併攏，拇指用力外分，緩緩前推至肘直，力達指端。圓胸蓄腹，氣沉丹田。目平視前方。（圖 5-1-3、附圖 5-1-3）

　　3. 保持以上姿勢，吸呼氣各一次。吸氣時放鬆，意想兩勞宮穴，經氣互流；呼氣時兩手前頂。

　　4. 深呼氣，臂再用力前伸，隨之肩、臂、指鬆沉；隨著吸氣，兩臂屈肘外旋，掌心向上，緩緩收至胸側。挺胸收腹，頭平項直。目平視前方。（圖 5-1-4）

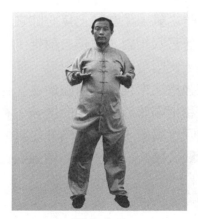

圖 5-1-2

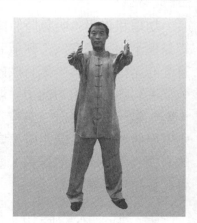

圖 5-1-3

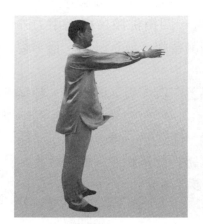

附圖 5-1-3

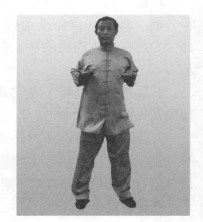

圖 5-1-4

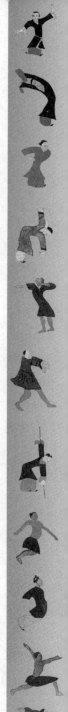

學練要點：

1. 兩臂前伸，內力起於腳跟，經腰傳於兩肩，再貫注於兩手。

2. 上體保持正直，不應前俯後仰。

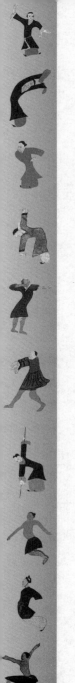

功理和作用：吸氣時將臟腑之氣，尤其是上焦心肺之經氣運至兩手勞宮穴；呼氣時勞宮穴相對，用頂力前推，意念亦達指端。再吸氣時放鬆，使兩勞宮穴經氣對流，加強氣感；呼氣時用力前頂，增強指端末梢的氣血脈衝量。一緊一鬆，氣血澎湃，勞宮穴和指端收放氣的功能增強，兩臂屈肘收回時，氣由勞宮穴回至臟腑，加強體內外之氣的交換。同時，向前推頂，蓄勁於腰，發力於指，增強兩臂的蓄勁和指端功夫。

第二式　大鵬展翅

1. 接上式。兩肘後頂內夾，蓄力待發，隨著呼氣，兩臂外展，緩緩向兩側推至肘直，四指併攏，拇指用力外分，力達指端，高與肩平。圓胸蓄腹，氣沉丹田。目平視前方。（圖5-1-5）

2. 保持以上姿勢，吸呼氣各一次。吸氣時放鬆，呼氣時兩臂外展用頂勁。

3. 深呼氣，臂再用力外展，隨之肩、臂、指鬆沉；隨著吸氣，兩臂屈肘內收，兩掌緩緩收至胸側。挺胸收腹，頭平項直。目平視前方。（圖5-1-6）

學練要點：

1. 側推時，兩臂儘量外旋，保持掌心向上，與地面平行。

2. 推至極點時，意念頭部和四肢分別向五個不同方向展開。

功理和作用：吸氣時引丹田之氣沿督脈上升至大椎穴，呼氣時由大椎穴左右分開沿手三陽經至指端；再吸氣時意念

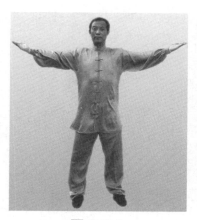
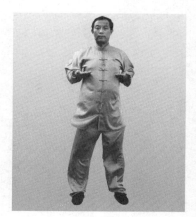

圖 5-1-5　　　　　　　　　　圖 5-1-6

回至大椎穴，以此來往運氣，疏通手三陽經，並加強督脈總督一身之陽的功能。勞宮穴對天，意在承接天陽以補體陽。

第三式　霸王舉鼎

1. 接上式。深吸氣，掌指用力伸展，蓄力待發；隨著呼氣，兩臂緩緩上舉至頭前時，掌根外展，屈腕，掌心向上，四指併攏，拇指用力外分，兩掌指端相對，再向上舉至肘直，如托舉重物。圓胸蓄腹，氣沉丹田。目平視前方。（圖 5-1-7）

2. 保持以上姿勢，吸呼氣各一次。吸氣時放鬆，呼氣時用勁上推。

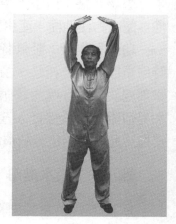

圖 5-1-7

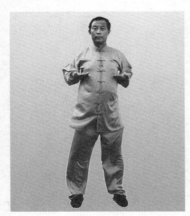

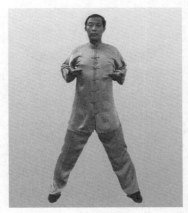

圖 5-1-8　　　　　　　　　圖 5-1-9

3. 深呼氣，掌再用力上推，隨之肩、臂、指鬆沉；隨
著吸氣，兩臂外旋屈肘，掌心相對，指端向上，緩緩下落
至胸前時，左右分開，收至胸側，掌心向上。頭平項直，
挺胸收腹。目平視前方。（圖 5-1-8）

學練要點：兩手上舉時，腳跟不能離地，注意腳趾抓
地，使之力注地面，產生軀幹對拉拔長的效果。

功理和作用：吸氣時運五臟之氣於兩手勞宮穴，呼氣
時用舉鼎勢向上托起，由於肩胛和胸廓的上抬，使整個內
臟都處於氣血升騰的狀態。勞宮穴對天，放鬆後直接將自
然界清陽之氣承接貫入五臟六腑，加強人與自然界的氣體
交換。此式對治療臟腑機能衰退一類的病症有顯效。

第四式　順水推舟

1. 接上式。左腳向左平跨一步，腳尖內扣，腳趾抓
地。頭平項直，挺胸塌腰，收腹斂臀。目平視前方。（圖

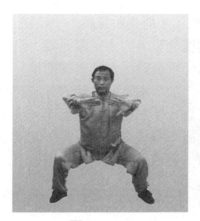

圖 5-1-10

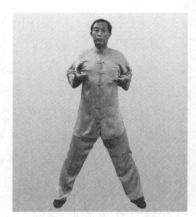

圖 5-1-11

5-1-9）

2. 深吸氣，兩肘後頂，蓄力待發；隨著呼氣，兩臂內旋前伸，緩緩向前推出，邊推邊內旋至肘直，高與肩平，屈腕，虎口向下，四指併攏，拇指用力外分，掌心向前。同時，兩腿漸漸屈膝半蹲成馬步。圓胸蓄腹，氣沉丹田。目平視前方。（圖 5-1-10）

3. 保持以上姿勢，吸呼氣各一次。吸氣時放鬆，呼氣時兩臂用力前推。

4. 深呼氣，兩掌再用力前推，隨之肩、臂、指鬆沉；隨著吸氣，兩臂外旋，虎口向上，掌心相對，緩緩屈肘收回至胸前時，掌心轉向上，左右分開，收至胸側。同時，兩腿漸漸伸直，腳尖內扣，腳趾抓地。頭平項直，挺胸塌腰，收腹斂臀。目平視前方。（圖 5-1-11）

學練要點：

1. 馬步下蹲，上體要正直。

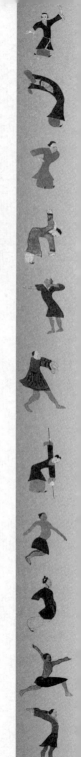

2. 兩臂前推，肩要保持鬆沉，不能揚肘聳肩。

功理和作用： 吸氣時，兩腿伸直，力由足跟而發，沿足三陽經傳於腰，由腰達於肩；呼氣時，兩臂內旋前推，力由肩傳達至指端末梢。此外，加上兩臂回收時的外旋，勞宮穴相對，觸動和加強手三陰、手三陽經氣的互流，直接鍛鍊了上肢的旋轉肌力。兩腿下蹲成馬步時，將下肢氣血聚於膝部，起立時通關開竅，對疏通下肢經絡和增強下肢力量有獨到之處。

第五式　海底撈月

1. 接上式。深吸氣，兩肘後頂，蓄力待發；隨著呼氣，兩臂前伸，兩掌在胸前立掌交叉，腕部相靠，緩緩前頂至肘直，力達掌根，四指併攏，拇指用力外分，高與肩平。圓胸蓄腹，氣沉丹田。目平視前方。（圖 5-1-12）

2. 保持以上姿勢，吸呼氣各一次。吸氣時放鬆，呼氣時掌根向前用力推頂。

3. 深呼氣，兩掌再用力前推，隨之肩、臂、指鬆沉；隨著吸氣，兩掌緩緩向左右分開，成一字形，指端向上，掌心向外。頭平項直，挺胸收腹。目平視前方。（圖 5-1-13）

4. 隨著呼氣，上體緩緩前俯。同時，兩臂向下合抱，肘微屈，兩掌置膀下，掌心向上，中指相對，距地面 5～10 公分。兩膝伸直，腳掌踏實，圓胸蓄腹。目視兩手。（圖 5-1-14）

5. 隨著吸氣，上體緩緩抬起，頭平項直，挺胸收腹。隨上體抬起，兩掌提至腹前，沿身體中線緩緩托起至胸前

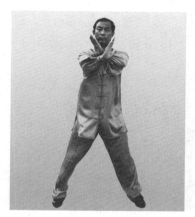

圖 5-1-12

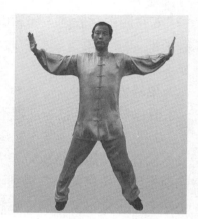

圖 5-1-13

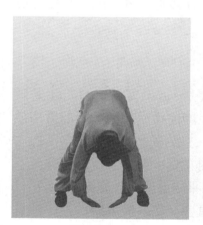

圖 5-1-14

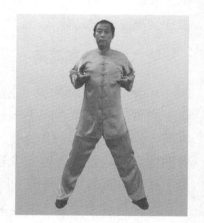

圖 5-1-15

時，左右分開收至胸側，掌心向上。目平視前方。（圖 5-1-15）

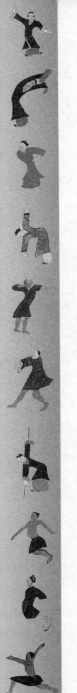

6.左腳向右收回，與肩同寬，膝挺直，腳尖向前，腳趾抓地。頭平項直，挺胸收腹。目平視前方。（圖5-1-16）

學練要點：

1. 兩腕交叉相搭，前推不能分開，施力要均衡。

2. 上體前俯，兩膝不能彎曲。

功理和作用：吸氣時蓄力於兩掌，呼氣時兩臂用內勁向前推出，使背部肌肉得到牽拉，有利於督脈貫通，運氣至手掌。兩臂平展開胸，意將體外清氣吸入心肺，沿任脈導向丹田；俯身合抱，意念隨動作抱地陰上托，沿足三陰經上升與丹田氣相合。此式意在吸地陰補體陰，加強任脈承任全身陰脈之功能。

第六式　風擺荷葉

1. 接上式。深吸氣，兩肘後頂，蓄力待發；隨著呼氣，兩臂內旋，掌心向下，在胸前緩緩合攏，兩前臂橫於胸前，兩臂距離5～10公分，左臂在上，勞宮穴向下對右臂曲池穴，右臂外勞宮向上對左臂少海穴，使兩臂經氣互流。圓胸蓄腹，氣沉丹田。目平視前方。（圖5-1-17）

2. 保持以上姿勢，吸呼氣各一次。吸氣時放鬆，呼氣時意念加強兩臂經氣互流。

3.隨著吸氣，兩臂在胸前用力緩緩向兩側拉開，至兩掌中指相對。（圖5-1-18）

4. 身體右轉90°。同時，掌心轉向上，兩臂外旋伸肘，向兩側平分開。兩膝挺直，腳掌踏實，腳趾抓地。上體正直，挺胸收腹，頭平項直。目平視前方。（圖5-1-

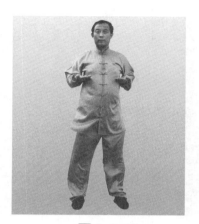

圖 5-1-16

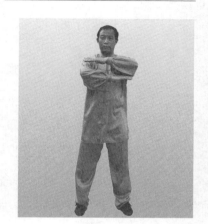

圖 5-1-17

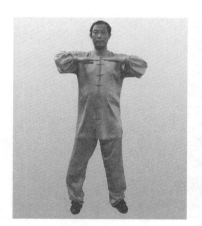

圖 5-1-18

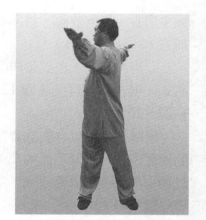

圖 5-1-19

19）

5. 隨著呼氣，身體向左轉正。兩臂平擺於體前，與肩等高、等寬，掌心向上。（圖 5-1-20）

6. 隨著吸氣，兩臂屈肘，兩掌收至胸側，掌心向上。

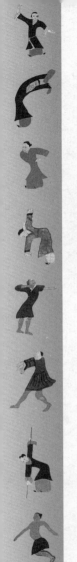

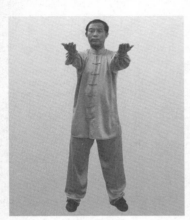

圖 5-1-20

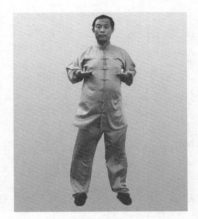

圖 5-1-21

頭平項直，挺胸收腹。目平視
前方。（圖 5-1-21）

7. 再做左式，左式動作同
右式，唯左右相反。（圖 12-
1-22～26）

學練要點：以含胸圓背帶
動兩臂內合，兩臂不能觸及；
以展胸夾脊帶動兩臂外分，身
體儘量後轉。

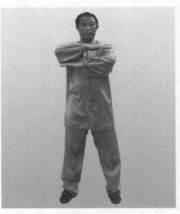

圖 5-1-22

功理和作用：吸氣時，兩
臂向胸前合攏，上手勞宮穴對
下臂曲池穴，下手外勞宮對上手臂少海穴，使經氣在兩臂
間互流，並沿任脈下行；呼氣時，轉體牽動帶脈，運轉督
脈，氣上升至大椎穴到肩背部，達於兩臂。如此任督兩脈
運轉，氣機一升一降，陽升陰降，並左右交替進行，維持

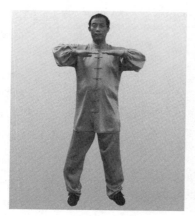

圖 5-1-23

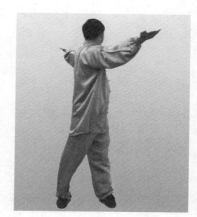

圖 5-1-24

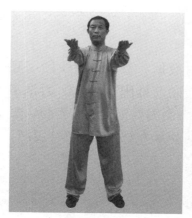

圖 5-1-25

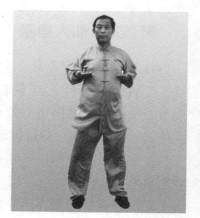

圖 5-1-26

機體前後和左右的陰陽平衡，加強任、督、帶三經脈的經
氣暢流。

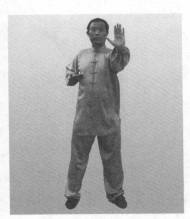

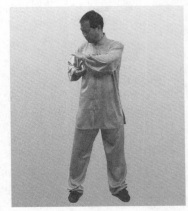

圖 5-1-27 　　　　　　　　　圖 5-1-28

第七式　仙人指路

1. 接上式。深吸氣，兩肘後頂，蓄力待發；隨著呼氣，左臂內旋前伸，立掌緩緩向前推出至肘直，力達掌根，四指併攏，拇指用力外分，高與肩平。圓胸蓄腹，氣沉丹田。兩膝挺直，腳趾抓地。目視左掌。（圖 5-1-27）

2. 保持以上姿勢，吸呼氣各一次。吸氣時放鬆，呼氣時左掌用內勁前推。

3. 深呼氣，左掌再用勁前推，隨之肩、臂、指鬆沉；隨著吸氣，左臂外旋屈肘，虎口轉向上，立掌變直掌，緩緩向右水平畫向右掌至右胸前，轉掌心向下，兩掌勞宮穴相對，間距 5～10 公分。（圖 5-1-28）

4. 保持以上姿勢，呼吸氣各一次，加強兩勞宮穴間的經氣互流。

5. 左臂外旋，右臂內旋，兩掌同時互相繞轉半周，變

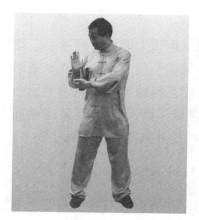

圖 5-1-29

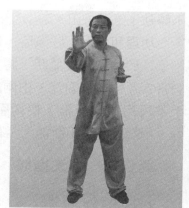

圖 5-1-30

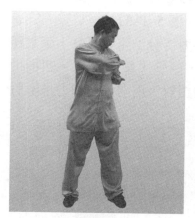

圖 5-1-31

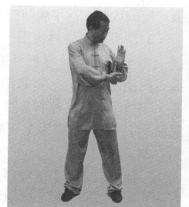

圖 5-1-32

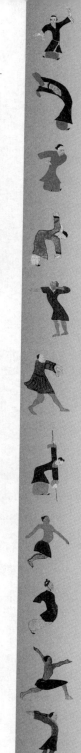

右掌在上，左掌在下，兩勞宮穴相對，右肘後頂，立掌坐腕，蓄力待發。（圖 5-1-29）

　　6. 右式動作同左式，唯左右相反。（圖 5-1-30～32）

　　學練要點：一手立掌前推，另一手臂肘尖後頂，身體

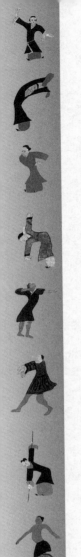

不轉動，氣沉丹田。

功理和作用：呼氣時，單掌用頂力前推，意運手三陰經氣達於手掌；吸氣時，將外氣攏至另一手勞宮穴，使兩勞宮穴互感經氣對流。由兩掌相互轉繞，意將氣領至另一手掌再用頂力前推，使兩手之氣不斷交換，經氣逐漸加強，指端脈衝量不斷加大，有利於外氣內收和內氣外放。

第八式　頂天抱地

1. 接上式。隨著吸氣，右掌經胸前向右收至胸側，掌心向上；左臂外旋，左掌向上，收至左胸側。同時，左腳向右腳靠近，兩腿併步站立，膝挺直，腳趾抓地。頭平項直，挺胸收腹。目平視前方。（圖5-1-33）

2. 深吸氣，兩肘後頂，蓄力待發；隨著呼氣，兩掌緩緩上舉至頭頂時，掌根外展，屈腕，掌心向上，四指併攏，拇指用力外分，兩掌指端相對，再向上用頂力推至肘直，如托舉重物。圓胸蓄腹，氣沉丹田。目視兩手。（圖5-1-34）

3. 保持以上姿勢，吸呼氣各一次。吸氣時放鬆，呼氣時用勁上推。

4. 隨著吸氣，兩臂緩緩向兩側下落至肩平，掌心向下。（圖5-1-35）

5. 隨著呼氣，上體緩緩前俯。兩臂下落合抱，兩手掌在

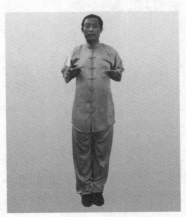

圖 5-1-33

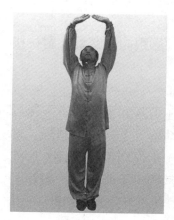

圖 5-1-34

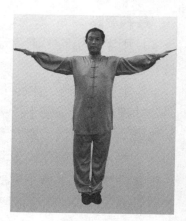

圖 5-1-35

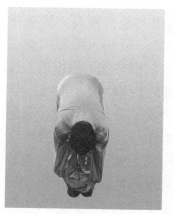

圖 5-1-36

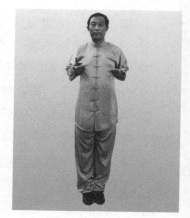

圖 5-1-37

腳前相疊，掌背貼地。兩膝伸直，腳掌踏實。抬頭稍停，
再目視兩手。（圖 5-1-36）

　　6. 隨著吸氣，上體緩緩抬起，頭平項直，挺胸收腹。
隨上體抬起，兩掌相疊，沿體前緩緩向上托起至胸高時，
左右分開收至胸側。目平視前方。（圖 5-1-37）

學練要點：

1. 兩手上舉時，掌儘量上托，腳跟向下踏實，對拉拔長脊柱。

2. 上體前俯時，兩膝不能彎曲。

功理和作用： 雙手托天，意在勞宮穴承天陽，下降以補體陰；下落合抱，意在湧泉吸地陰，上升以補體陽，陰陽交、體安和。動作向上陽氣升，動作向下陰氣降，形成一種陽升陰降，上虛下實的生理常態。上體前俯，鍛鍊了腰背肌肉、筋骨，增強了腰背肌力量和下肢的柔韌性。

第九式　羅漢伏虎

1. 接上式。深吸氣，兩肘後頂，蓄力待發；隨著呼氣，兩腿漸漸屈膝全蹲，腳掌踏實。同時，兩臂內旋前伸，掌心相對，緩緩前推至肘直，四指併攏，拇指用力外分，高與肩平。目平視前方。（圖5–1–38）

2. 保持以上姿勢，吸呼氣各一次。吸氣時放鬆，意想兩勞宮穴經氣互流；呼氣時向前推頂。

3. 深呼氣，兩掌再用力前推，肩、臂、指鬆沉；隨著吸氣，兩腿漸漸直立，膝挺直，腳趾抓地。同時，兩臂屈肘外旋，緩緩收回，貼靠胸側。頭平項直，挺胸收腹。目平視前方。（圖5–1–39）。

學練要點： 下蹲時，腳跟不能離地，上體儘量保持正直，圓胸蓄腹，氣沉丹田。

功理和作用： 髖、膝、踝是下肢的主要關節，俗稱「三關」。凡是運行至下肢的經絡均通過膝關節，膝關節周圍是主要經絡最密集的地方，膝關節的堅固與滑潤對全

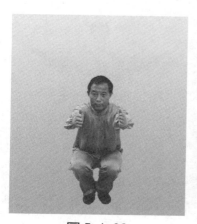

圖 5-1-38

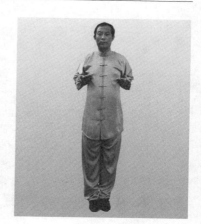

圖 5-1-39

身經絡的經氣流通作用最大。下蹲時，各經絡之氣聚於膝
關節處，加大了膝部氣血流量的衝力；起立時，經氣直瀉
而下，通關而過。反覆練習可加強足三陽、足三陰經氣的
流動，增加下肢氣血的脈衝量。此外，奇經八脈的陽蹻、
陰蹻、陽維、陰維脈也會被逐
漸疏通。

第十式　深海斬蛟

1. 接上式。左腳向左平跨
一步，與肩同寬，腳尖向前。
（圖 5-1-40）

2. 深吸氣，兩肘後頂，蓄
力待發；隨著呼氣，兩臂前
伸，兩手在體前交叉，腕部相
靠，四指併攏，拇指用力外

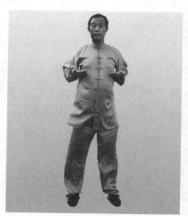

圖 5-1-40

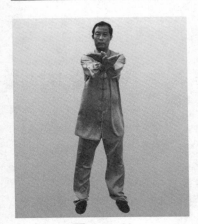

圖 5-1-41

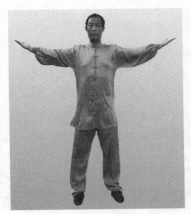

圖 5-1-42

分,掌心向上,緩緩向前平推
至肘直。圓胸蓄腹,氣沉丹
田。目視兩掌。（圖 5-1-41）

　　2. 保持以上姿勢,吸呼氣
各一次。吸氣時放鬆,呼氣時
向前推頂。

　　3. 深呼氣,兩掌再向前推
頂,肩、臂、指鬆沉;隨著吸
氣,兩掌緩緩向左右平分至體
側,掌心向上,高與肩平。頭
平項直,挺胸收腹。目平視前
方。（圖 5-1-42）

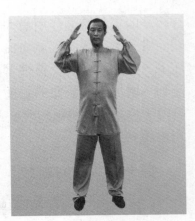

圖 5-1-43

　　4. 上動不停。繼續吸氣,兩臂屈肘,兩掌緩緩向頭部
合攏,掌心對耳門。（圖 5-1-43）

　　5. 隨著呼氣,兩掌緩緩向前、向下劈至肘直,落至髖

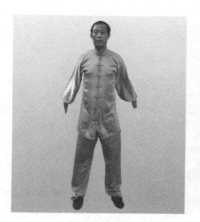

圖 5-1-44

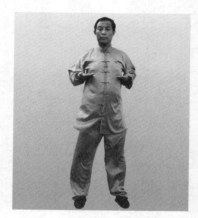

圖 5-1-45

部側後方，力達掌根，掌心相對。圓胸蓄腹，氣沉丹田。目平視前方。（圖 5-1-44）

6. 隨著吸氣，兩臂向前屈肘，掌心轉向上，緩緩上托，貼靠胸側。頭平項直，挺胸收腹。目平視前方。（圖 5-1-45）

學練要點：兩掌分開水平運行時，注意兩臂充分外旋，拇指向下傾斜，掌心始終保持向上。

功理和作用：兩手交叉，用頂力向前推出，意從手三陰經出，引臟腑之氣於兩掌；兩臂平展開胸，吸體外清氣至心肺臟腑；兩手勞宮穴合向耳部，將所採之清氣貫入足少膽陽經，肝膽相連互為表裏；兩手沿體側肝膽經脈循行，意在排除肝膽濁氣，疏肝利膽。肝主筋，肝藏魂，肝的功能健全，精血充足，反映在人體表面為筋骨強健、體魄健壯。

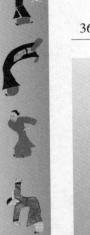

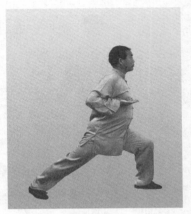

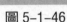
圖 5-1-46

圖 5-1-47

第十一式　烏龍鑽洞

1. 接上式。左腳向左邁開一大步。（圖 5-1-46）

2. 身體左轉 90°。左腿屈膝半蹲，右膝伸直，成左弓步。頭平項直，挺胸收腹。目平視前方。（圖 5-1-47）

3. 深吸氣，兩肘後頂，蓄

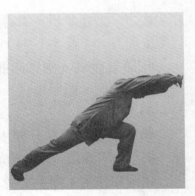

圖 5-1-48

力待發；隨著呼氣，兩臂內旋前伸，屈腕，虎口轉向下，掌心向前，指端相對，緩緩向前上方推出至肘直。上體隨勢前俯，腰脊拔長，頭向前鑽。後腿蹬伸，以助其勢。目視前下方。（圖 5-1-48）

4. 保持以上姿勢，吸呼氣各一次。吸氣時放鬆，呼氣時兩掌向前推頂。

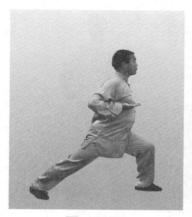

圖 5-1-49

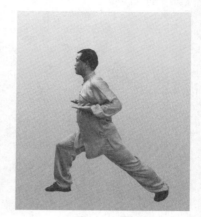

圖 5-1-50

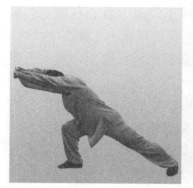

圖 5-1-51

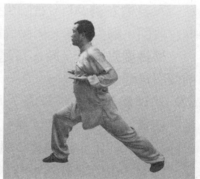

圖 5-1-52

5. 深呼氣，兩臂再用力前推，隨之肩、臂、指鬆沉；隨著吸氣，上體漸漸抬起，兩臂外旋屈肘，掌心向上，緩緩收至胸側。（圖 5-1-49）

6. 腳跟碾地，身體右轉 180°。右式動作同左式，唯左右相反。（圖 5-1-50～52）

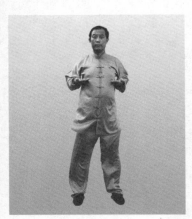
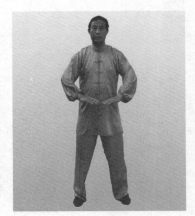

圖 5-1-53　　　　　　　　　圖 5-1-54

7. 身體左轉 90°，右腳尖轉正向前，重心左移，右腳向左收回，腳尖向前，兩腳間距與肩同寬。（圖 5-1-53）

學練要點：弓步時，後腿腳跟蹬地，膝要伸直，上體前傾與後腿成一直線。

功理和作用：呼氣時，兩掌盡力前推，後腿用力蹬地，使臂、頸、肩、背、腰、腿儘量伸展拔長，經氣由手三陽經順利流入足三陽經；吸氣時，經氣由足三陰經貫入手三陰經，繼而聚於兩手勞宮穴和十指。以此形成一個十二經絡的大循環，使全身經氣流暢，起到調和氣血、平衡陰陽、祛病強身的作用。

第十二式　葉落歸根

1. 接上式。兩臂內旋，轉掌心向下，按至腹前，指端相對。目視前方。（圖 5-1-54）

2. 隨著吸氣，兩臂外旋，緩緩向兩側分開，舉至頭頂

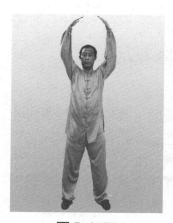

圖 5-1-55

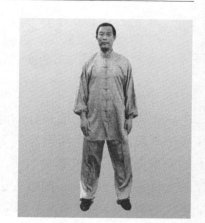

圖 5-1-56

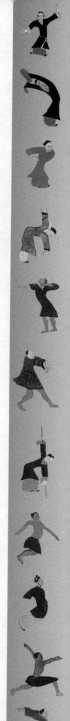

上方，中指相對，掌心向下對百會穴。目平視前方。（圖5-1-55）

　　3.隨著呼氣，兩掌中指相對，向下沿身體中線下落至腹前。重複練習數遍，最後下按至腹前，兩掌左右分開，貼靠髖側，意守丹田，調勻呼吸（圖5-1-56）。結束全套功法。

　　學練要點：隨兩掌下按，身體各部位節節放鬆，直至腳底。

　　功理和作用：此為全套功法的收功動作。意將體外清新之氣貫入體內，滌蕩臟腑，並導引體內之氣歸入根元，不致散亂，使人氣息調和、精神飽滿、輕鬆愉快。

（虞定海）

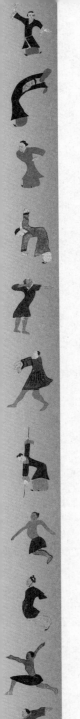

第二節　太極樁功

太極拳作為一項良好的健身運動，其功效已被國內外成千上萬的愛好者所驗證。尤其在當今社會，人與人之間的競爭激烈、工作節奏加快、精神緊張等狀況，舒鬆自然的太極拳似一帖清心劑讓人去掉浮躁之氣，平和地面對人生，有益於心理健康、心態平衡、精神安泰。

太極樁功是太極拳習練中的基本功之一，它也可以結合氣功中的三調（調身、調息、調心）使之成為健身強體、祛病延年的養生功法。其動作簡單，以原地站立的樁步為根基，靜中有動，動中求靜。在進行中不僅要有太極拳的心靜體鬆、徐緩自如，而且要注意氣功練習的特點，精神集中，意守到位，並與想像的情景結合。

一、動作說明

(一)太極樁

預備勢：併步站立，兩臂下垂，周身放鬆。（圖5-2-1）

開步站立，兩手徐徐抬起，與肩同寬，兩膝微屈，兩手手心向內，在胸前成抱球狀。（圖5-2-2）

學練要點：氣沉丹田，腹式呼吸。

意念：眼睛微微閉合，邊想太極拳技術對身體部位的要求，邊進行從頭至腳「正身」的調整，做到虛靈頂勁、

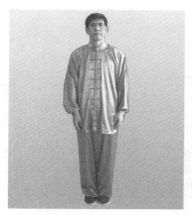

圖 5-2-1

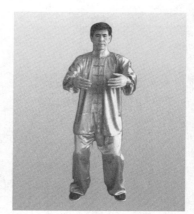

圖 5-2-2

　　沉肩墜肘、含胸拔背、氣沉丹田、鬆腰斂臀和屈膝鬆胯。

　　強度：5 分鐘為一組，做三組為宜，每組間歇 1 分鐘。

（二）開合樁

　　預備勢：併步站立，兩臂下垂，周身放鬆。（圖 5-2-3）

　　開步站立，兩手在腹前，手心對丹田。（圖 5-2-4）

　　慢慢向上、向外拉開，如抱一大球。（圖 5-2-5）

　　然後慢慢收回腹前成抱球狀。（圖 5-2-6）

　　學練要點：兩手始終形成抱球狀，手臂呈弧形，向上拉開時配合吸氣，向下收回時配合呼氣。

　　意念：意在手心勞宮穴和丹田，眼微閉合。手臂漸張開，自覺身體膨鬆長大，頂天立地，融合於大自然之中；手臂漸收攏，似採集大自然之氣，集於丹田之中。

　　強度：開合 8 次為一組，做三組為宜，每組間歇 1 分

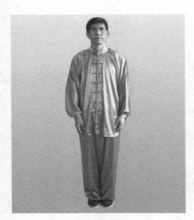

圖 5-2-3

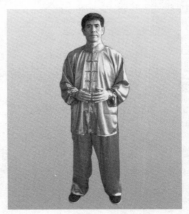

圖 5-2-4

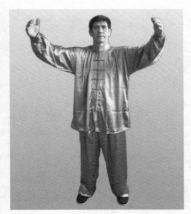

圖 5-2-5

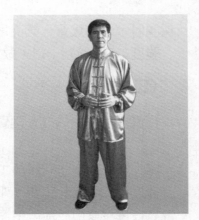

圖 5-2-6

鐘。

(三)起落樁

　　預備勢：併步站立，兩臂下垂，周身放鬆。（圖 5-2-7）

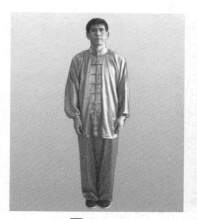

圖 5-2-7

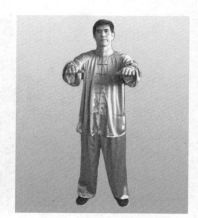

圖 5-2-8

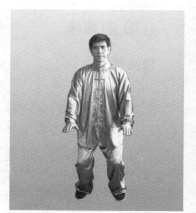

圖 5-2-9

開步站立，兩手向前上方慢慢平舉，與肩同高。（圖5-2-8）

兩肘微屈，同時兩手慢慢下按至腹前，兩膝慢慢下蹲。（圖 5-2-9）

學練要點：上提時吸氣，微提腕；下按時呼氣，墜肘沉腕。

意念：意在手心勞宮穴，兩眼微閉合。上提時似按在水中的氣球漸浮出水面；下按時似將氣球漸按入水中，至腹前兩手不動，意念繼續向下至大腳趾。

強度：起落 8 次為一組，做三組為宜，每組間歇 1 分鐘。

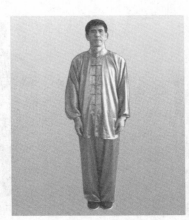

圖 5-2-10

（四）虛實樁

預備勢：併步站立，兩臂下垂，周身放鬆。（圖 5-2-10）

開步站立，重心慢慢移向左腿，身體微向右轉，右腳跟提起，兩手分至胯旁，然後向右上方慢慢提起；右腳向右前方伸出，腳跟著地成虛步，兩手前後合抱於右前方。（圖 5-2-11、12）

右腳輕輕收回，重心慢慢移向右腿，身體微向左轉，左腳跟提起，兩手下落至胯旁，然後向左上方慢慢提起；左腳向左前方伸出，腳跟著地成虛步，兩手前後合抱於左前方。（圖 5-2-13、14）

學練要點：兩手應先下按再合抱；腳步輕提輕落，兩腳虛實分清。

意念：意在手心勞宮穴，合抱時呈三尖相照（鼻尖、

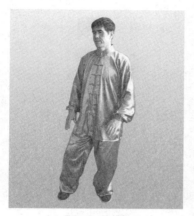

圖 5-2-11

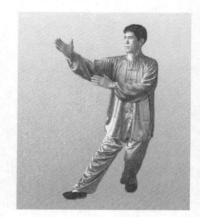

圖 5-2-12

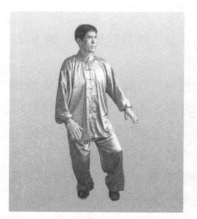

圖 5-2-13

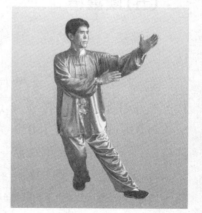

圖 5-2-14

中指尖、前腳尖）。

　　強度：左右 8 次為一組，做三組為宜，每組間歇 1 分鐘。

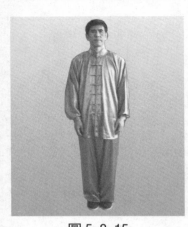
圖 5-2-15

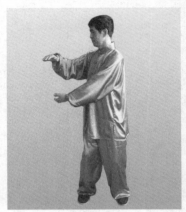
圖 5-2-16

（五）陰陽椿

預備勢：併步站立，兩臂下垂，周身放鬆。（圖 5-2-15）

兩腳平行開立，身體右轉 90°，兩手在右側呈抱球狀，右手在上，左手在下。（圖 5-2-16）

身體由右向左轉 180°，左手手心翻轉向上，右手手心翻轉向下，在左側呈抱球狀。（圖 5-2-17、18）

學練要點：以腰為軸，緩緩平轉，兩手隨轉體漸漸翻轉，在轉動過程中兩肩保持水平，身體轉到位，再做兩手翻轉。

意念：意在兩手勞宮穴，始終相對，似抱一盞蠟燭燈，緩緩轉動。

強度：左右 8 次為一組，做三組為宜，每組間歇 1 分鐘。

（邱丕相）

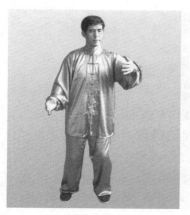
圖 5-2-17

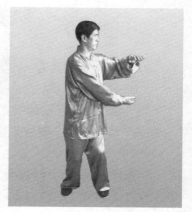
圖 5-2-18

第三節　養生太極棒

一、養生太極棒的特點

養生太極棒是北京體育大學張廣德以「易、醫、功、藝、美、樂」六位一體為文化源頭，以中醫的陰陽五行、氣血理論、臟腑經絡為指導創編而成。它動作生動形象、簡單新穎，在外動上現寧靜、在內養中重調和，是男女老少和慢性病患者康體增壽的自我鍛鍊的養生方法。概括起來，養生太極棒有如下特點。

(一)舒　鬆

養生太極棒的舒鬆，是指胸、腹、腰、背、肩、肘、

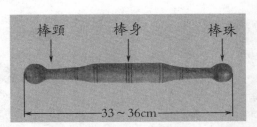

棒頸　　棒身　　棒珠

33～36cm

養生太極棒結構圖

腕、手無處不鬆。下肢雖然承擔體重，但也要力求自然。
充分放鬆，既有益於心靜，又有助於柔緩；既有益於膈肌
上下移動，順利地進行細勻深長的腹式呼吸，又有助於周
身血液循環，從而強身健體。

(二)柔　和

　　養生太極棒的柔和，包括用意要柔、調息要柔、調形
要柔。用意要柔，是指練習太極棒時，守竅不要過緊，而
要綿綿若存；調息要柔，是指動作配合呼吸時，既要做到
細勻深長，又要順其自然；調形要柔，是指在鬆的基礎
上，將動作完成得平穩舒展，輕鬆自如，不僵不拘。

　　總之，練習時做到柔和，可以取得淨化大腦、排除雜
念、提高呼吸肌力量、吸入更多氧氣與尾閭中正以及康體
安神的效果。

(三)緩　慢

　　是演練養生太極棒的又一特點。緩與柔是互相促進、
密切配合的，它對調節呼吸和意守專一（用意識引導動作
或守竅）可起到重要的階梯作用。

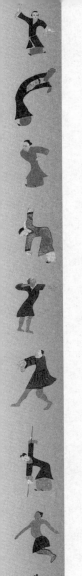

　　同時，練習太極棒時，要求兩腿在緩慢中虛實分明、內外合一，體重又經常由一條腿來負擔，這樣就大大地增加了下肢的負荷量，能較好地發展下肢力量，延緩「人老先從腳上老」的狀況。

(四)連　貫

　　是指練習養生太極棒時，其動作要做到前後銜接，綿綿不斷，節節貫穿，一氣呵成。換句話說，一個動作的結束，也就是另一個動作的開始，中間沒有明顯的停頓過程，它就像和風吹拂下的小溪，緩緩流淌，彌漫著溫馨、寧靜、理智和神秘。

　　這與競技體育賽場上那種喧囂、吶喊、狂熱、激動形成了鮮明的對比，是兩種不同形式的體育運動。

(五)圓　活

　　所謂圓活，就是說練習養生太極棒時，每個動作都要走弧線，有時成橢圓、有時成半圓、有時成大圓或小圓等。這些圓不只是表現於外在的形象上，更重要的是這些外在的動作路線的圓要與自然界的圓及人體內在運動的圓和諧一致，形成整體。因為宇宙間萬事萬物都是以圓周的形式循環著，如天體的運動就是圓運動。《易・繫辭》曰：「日往則月來，月往則日來，日月相推而明生焉；寒來則暑往，暑往則寒來，寒暑相推而歲成焉。」

　　人體臟腑氣機之升降也是圓運動，它是以脾胃居中，心腎分居上下，肝肺各居左右的形式而週期性循環著；人體經絡之循行（包括十二正經和奇經八脈）、營衛之運轉

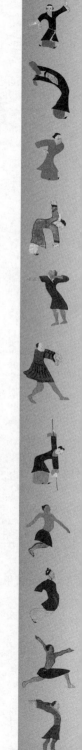

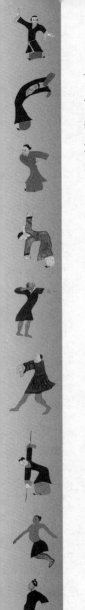

也都是以圓道形式周而復始地進行著。這就是古老東方哲學的基本原則——「天人合一」的體現，即所謂「人法地，地法天，天法道，道法自然」。「天人合一」的思想，為人們提出了人與自然和諧相處的法則。

《黃帝內經》早已告誡人們，天地陰陽四時之氣的變化，是萬物周而復始的由來，是萬物生死的根本，違背了這個規律則災害生，順從了這個規律則安泰。這就是養生太極棒「圓活」特點的真諦。

(六)意 深

養生太極棒雖然只有 8 個動作，即南山獻瑞、濟世舟航、玉兔搗藥、躍馬爭春、蘇海韓潮、躬身下拜、乾坤交泰、懷抱太極，但是這 8 個動作卻體現著中國養生文化豐富的內涵（詳細請閱讀套路中名稱內涵）。

如：「南山獻瑞」之「南山」，字面上是指秦嶺終南山，也泛指高山，而實際上這裏是借用南山，敬祝長輩像高山一般的長壽；「躍馬爭春」的動作，它是以「馬步撩棒」接「橫襠步雲棒」來體現「春滿人間、人間處處映春色，光照神州、神州煦煦放光彩」的意境；而「乾坤交泰」，則是用來體現《周易》中「否極泰來」的哲學思想，「否」「泰」都是卦名，天地交（相互作用）謂之「泰」，不交謂之「否」，「泰」則亨通，「否」則失利，意思是事物發展到一定程度，就向它的對立面轉化，「否」可以轉化為「泰」，反之亦然，後人便用「乾坤交泰」「否極泰來」形容情況從壞變好——時來運轉。

現將這種哲學思想寓含在動作中，必將使習練者煥發

出喜慶吉祥、福壽平安的心情，從而有助於心身安康。

二、健身作用

養生太極棒可以提高五臟六腑之機能，對一些慢性疾病也有一定的防治作用。中國醫學認為，經絡在體裏與臟腑相連，在體表與肢節皮肉相關，是人身氣血運行的道路。因此，無論是臟腑的病，或者是氣血的病，都能循經反映到體表上來，但由體表疏通經絡、暢通氣血，即可以治療臟腑疾病。

養生太極棒的 8 個動作，對人體臟腑的十二條經脈均分別有通經活絡、活血化淤之作用。與此同時，由養生太極棒有針對性的鍛鍊，還可以內安五臟、強身健體。

由於經絡是人身氣血運行的道路，所以經絡阻隔、氣滯血淤，或者氣血不和，則百病由此而生。正如《靈樞‧經脈篇》所說的「經脈者，所以決死生，處百病，調虛實，不可不通」。

怎樣疏通經脈呢？中國醫學告訴我們，「經絡所過，主治所及；臟腑所屬，主治所為」。養生太極棒嚴格地遵循了這一條原則。

如：第一式「南山獻瑞」和第七式「乾坤交泰」，主要是歸於手厥陰心包經脈，故既可以防治心血管系統疾病，又可以提高心功能；

第二式「濟世舟航」，主要對手三陰和手三陽產生良性刺激，故有助於強心益肺、潤腸化結、調理三焦等；

第三式「玉兔搗藥」，主要是歸於足陽明胃經脈，故既可以防治消化系統疾病，又可以提高脾胃之機能；

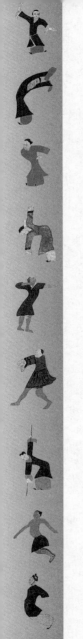

　　第四式「躍馬爭春」和第五式「蘇海韓潮」，由於這兩個動作上肢的旋轉纏繞和下肢的屈伸盤擰幅度較大，起伏多變，對全身十二經脈均有較強刺激，故可較好地提高五臟六腑機能，發展靈敏、力量、耐力等身體素質；

　　第六式「躬身下拜」，主要歸於足少陰腎經，故既可以防治生殖、泌尿系統疾病，又可以提高腎臟機能；

　　第八式「懷抱太極」，主要是由意守丹田和命門，故有助於調補後天、補益先天，有助於淨化大腦，改善大腦機能。

　　此外，再從中醫辯證立法的原則來談，養生太極棒也較好地體現了這一原則。要講清這個問題，還要從臟腑學說、陰陽五行學說談起，臟腑學說是中國醫學理論體系的重要組成部分，陰陽五行學說是中國古代的一種樸素的唯物論和辯證法，這些都是中國醫學的精華。

　　臟腑之間的陰陽、表裏關係，臟與臟之間的相生、相剋、相乘、相侮的關係，都是唯物辯證法在中醫學中的具體應用。五行相生的關係是：木生火、火生土、土生金、金生水、水生木。五行相剋的關係是：木剋土、土剋水、水剋火、火剋金、金剋木。

　　五行配屬五臟是：肝屬木、心屬火、脾屬土、肺屬金、腎屬水。人體五臟的生理活動，就是以此方式有機地結合成為一個整體。腎精養肝，肝血濟心，心火溫脾，脾升於肺，肺氣助腎；肺降抑肝亢，肝氣疏脾鬱，脾土遏腎水，腎水制心火，心陽束肺金。五臟相互資生、相互制約，維持著人體的正常生命活動。

　　根據這些醫理，養生太極棒就有了以提高先天之本

（腎）和後天之本（脾胃）為重點的全面增強臟腑機能的動作安排（具體見每個動作的主要作用），從而取得健內助外的效果。

在疾病演變上，可以一臟受病，也可以多臟受病；本髒之病，可以傳至他臟，他臟之病也可以傳至本臟。如肝病可以傳脾（木乘土），脾病也可以傳肝（土侮木），肝脾也可以同病（木鬱土虛），肝病也可以傳心（母病及子）、傳肺（木侮金）、傳腎（子病及母）。不管如何傳變，都可以用五行生克乘侮的關係來解釋。

養生太極棒把這些原理有機地運用起來，這就進一步突出了這一中醫理論的特色。

如：第二式「濟世舟航」，由疏導手太陰肺經和屈腕按摩其原穴太淵，有助於提高肺功能，防治呼吸系統疾病，但還要做到補脾調胃。

第三式「玉兔搗藥」，要求兩手分別用棒珠頂端砸點足陽明胃經之伏兔穴，就有助於補脾調胃。因為脾屬土，肺屬金，土能生金。

此外，還要補腎，由第六式「躬身下拜」的躬身折體，可對督脈（督脈貫脊屬腎）、足太陽膀胱經脈（膀胱與腎相表裏）和命門、腎俞等穴位有良性刺激，及有關動作的蹺腳（腎經起於湧泉斜行於足心），有助於暢通腎經，起到滋腎壯腰的作用。

又如：第五式「蘇海韓潮」，可以提高腎功能，防治生殖、泌尿系統疾病。

除了需要由該式的蹲腿屈踝、暢通足少陰腎經脈之外，還需要益肺，因為肺屬金，腎屬水，二者為相生關

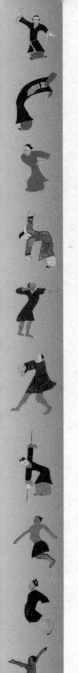

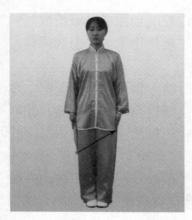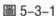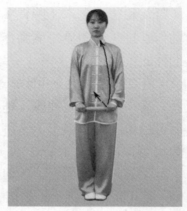

圖 5-3-1 　　　　　　　　　　　　圖 5-3-2

係，即金生水，所以就有了第二式「濟世舟航」、第四式「躍馬爭春」、第五式「蘇海韓潮」的安排。這些姿勢特別強調臂的纏繞，以暢通肺經及其原穴太淵。

三、動作說明

預備勢

1. 兩腳併步站立，周身放鬆。右手握棒珠，棒身垂直地面。眼平視前方。（圖 5-3-1）

2. 右手持棒隨右臂內旋橫置於襠前（約 5 公分），繼而左手握住另一端棒珠，棒身與地面平行。眼平視前方。（圖 5-3-2）

3. 默念練功口訣：

夜闌人靜萬慮拋，意守丹田封七竅。

呼吸徐緩搭鵲橋，身輕如燕飄雲霄。

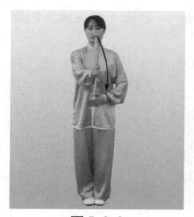
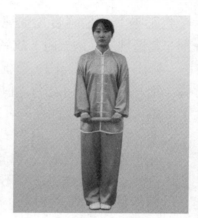

圖 5-3-3　　　　　　　　　　圖 5-3-4

學練要點：

1.默念開始時，將左手勞宮穴疊於關元（關元，屬任脈穴，在前正中線臍下 3 寸處）；右手持棒上舉，棒之頂端約與鼻尖齊平，棒身垂直地面，棒離面部約 30 公分。兩眼輕閉或平視前方。（圖 5-3-3）

2.當練功口訣默念完畢時，右手持棒下沉；左手握住棒珠將棒橫置於襠前。眼平視前方。（圖 5-3-4）

第一式　南山獻瑞

名稱內涵：

南山，指秦嶺終南山，在陝西省西安市南。古名太一山、地肺山、中南山、周南山，是秦嶺主峰之一，有南山湫、金華洞、玉泉洞、日月岩等名勝古跡。相傳道教全真道北五祖中的呂洞賓、劉海蟾曾修道於此。北五祖，是道教全真道對其創立者王重陽及王玄甫（號少陽）、鍾離權

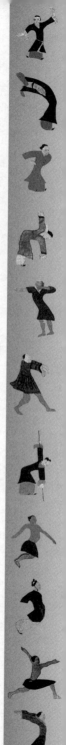

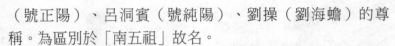

（號正陽）、呂洞賓（號純陽）、劉操（劉海蟾）的尊稱。為區別於「南五祖」故名。

南山，也泛指高山，敬祝人如高山一樣高壽。語出《詩經小雅·天保》：「如月之恒，如日之升，如南山之壽。」

獻，進也。

瑞，吉祥也。

在中國傳統習慣上，經常用南山的高大，祝賀人之長壽。例如：「福如東海，壽比南山。」

南山獻瑞，除了具有祝人高壽之外，尚有恭賀對方吉祥和萬事亨通之意。

動作指南：

1. 隨著吸氣，提肛調襠。腳趾上蹺，兩腿伸直。同時，兩手鬆握將棒之兩端分別抵在兩手勞宮穴處（勞宮，屬手厥陰心包經穴，位於掌中央第二、三掌骨之間，當屈指握拳時，中指尖所點處）。眼平視前方。（圖5-3-5）

動作不停，兩手持棒前擺至與肩平。眼看棒身。（圖5-3-6）

繼而，兩臂沉肘將棒收於胸前，掌指向上。眼平視前方。（圖5-3-7）

2. 隨著呼氣，鬆腹鬆肛。腳趾抓地，兩腿下蹲，兩膝相靠。同時，兩手勞宮穴抵住棒珠頂端坐腕翹指稍向下、向前弧形推出，兩臂沉肘，掌指向

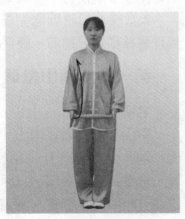

圖5-3-5

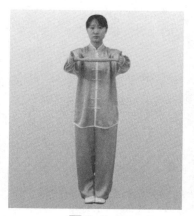

圖 5-3-6

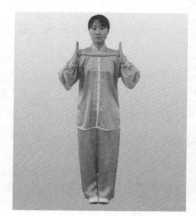

圖 5-3-7

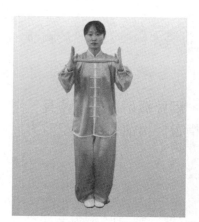

圖 5-3-8

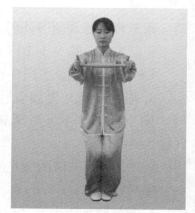

圖 5-3-9

斜前方。眼看太極棒。（圖 5-3-8）

　　動作不停，兩腿繼續稍下蹲，兩膝相靠。同時，兩掌相抵棒珠前送上擺至與肩平，掌指向前。眼平視前方。（圖 5-3-9）

　　3. 隨著吸氣，提肛調襠。腳趾上蹺，兩腿伸直。同

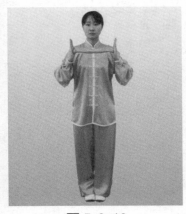

圖 5-3-10

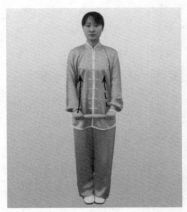

圖 5-3-11

時，兩掌相抵棒珠隨著兩肘下沉將太極棒弧形收於胸前。眼平視前方。（圖 5-3-10）

4.、6. 同 2；5.、7. 同 3。

8. 隨著呼氣，鬆腹鬆肛。腳趾抓地，兩腿伸直。同時，兩手握棒珠下沉將棒身橫置於襠前。眼平視前方。（圖 5-3-11）

練功次數：共做兩個 8 拍。

學練要點：

1. 吸氣時，兩手勞宮抵棒宜鬆；呼氣時，兩手勞宮抵棒前推宜逐漸加力，使勞宮穴產生氣感。

2. 兩腿下蹲深度因人而異，上下肢協調一致，周身放鬆。

3. 意守勞宮。

主要作用：

1. 對手厥陰心包經有良性刺激，故有助於鎮驚定志、

養心安神。

2. 隨著吸氣蹺趾、呼氣抓地，可啟動足少陰腎經脈等，故有助於滋陰清火、舒心平血。

3. 由於十二經脈在此動作的作用下有一定程度的疏通，故可獲得活血化淤、理氣通絡、內安臟腑、健運四肢的效果。

第二式　濟世舟航

名稱內涵：

濟世舟航，即救民於危難之中的航船。常用於稱讚富有而樂於濟民的人。如「濟世舟航，匡時柱石」。匡，幫助、救助之意。匡時，即挽救艱危的時勢，轉危為安。《後漢書‧荀淑傳論》有「陵夷則濡跡以匡時」。

動作指南：

1. 隨著吸氣，提肛調襠。兩腿伸直，身體左轉 45°。同時，兩手握棒珠貼身上提屈腕（向手心方向）至胸前。眼平視左前方。（圖 5-3-12）

動作不停，重心移至右腳，右腿半蹲，左腳向左前方上步成虛步。同時，兩手握棒珠稍上提，翻腕使手心向前。眼平視左前方。（圖 5-3-13）

2. 隨著呼氣，鬆腹鬆肛，重心前移成左弓步。同時，兩手鬆開使太極棒兩端的棒珠分

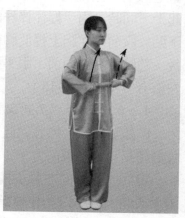

圖 5-3-12

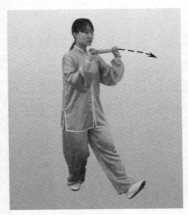

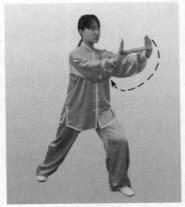

圖 5-3-13 　　　　　　　圖 5-3-14

別置於掌心，虎口托住棒頸，
稍向上、向前弧形推出。眼平
視左前方。（圖5-3-14）

　　3.隨著吸氣，提肛調襠，
重心後移成左虛步（腳尖蹺
起）。同時，兩手握住棒珠向
下貼於腹前，屈腕上提於胸前
後，翻腕使手心向前。眼平視
左前方。（圖5-3-15）

　　4.、6.同2；5.、7.同3。

　　8.隨著呼氣，鬆腹鬆肛，
身體轉正。眼平視前方。（圖5-3-16）

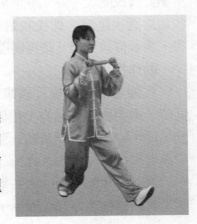

圖 5-3-15

　　繼而，左腳向右腳併攏，兩腿由屈逐漸伸直。同時，
兩手展開，以虎口托住棒頸向前、向下弧形落於襠前，兩
手分別握住棒珠。眼平視前方。（圖5-3-17）

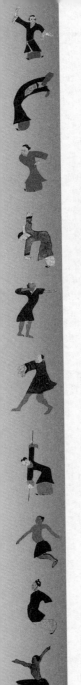

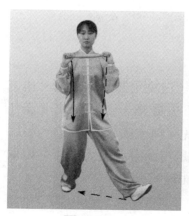

圖 5-3-16

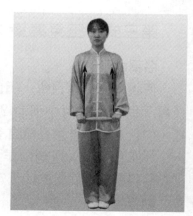

圖 5-3-17

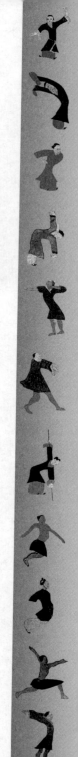

第二個 8 拍同第一個 8 拍，唯身體右轉 45°，右腳上步做動作。

練功次數：共做兩個 8 拍。

要點提示：

1. 動作連貫，協調自然，不僵不拘，有如「揚帆遠航」。

2. 成虛步時，鬆腰斂臀，身體中正；成弓步時，後腿自然伸直，前腿膝關節頂端微微超過腳尖，使身體處於「斜中正」之姿勢。

3. 淨化大腦，意守丹田。

主要作用：由於此式對手少陰心經、手太陰肺經、足太陰脾經、足厥陰肝經、足少陽膽經等有一定程度的疏通，故分別有以下三個效果：補血養心，益氣安神；消食導滯，清熱通腑；舒肝利膽，通調膀胱。

第三式 玉兔搗藥

名稱內涵：

傳說是月中有白兔，因此，白兔用為月的代稱。傅咸《擬天問》：「月中何有？玉兔搗藥。」辛棄疾《滿江紅·中秋》：「著意登樓瞻玉兔，何人張幕避銀闕。」

「玉兔搗藥」這個動作，是指練習者用太極棒之棒珠砸點足陽明胃經脈上的伏兔穴而得名。

動作指南：

第一個8拍

1.隨著吸氣，提肛調襠，兩腿伸直。同時，兩手握棒珠貼身屈腕（向手心方向）上移至胸前時，翻腕使手心向前。眼平視前方。（圖5-3-18）

動作不停，兩腿仍伸直。左手握住棒頸，左肘下沉裏合；右手鬆開稍上提，用勞宮穴抵住棒珠頂端，使棒身垂直地面。眼平視前方。（圖5-3-19）

隨著呼氣，鬆腹鬆肛，左腳向前上步成左虛步（前腳尖點地）。同時，兩手用力使左手棒珠頂端砸點於左腿伏兔穴上（伏兔，屬足陽明胃經穴，在髖骨外緣直上6寸處），恰似玉兔搗藥。餘光注視伏兔穴。（圖5-3-20）

2.隨著吸氣，提肛調襠。左腳回收與右腳併攏，兩腿逐漸伸直。同時，右手下沉握住棒珠，緊接著兩手持棒貼身屈腕（向手心方向）上移至胸前時，翻腕使手心向前。眼平視前方。（圖5-3-21）

動作不停，兩腿仍伸直。右手握棒頸，右肘稍下沉裏合；左手鬆開稍上提，用勞宮穴抵住棒珠頂端，使棒身垂

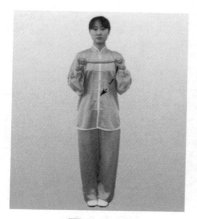

圖 5-3-18

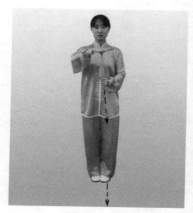

圖 5-3-19

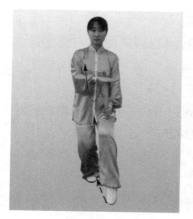

圖 5-3-20

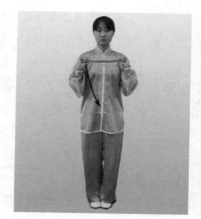

圖 5-3-21

直地面。眼平視前方。（圖 5-3-22）

隨著呼氣，鬆腹鬆肛，右腳向前上步成右虛步（腳尖點地）。同時，兩手用力使右手棒珠頂端砸點於右腿伏兔穴上，恰似玉兔搗藥。餘光注視伏兔穴。（圖 5-3-23）

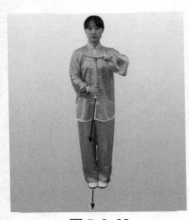
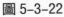

圖 5-3-22

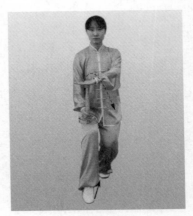

圖 5-3-23

3.、5.、7.同 1；4.、6.、8.同 2。

第二個 8 拍的第 8 拍，左腳向右腳併攏，兩腿半蹲。同時，右手下沉握住棒珠，棒身與地面平行，高與臍平，兩臂微屈。眼平視前方。（圖 5-3-24）

上動不停，兩腿伸直。同時，兩手向下、向裏貼於小腹之上。眼平視前方。（圖 5-3-25）

上動不停，隨兩臂屈肘、屈腕置於巨闕。眼平視前方。（圖 5-3-26）

上動不停，兩手握棒翻腕經面前向前、向下落於襠前。眼平視前方。（圖 5-3-27）

練功次數：共做兩個 8 拍。

學練要點：

1. 成虛步時，支撐腳五趾抓地，百會上頂（百會，屬督脈穴，在後髮際正中上 7 寸，相當於頭頂正中線與兩耳間聯線之交叉點），餘光注視伏兔穴。

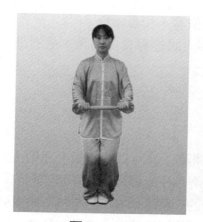

圖 5-3-24

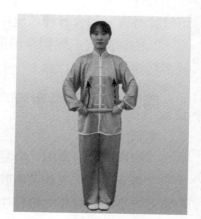

圖 5-3-25

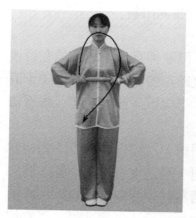

圖 5-3-26

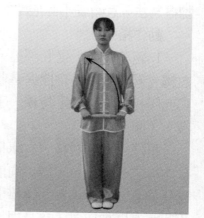

圖 5-3-27

2. 點砸伏兔穴時，力量適中，並宜稍停，以稍有酸痛感為度。

3. 意在伏兔穴。

主要作用：

1. 由於此式有助於疏通足陽明胃經和足太陰脾經，故

可健脾益胃、消食導滯、溫中散寒、和裏緩急。

2. 由於此式主要對手陽明大腸經有良性刺激，故有助於清熱潤腸、順氣行滯。

第四式　躍馬爭春

名稱內涵：

「躍馬爭春」常與「金雞報曉」或「聞雞起舞」連用，大有「春滿人間，人間處處映春色；光照神州，神州煦煦放光彩」之意境。養生太極棒中的「躍馬爭春」，是指下肢以馬步為勢，象徵著「駿馬奔騰，旗開得勝」；上肢以旋轉、撩擺為法，意喻著「百花齊放，推陳出新」。

動作指南：

1. 隨著吸氣，提肛調襠。兩腿伸直，身體先稍左轉後右轉。同時，左手鬆開握拳收於左腰側，拳心向上（少商與商陽相接）；右手持棒，手心向下，置於胸前。眼看棒端。（圖5-3-28）

不停，重心右移，右腿稍屈，左腳向左開步（約相當於本人之三腳長），腳尖向前，隨之重心移至兩腳之間，兩腿伸直。同時，右手持棒隨右臂外旋向右、向下、向前撩起，右臂稍屈肘，棒身與地面平行，高與乳平。眼看棒珠。（圖5-3-29）

2. 隨著呼氣，鬆腹鬆肛，兩腿下蹲成馬步。同時，右臂內旋，右手持棒向右側反臂撩出，棒與右臂成一直線，高與肩平；左拳變掌向左、向上弧形亮於頭左上方。眼向右平視。（圖5-3-30）

3. 隨著吸氣，提肛調襠。兩腳不動，身體微右轉。同

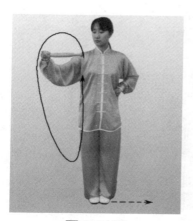

圖 5-3-28

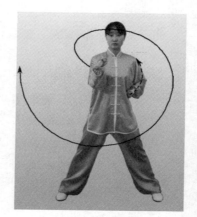

圖 5-3-29

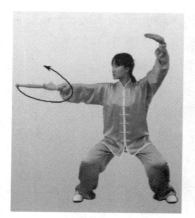

圖 5-3-30

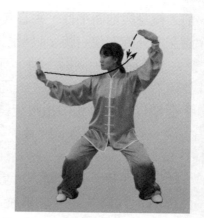

圖 5-3-31

時，右手持棒向裏於右臂之上平雲一周；左手不動。眼看棒珠。（圖 5-3-31）

　　上動不停，重心移於左腳，左腿彎曲，右腿自然伸直成橫襠步。同時，右臂外旋，右手持棒迅速左移橫置於面

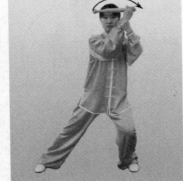

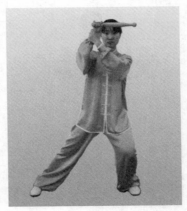

圖 5-3-32　　　　　　　　　　圖 5-3-33

前，棒身與地面平行，手心向裏，離面部約 30 公分；左手
隨左臂外旋握住右腕。眼平視前方。（圖 5-3-32）

　　上動不停，兩腳不動，身體微左轉，稍仰面。右手持
棒隨右臂內旋向裏、向左於面前平雲 180°，手心向外；左
手握拳以拇指腹和中指腹旋轉摩運右腕部之原穴（太淵、
大陵、神門、陽池、腕骨）等。眼平視前方。（圖 5-3-
33）

　　上動不停，身體轉正，重心右移，右腿彎曲，左腿自
然伸直。同時，左手鬆開從右手處沿棒身滑至棒的另一
端，高與前額齊平。眼平視前方。（圖 5-3-34）

　　4.隨著呼氣，鬆腹鬆肛。左腳向右腳併攏，兩腿由屈
逐漸伸直。同時，兩手持棒向前、向下落於襠前。眼平視
前方。（圖 5-3-35）

　　5、6、7、8同1、2、3、4，唯右腳向右開步，左手持
棒做動作。

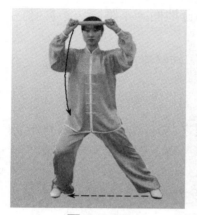
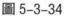

圖 5-3-34

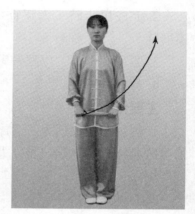

圖 5-3-35

練功次數：共做兩個 8 拍。

注：

1. 太淵，屬手太陰肺經穴，仰掌在腕橫紋之橈側凹陷處。

2. 大陵，屬手厥陰心包經穴，仰掌在第一腕橫紋正中，兩筋之間。

3. 神門，屬手少陰心經穴，仰掌腕橫紋尺側端稍上方凹陷處。

4. 陽池，屬少陽三焦經穴，在腕背橫紋中央稍偏尺側凹陷處。

5. 腕骨，屬手太陽小腸經穴，在手背尺側，第五掌骨與鉤骨豌豆骨之間凹陷處。

學練要點：

1. 做「馬步撩棒」和「橫襠步平雲棒」時，速度宜稍快。

2. 完成馬步時，大腿宜平行地面，不跪膝、不靠膝、不展膝。

3. 要身械協調，以腰帶臂，婉轉流暢。

4. 意守丹田。

主要作用：

1. 對下肢三陰經和三陽經之井穴、原穴、合穴有一定強度的刺激，故對肝、膽、脾、胃、腎、膀胱等臟腑有保健作用。

2. 有助於暢通手三陰、手三陽經脈，故對心、肺、大腸、小腸等疾患有一定防治作用。

第五式　蘇海韓潮

名稱內涵：

蘇，指蘇軾（1037—1101），北宋文學家、書畫家，字子瞻，號東坡居士，眉山（今四川）人。其文汪洋恣肆，明白暢達，為「唐宋八大家」之一。其詩清新豪健，善用誇張比喻，在藝術表現方面獨具風格。詞開豪放一派，對後世影響很大，擅長行書、楷書，用筆豐腴跌宕，有天真爛漫之趣。論畫主張神似，他詩中有畫，畫中有詩。

韓，指韓愈（768—824），唐文學家、哲學家，字退之，河南河陽（今河南孟縣南）人，他力反六朝以來的駢體文風，提倡散體。其散文在繼承先秦、兩漢古文的基礎上，加以創新與發展，氣勢雄健，列為「唐宋八大家」之首。

養生太極棒中的「蘇海韓潮」，主要取意蘇、韓兩位大文豪氣勢雄健的文風和汪洋恣肆的氣韻，猶如大海波瀾、洶湧澎湃。

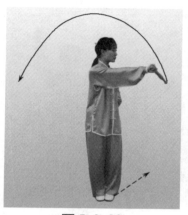
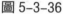

圖 5-3-36

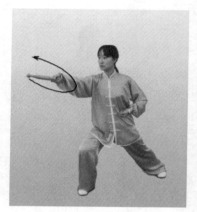

圖 5-3-37

動作指南：

1. 隨著吸氣，提肛調襠。兩腿伸直，身體左轉。同時，左手鬆開握拳收於左腰側，拳心向上（少商與商陽相接）；右手持棒隨右臂內旋由下向身體左後上方擺起，手高約與肩平，棒身稍下垂。眼看太極棒。（圖 5-3-36）

上動不停，右腿彎曲；左腳向左後方撤一大步，腳尖內扣成右弓步。同時，右手持棒經面前向右前方劈出，太極棒與右臂成一直線，高與肩平。眼看太極棒。（圖 5-3-37）

2. 隨著呼氣，鬆腹鬆肛，身體重心移至左腳。左腿彎曲，右腿自然伸直。同時，右手持棒隨臂內旋在右臂之上平雲 270°，使棒端指向身後。眼看太極棒。（圖 5-3-38）

動作不停，右腳向左腳後方插步下蹲成歇步。同時，右手持棒隨身體左轉和右臂內旋稍用力使太極棒扣擊在大包穴上（大包，屬足太陰脾經脈穴，在腋中線直下第六肋間處）；左拳變掌隨左臂內旋向後、向上弧形擺起亮於頭

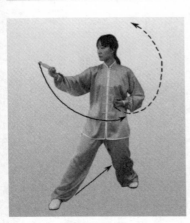

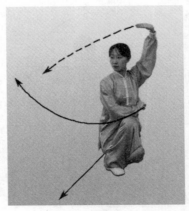

圖 5-3-38　　　　　　　圖 5-3-39

左前上方。眼平視右前方。
（圖 5-3-39）

　　3. 隨著吸氣，提肛調襠。
右腳向右前方上步（回到原
位），由虛步轉成弓步。同
時，左手指腹（拇指除外）扶
於右腕掌心一側；右臂外旋，
右手持棒隨身體右轉順勢擺至
身體右前上方，棒與臂成一條
直線。眼看太極棒。（圖 5-
3-40）

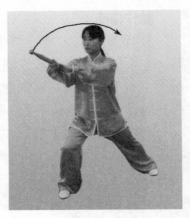

圖 5-3-40

　　上動不停，重心後移，左腿彎曲，右腿伸直，腳尖蹺
起。同時，右手持棒順勢內旋於面前平雲 270°；左手輕貼
棒身滑至太極棒另一端的棒珠處，棒與前額齊平，棒身與
地面平行。眼平視前方。（圖 5-3-41）

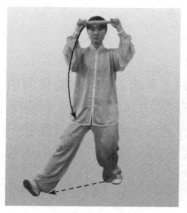

圖 5-3-41

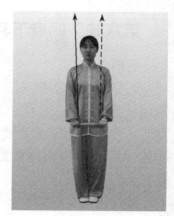

圖 5-3-42

4. 隨著呼氣，鬆腹鬆肛。重心前移，左腳向右腳併攏，兩腿由屈逐漸伸直。同時，兩手持棒向前、向下落於襠前。眼平視前方。（圖 5-3-42）

5.、6.、7.、8.同 1.、2.、3.、4.，唯身體稍右轉，右腳撤步，左手持棒做動作。

練功次數：共做兩個 8 拍。

學練要點：

1. 虛步、弓步和歇步要連貫進行，協調自然。

2. 雲棒時手宜鬆握並畫平圓。

3. 歇步也可做成盤根步。

4. 意守丹田。

主要作用：

1. 防治腕、肘、肩、頸疼痛。

2. 有助於改善心、肺、脾、腎的功能，對冠心病、高血壓病、氣管炎、消化不良、腎臟疾患有一定防治作用。

第六式　躬身下拜

名稱內涵：

躬身，即彎下腰。《長生殿·覓魂》：「俺這裏靜悄悄壇上躬身。」下拜，表示恭敬，有禮貌。「躬身下拜」，多用於對年長者問候時。比如，見長者身健體壯，即興作詩：「精神炯爍似東海雲鶴，身體老健如南山勁鬆。」

動作指南：

1. 隨著吸氣，提肛調襠。同時，兩手握棒珠屈腕（向手心方向）貼身上提至巨闕穴後，坐腕使棒身滾撚巨闕，繼而身體後仰，兩手握棒珠上托至頭前上方，兩臂伸直。眼看棒身。（圖5-3-43）

2. 隨著呼氣，鬆腹鬆肛。同時，兩手握棒珠隨上體前躬將太極棒分別置於解谿（解谿，屬足陽明胃經穴，位於踝關節前橫紋中央，兩筋之間，與外踝尖齊平）穴上。兩腿伸直。眼向前看。（圖5-3-44）

3. 隨著吸氣，提肛調襠，兩腿仍伸直。兩手握棒珠輕貼腿前滾動上移至鶴頂穴（奇穴，在髕骨上緣）附近。眼平視前方。（圖5-3-45）

上動不停，兩腿屈膝全蹲。兩拳變掌以虎口銜住棒頸下壓，手指向前。眼平視前方。（圖5-3-

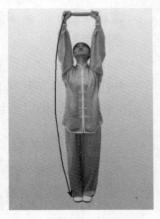

圖5-3-43

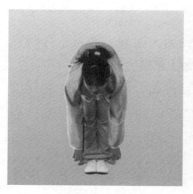

圖 5-3-44

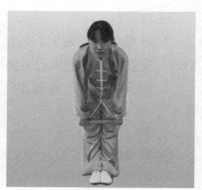

圖 5-3-45

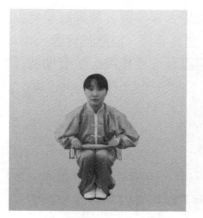

圖 5-3-46

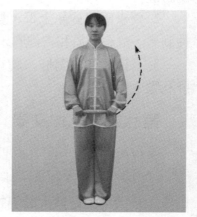

圖 5-3-47

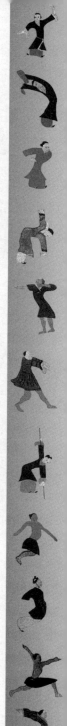

46）

4. 隨著呼氣，鬆腹鬆肛。兩腿伸直，上體直起。同時，將太極棒上移至襠前。眼平視前方。（圖 5-3-47）

5.、6.、7.、8. 同 1.、2.、3.、4.。

練功次數：共做兩個 8 拍。

學練要點：

1. 身體後仰和前躬的幅度要因人而異，躬身下拜時宜抬頭，特別是高血壓病患者更應注意這一點。

2. 屈膝全蹲時，後腳跟不宜提起，兩膝相靠，兩腳併攏。

3. 意守命門。

主要作用：

1. 由於督脈循行於背部正中央、貫脊屬腎，背部又是足太陽膀胱經脈經過的地方，故此式有助於滋陰補腎，通調膀胱。

2. 要求兩臂旋屈上舉，對任、腎、胃、脾等經脈有良性刺激，故有助於和胃健脾、消食導滯、滋陰補腎等。

3. 下蹲和伸膝對肝、膽經脈有一定作用，故有助於舒肝利膽、活血化淤。

第七式　乾坤交泰

名稱內涵：

「乾」，是 64 卦第一卦，由六個陽爻（☰）組成，乾的取象是天，天是最大的陽物，乾具有同天一樣的性質，純陽至健。

「坤」，是 64 卦第二卦，由六個陰爻（☷）組成，坤的取象是地，地是最大的陰物，坤的性質是至順。

有「健」才有所謂「順」，有「順」才有所謂「健」。「健」與「順」互為前提，對立統一，猶如天地、陰陽之間兩兩不可分割一樣。故古人說，乾坤是「陰陽之根本，萬物之祖宗」。

交泰，即陰（地）陽（天）相交。來看下面兩個卦☷和☰，這兩個卦都是由天和地（乾和坤）兩個經卦所組成，其意恰恰相反。按常理天在上，地在下，這是人們司空見慣的事例，然而這個卦☰卻是「否」卦，是不吉利的意思。而這個卦☷，天在下，地在上，看似顛倒了，但卻是「泰」卦。泰，就是安泰吉祥之意。可見，《周易》所追求的是運動變化，是陰陽交感的理想境界。

換句話說，泰卦為乾坤交通之象，而天地相交，陰陽相合則萬物資生，萬物資茂則天地安和，故曰泰。陰陽互根則為吉。

動作指南：

第一個 8 拍

1. 隨著吸氣，提肛調襠。兩腿伸直，腳趾上蹺。同時，兩手持棒右臂外旋，左臂內旋，隨身體左轉將太極棒之棒珠兩端分別抵在勞宮穴上，棒身逐漸垂直地面移至身體左後方，左手高與肩平。眼看左手。（圖 5-3-48）

2. 隨著呼氣，鬆腹鬆肛。身體右轉，腳趾抓地。同時，兩腿逐漸下蹲，兩膝相靠，兩手持棒垂直運行移至身體右前方，左手高與肩平。眼看左手。（圖 5-3-49）

3. 隨著吸氣，提肛調襠。腳趾上蹺，身體繼續右轉，兩腿逐漸伸直。同時，左臂外

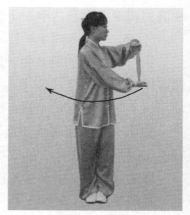

圖 5-3-48

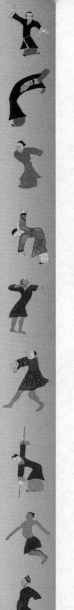

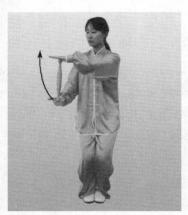

圖 5-3-49

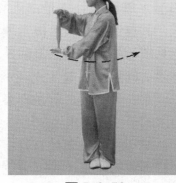

圖 5-3-50

旋、右臂內旋，兩手勞宮穴分別抵住太極棒的棒珠兩端緩慢柔滾變右手在上，左手在下，仍使太極棒垂直地面，右手高與肩平。眼看右手。（圖 5-3-50）

4. 隨著呼氣，兩腿逐漸下蹲，身體左轉，腳趾抓地，兩膝相靠。同時，兩手持棒垂直運行轉至身體左前方，右手高與肩平。眼看右手。（圖 5-3-51）

5.、6.、7.、8.同 1.、2.、3.、4.。

第二個 8 拍的第 8 拍，隨著呼氣，兩腿屈膝半蹲，身體左轉至正前方時，兩手握住棒珠，高與肩平，棒身與地面平行。眼看棒身。（圖 5-3-52）

動作不停，隨著兩腿逐漸伸直，將棒向前、向下落於襠前。眼平視前方。（圖 5-3-53）

練功次數：共做兩個 8 拍。

學練要點：

1. 轉體時，身體宜中正，速度宜適中；兩手持棒柔滾

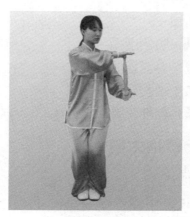

圖 5-3-51

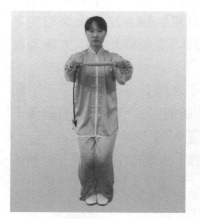

圖 5-3-52

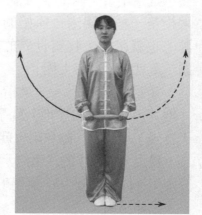

圖 5-3-53

時，勞宮穴要有氣感。

　　2. 動作與細勻深長的腹式呼吸相配合。

　　3. 意守命門。

主要作用：

1. 調益腎氣，防治虛損。
2. 健脾和胃，導滯通便。
3. 舒心平血，通利三焦。
4. 陰陽相通，乾坤交泰。

第八式　懷抱太極

名稱內涵：

「太極」，是中國哲學術語。「太」，至高至大；「極」，無邊際的「大」。《易・繫辭上》：「易有太極，是生兩儀，兩儀生四象，四象生八卦。」可以看出，太極是一種陰陽未分原始的混沌狀態，是派生萬物的本源。也就是說，物質世界的一切生成變化都以太極為源頭，這就是「易有太極」。

「是生兩儀」，一是指「太極」分化生出「天」和「地」，「天」和「地」就是兩儀；二是指天地有陰陽，天為陽，地為陰，陰和陽也就是兩儀。

養生太極棒中的「懷抱太極」，是指左、右手交替持棒分別相抱成太極圖中的陰陽魚，以促使人體元氣的生成。

動作指南：

1. 隨著吸氣，提肛調襠，重心右移。右腿彎曲，左腳向左開步，稍寬於肩，隨之重心移到兩腳之間，兩腿伸直，腳尖向前。同時，左手鬆開隨左臂內旋向左擺至與肩平，手心向後；右手持棒隨右臂內旋向右擺至肩平，手心向後。眼看左手。（圖5-3-54）

2. 隨著呼氣，鬆腹鬆肛，兩腿稍蹲。同時，左臂回屈

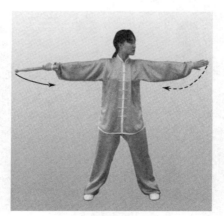

圖 5-3-54

於左胸前成半圓形，手心向
下，恰似陰陽魚之魚頭；右臂
外旋，右手持棒向前平擺至身
體右前方，手心向上，棒與右
臂約成一條直線，猶如陰陽魚
之魚尾。眼注視棒端。（圖
5-3-55）

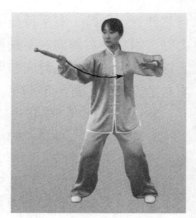

圖 5-3-55

　　3. 隨著吸氣，重心左移，
身體左轉。左腿彎曲，右腿自
然伸直。同時，右手持棒，手
心向上，以右腕尺側端為力
點，隨身體左轉向左平擺使棒與臂之夾角約為 90°；左手
隨身體左轉向左平移（但左手姿勢不變）。眼看右手棒
珠。（圖 5-3-56）

　　4. 隨著呼氣，重心右移，身體右轉。右腿彎曲，左腿

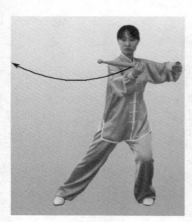

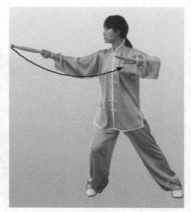

圖 5-3-56　　　　　　　　　圖 5-3-57

自然伸直。同時，右手持棒，手心向上，以右腕橈側端為力點，隨身體右轉向右平擺至身體右側，棒與臂約成一條直線；左手隨身體右轉向右平移（但左手姿勢不變）。眼看右手棒珠。（圖 5-3-57）

　　5.、7. 同 3.；6. 同 4.。

　　8. 隨著呼氣，身體左轉，重心移至右腳。右腿半蹲，左腿自然伸直。同時，右手手心向上持棒回屈於胸前，左手接棒。餘光看棒身。（圖 5-3-58）

　　繼而，左腳向右腳併攏，兩腿由屈逐漸伸直將棒前伸下落於襠前。眼平視前方。（圖 5-3-59）

　　第二個 8 拍同第一個 8 拍，唯右腳向右開步，左手持棒做動作。

　　練功次數：共做兩個 8 拍。

　　學練要點：

　　1. 右手在前，左手在後抱成陰陽魚時，意守丹田；左

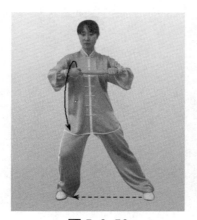

圖 5-3-58

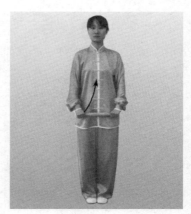

圖 5-3-59

手在前，右手在後抱成陰陽魚時，意守命門。

2. 淨化大腦，排除雜念。

3. 身體中正安舒，鬆腰斂臀。

主要作用：

1. 陽氣下降，陰氣上升，陰陽和暢，生機旺盛。

2. 扶正培本，調補先天和後天。

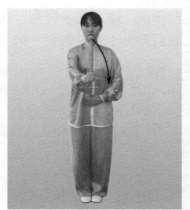

圖 5-3-60

結束動作：

1. 左手鬆開，蓋於丹田；右手持棒屈臂上舉，棒的頂端約與鼻尖齊平，棒身垂直地面，棒離面部約 30 公分，呈施禮狀。眼看棒珠。（圖 5-3-60）

2. 右手握棒珠下沉，左手握棒珠另一端，將太極棒置

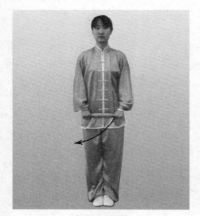

圖 5-3-61

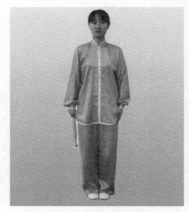

圖 5-3-62

於襠前，隨之左手鬆開，右手持棒還原成併步站立。眼平視前方。（圖 5-3-61、62）

（楊柏龍）

第六章
按摩拍打功法

　　運用簡單的手法，由自己的雙手在體表某些部位或全身進行按摩、點穴、拍打，達到強身保健和減輕某些疾病症狀及治療目的，在導引術中稱為保健功，也可稱為自我推拿。

　　推拿在古代稱為按摩、按蹻。推拿是人類最古老的一種療法，又是一門年輕而有發展前途的醫療學科。從有人類開始，人們為了求得自身的生存，就要不斷地從事勞動，並與自然界的各種不利因素作鬥爭，艱苦的勞動使損傷和疾病成為人們生活中的主要威脅。在實踐中，人們發現按摩能使疼痛減輕或消失，在這個基礎上逐漸認識了按摩對人體的治療作用。

　　人類在認識了按摩作用的基礎上，有目的地把它用於醫療實踐，並不斷地加以總結，逐漸形成了推拿治療體系。在中國這一體系的形成是在兩千多年前，當時有兩部醫著，即《黃帝內經》和《黃帝岐伯按摩十卷》，第一次完整地建立了中醫學的理論體系，確立了按摩作為一門醫療學科在中醫學體系中的地位，因此，可以說推拿是人類最古老的一種醫療方法，是中醫學的一個重要部分。

　　自我推拿是推拿學科的組成部分，也是人類最早使用的推拿方法。

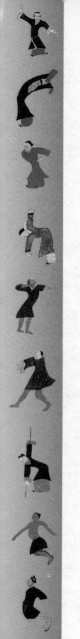

自我推拿的手法有推、拿、按、摩、壓、擦、揉、捏、點等，都是人們日常生活中經常使用的動作，然而手法的優劣直接關係到治療和保健的效果。熟練的手法應該具備持久、有力、均勻、柔和的基本要求。

「持久」，是指手法能持續運行一定時間，保持動作和力量的連貫性；「有力」，是指手法必須具備一定的力量，這種力量也要根據操作物件、施治部位、手法性質而定；「均勻」，是指手法動作的節奏性和用力的平穩性，動作不能時快時慢，用力不能時輕時重；「柔和」，是指手法動作的穩柔靈活及力量的緩和，使手法輕而不浮，重而不滯。以上四個方面是相輔相成、互相滲透的。

自我推拿，易學易行，不需要別人幫助，不受時間、地點限制，安全平穩，無任何副作用，男女老少皆宜。下面介紹的三套鍛鍊方法，是在傳統練法的基礎上進行整理彙編而成的。每人可以根據自身的情況選擇練習，既可整套練習，也可選擇幾個動作重點練習，以求取得最佳的效果。經常鍛鍊能夠起到疏通經脈、調和氣血、滑潤關節、強壯筋骨和增強內臟功能的作用。

第一節　自我保健按摩

(一)頭部按摩

頭部為人體十二經脈陽經會集處，是「諸陽之會」。頭部按摩可以醒神開竅、調和營衛、疏通經絡，提高人體

免疫力，促進疲勞消除，增強臟腑功能。

　　1. 兩掌相疊，掌心向裏，按壓在頭部前額處，先順時針方向旋轉 9～18 次，再逆時針方向旋轉 9～18 次。

　　2. 兩手向上後移至頭頂（百會穴）和後腦（腦戶穴），按同樣方法和次數分別進行操作。

　　3. 兩手分開，掌根分別按壓在顳部（太陽穴）處，按上述方法和次數進行操作。

　　作用：提神醒腦，益智寧神，平衡陰陽，平肝潛陽。適用於頭暈頭痛、外感風寒、神經衰弱、腦力疲勞、中氣下陷等症。

（二）齒部按摩

　　1. 上下牙齒叩擊，先叩門牙 9～18 次，再叩磨牙 9～18 次。

　　2. 用一手食指橈側按在嘴唇外側，如刷牙狀，左右來回按摩在齒根部，先上後下，做 9～18 次。

　　作用：叩齒能寧神定志，幫助集中思想，誘導大腦入靜。平時叩齒可固齒防脫，預防牙疾。

（三）舌部按摩

1. 攪　海

　　舌前部在牙齒內外上下各運轉 9～18 次，再前後鼓漱 9～18 次。

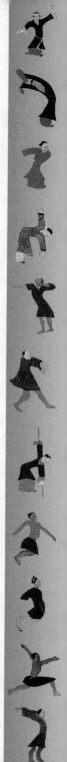

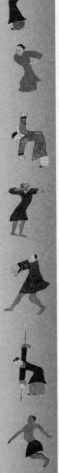

2. 咽　津

將所產生的津液（唾液），分 3 次，徐徐咽下。

作用：促進唾液分泌，增進消化功能，預防口腔疾病。適用於脾胃虛弱、消化不良、口苦口臭等症。

(四)眼部按摩

1.用拇指或食指、中指指腹分別按揉眼眶周圍的睛明、四白、攢竹、瞳子髎、太陽、風池穴主要穴位，各 9～18 次。

2.輕閉雙目，兩眼球先順時針運轉 9～18 次，再逆時針運轉 9～18 次。

3.兩眼向前凝神遠望半分鐘左右。

4.兩掌心相搓至熱，掩在兩目上，熨目 1～3 分鐘。

作用：消除眼睛疲勞，增進視力，明目開竅，預防眼疾。適用於近視眼、晶狀體混濁、青光眼等症。

(五)鼻部按摩

用兩中指指腹，沿鼻梁兩側，上推至鼻根部，下按至迎香穴，來回 9～18 次。然後按揉迎香穴 9～18 次。

作用：增強上呼吸道抵抗力，防治感冒和鼻炎。

(六)耳部按摩

1.用中指指腹上下摩擦耳門穴 9～18 次。

2.以拇指指腹和食指橈側面捏住耳輪上部，從上到下摩運，當手摩運到耳垂時，稍用力向下拉，共 9～18 次。

3. 兩手掌心分別按著兩耳孔，指尖向後，中指放於後腦部，食指從中指上滑下彈擊後腦枕部 9～18 次，做「鳴天鼓」狀，使耳中聽到「咚咚咚」的擊鼓聲。

作用：聰耳守神，益智開竅。可防治耳鳴、耳聾、頭昏、頭痛等症。

(七)面部按摩

兩掌心搓熱，貼在顏面部，向上平推至頭頂，由後腦繞耳根下再回到顏面部，做 9～18 次。

作用：消除疲勞，寧神醒腦，榮顏美容。

(八)四肢軀幹部按摩

1.摩項。兩手十指交叉互握，用掌心從後腦部向下擦按至大椎穴處，上下摩項 9～18 次，然後再左右摩項 9～18 次。（圖 6-1-1）

作用：防治頸椎骨質增生，改善腦部血液循環，有平肝潛陽，下降血壓的功效。

2.浴臂。將手心搓熱，然後一手放在另一手臂上，沿手臂內側由肩部向下摩擦至腕部，再沿手臂外側由腕部向上擦摩至肩部（圖 6-1-2、3）。即沿手三陰經出，順手三陽經進。兩臂交換進行，各 9～18 次。

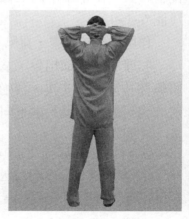

圖 6-1-1

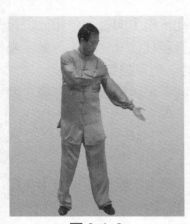

圖 6-1-2

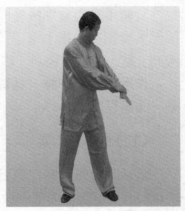

圖 6-1-3

作用：加強手三陰、手三陽之經氣，有疏經活絡之功效。可防治風濕痹痛，滑潤關節。

3. **摩胸**。兩掌相疊，掌心輕按胸部，先順時針方向轉圈按摩 9～18 次，再逆時針方向轉圈按摩 9～18 次，也可配合呼吸，兩手由下向上繞時吸氣，由上向下繞時呼氣。（圖 6-1-4）

作用：舒肺解鬱，寬胸利氣，強心益氣。

4. **摩腹**。兩掌相疊，掌心放於腹部，先順時針方向繞臍轉圈按摩 9～18 次，再逆時針方向繞臍轉圈按摩 9～18 次，也可配合呼吸，由下向上繞時吸氣，由上向下繞時呼氣。（圖 6-1-5）

作用：健脾助運，和胃寬腸，理氣止瀉。如脘腹脹滿、食積不化、便秘腹痛等實症，按順時針方向按摩；而對脾虛泄瀉、中氣下陷等虛症，則按逆時針方向按摩。

5. **擦腰眼**。即擦腎俞穴，將手心搓熱，然後兩手置於

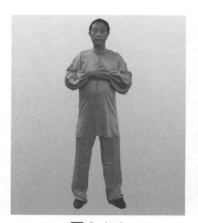

圖 6–1–4

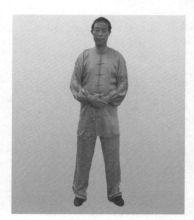

圖 6–1–5

身後,掌根部放在腰後腎俞穴的位置,上下來回擦摩 9～18 次。(圖 6–1–6)

作用:補腎強腰,疏通帶脈。若治療腰肌勞損等症,可增加擦摩次數。

6. 浴腿。將手心搓熱,然後一手放在大腿外側,另一手放在大腿內側,從大腿根部到腳踝部上下來回推按摩擦 9～18 次,兩腿交換進行。(圖 6–1–7)

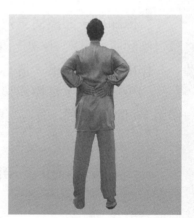

圖 6–1–6

作用:疏通足三陰和足三陽經脈,加強經氣的流通,改善下肢的血液循環,消除肌肉疲勞,強壯筋骨,豐滿肌肉。

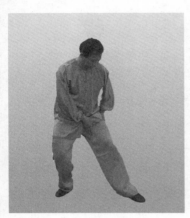
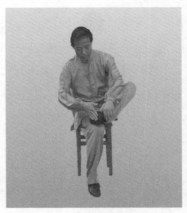

圖 6-1-7　　　　　　　　　　圖 6-1-8

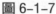

7. 擦腳底。即擦湧泉穴，將手心搓熱，然後用掌心擦摩對側腳底湧泉穴 36 次，兩腳輪換進行。（圖 6-1-8）

　　作用： 鎮靜息風，清心安神。勞宮和湧泉是心包經和腎經的重要穴位，掌擦湧泉可起到心腎相交、水火相濟的作用。可防治失眠、耳鳴、頭痛等症。

第二節　部位拍打導引

　　練習拍打，手腕要放鬆，用彈力拍打，手掌要舒展，拍打力度、時間、次數因人而異，宜從輕、從少開始，逐漸增加。拍打時，可取站勢或坐勢。站勢，兩腳開立，與肩等寬，全身放鬆站直；坐勢，上身放鬆坐直，下肢平放，膝關節伸直，兩腿平行，兩腳分開 10～20 公分為宜。以下拍打介紹以站勢為例。

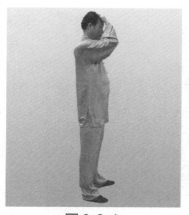

圖 6-2-1

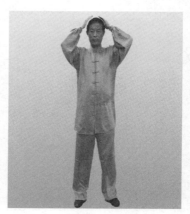

圖 6-2-2

（一）拍頭部

兩腳分開同肩寬。兩手掌拍擊頭部，先拍前後，兩手都從頭頂百會穴開始，再一手向前拍至前額，另一手向後拍至大椎穴，拍3～5遍（圖6-2-1）。然後再從頭頂百會起向頭部兩側拍至兩顳部太陽穴處，拍3～5遍。（圖6-2-2）

作用：提神醒腦，祛風止痛，適用於頭痛頭昏、高血壓等症。

（二）拍上肢

站勢同上。用一手拍打另一手臂，從肩井穴處起，沿手臂內側向下拍至手心（圖6-2-3）。被拍打之臂內旋，再從手背部起，沿手臂外側向上拍至肩、背部（圖6-2-4）。一下一上為一遍，拍3～5遍，兩臂交換進行。

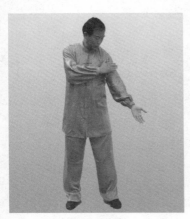
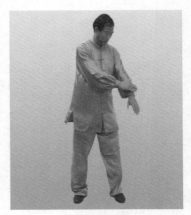

圖 6-2-3   圖 6-2-4

作用：寬胸理氣，舒筋活血，通絡除痹，解肌止痛。
適用於肩周炎、肩臂肌肉疼痛、活動不利等症。

（三）拍任督脈

站勢同上。以腰為軸，左右擰轉，以此來帶動兩臂前
後掄擺，手掌拍打胸腹正中，手背拍打背部正中，由小腹
部和尾骨部逐漸向上拍至胸背部，拍 3～5 個來回。（圖
6-2-5、附圖 6-2-5）

作用：通調任督兩脈，平衡陰陽，強筋健骨，增強內
臟功能。

（四）拍胸腹

站勢同上。兩手掌同時由上向下從鎖骨中線，下拍至
腹股溝部，拍 3～5 遍。（圖 6-2-6）

作用：疏肝理氣，健脾助運，增強心臟功能。

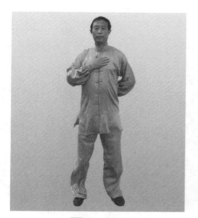

圖 6-2-5

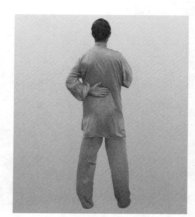

附圖 6-2-5

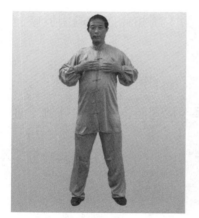

圖 6-2-6

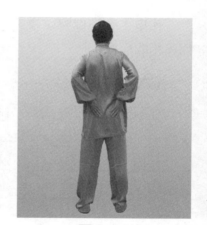

圖 6-2-7

(五)拍臀部

兩手掌向後從兩腎俞穴處起向下拍至整個臀部，拍
3～5遍。（圖6-2-7）

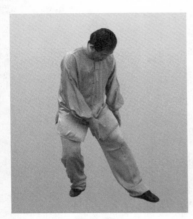
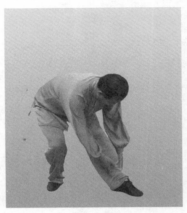

圖 6-2-8　　　　　　　　　　圖 6-2-9

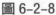

作用：強腰健腎，疏筋活絡，調和氣血。適用於腰腿痛等相關症候。

(六)拍下肢

站勢同上。上體前俯，兩手掌同時沿大腿內外側，從大腿根部向下拍至腳踝部，拍 3～5 遍。（圖 6-2-8、9）

作用：疏通下肢經絡，強筋健骨。適用於腰膝酸軟、腰腿痛、坐骨神經痛。

第三節　足部保健按摩法

足部保健按摩法，又稱足反射療法，簡稱「足療」，是一種對雙腳的經穴、反射區施以按摩手法，刺激雙腳穴位，從而調整臟腑虛實，疏通經絡氣血，以預防或治療某

些疾病的方法。

　　足部保健按摩法是中國傳統醫學中起源較早的醫療技術，在古代醫學中佔有相當重要的地位，是寶貴的醫學遺產。《黃帝內經》中有湧泉穴的記載，《史記・扁鵲倉公列傳》中寫道：「上古之時，醫有俞跗，治病不以湯液醴酒，針石撟引，案杬毒熨，一撥見病之應。」這裏的撟引、案（與按相通）杬，都是按摩之法。俞與愈相通，跗即足背，俞跗是醫生的名字，是指摸腳治病的醫生，他不用湯藥，只用按摩，「一撥見病之應」，可是其療效是很顯著的。

　　足部保健按摩法認為，人體各臟腑器官在足部均有其對應的反射區，運用按摩手法刺激這些反射區，可以調節人體各部分的機能，取得防病治病自我保健的效果。各反射區如圖 6-2-1～5。

一、足部按摩操作手法

（一）常用手法

下面介紹五種簡單方便、易於掌握的基本手法。

1. 握拳食指法

　　採用握拳，中指、無名指、小指緊扣掌心，食指第1、2 指關節彎曲扣緊，並使屈曲的食指與掌指面略保持垂直狀態，拇指彎曲後頂在食指末節處。

　　著力點：食指近端指間關節頂點。

　　適用：腎上腺、腎、膀胱、額竇、垂體、頭部（大

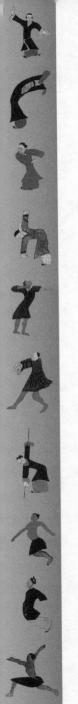

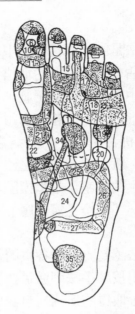

圖 6-2-1　左腳底

1. 腎上腺
2. 腎
3. 輸尿管
4. 膀胱
5. 額竇（右側）
6. 垂體
7. 小腦及腦幹（右側）
8. 三叉神經（右側）
9. 鼻（右側）
10. 頭部（大腦）（右半部）
11. 頸項（右側）
13. 甲狀膀腺
14. 甲狀腺
15. 眼（右側）
16. 耳（右側）

17. 斜方肌
18. 肺及支氣管
19. 心
20. 脾
21. 胃
22. 胰
23. 十二指腸
24. 小腸
25. 橫結腸
26. 降結腸
27. 乙狀結腸及直腸
28. 肛門
34. 腹腔神經叢
35. 生殖腺

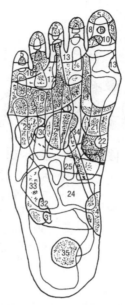

圖 6-2-2　右腳底

1. 腎上腺
2. 腎
3. 輸尿管
4. 膀胱
5. 額竇（左側）
6. 垂體
7. 小腦及腦幹（左側）
8. 三叉神經（左側）
9. 鼻（左側）
10. 頭部（左半部）
11. 頸項（左側）
13. 甲狀旁腺
14. 甲狀腺
15. 眼（左側）
16. 耳（左側）

17. 斜方肌
18. 肺及支氣管
21. 胃
22. 胰
23. 十二指腸
24. 小腸
25. 橫結腸
29. 肝
30. 膽囊
31. 盲腸（及闌尾）
32. 回盲瓣
33. 升結腸
34. 腹腔神經叢
35. 生殖腺

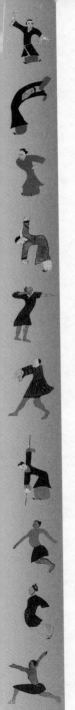

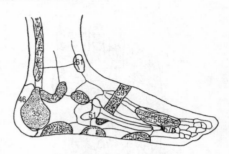

圖 6-2-3 腳外側

35. 生殖腺
42. 髖關節
46. 尾骨外側
47. 下腹部
48. 膝
49. 肘
50. 肩

51. 肩胛骨
57. 內耳迷路
58. 胸
59. 膈（橫膈膜）
60. 肋骨
61. 上身淋巴腺

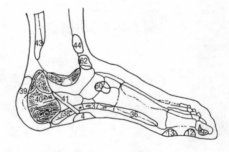

圖 6-2-4 腳內側

4. 膀胱
9. 鼻
12. 頸椎
13. 甲狀旁腺
36. 胸椎
37. 腰椎
38. 骶骨
39. 尾骨內側

40. 前列腺或子宮
41. 尿道及陰道
42. 髖關節
43. 直腸及肛門
44. 腹股溝
60. 肋骨
62. 下身淋巴腺

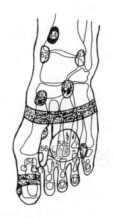

圖 6-2-5　腳　背

9. 鼻	55. 喉與氣管及食管
11. 頸項	56. 胸部淋巴腺
15. 眼	57. 內耳迷路
16. 耳	58. 胸
44. 腹股溝	59. 膈（橫膈膜）
52. 上頜	60. 肋骨
53. 下頜	61. 上身淋巴腺
54. 扁桃腺	62. 下身淋巴腺

腦）、甲狀膀腺、斜方肌、肺及支氣管、心、脾、胃、胰腺、十二指腸、橫結腸、降結腸、乙狀結腸及直腸、肛門、肝、膽囊、盲腸及闌尾、回盲瓣、升結腸、腹腔神經叢、生殖腺（睪丸或卵巢）、小腸、肘、膝、肩、喉與氣管及食管、內耳迷路、肋骨、鼻、眼、耳、失眠點等反射區。

2. 拇指點按法

伸直拇指，其他四指彎曲後緊貼於拇指掌面，用拇指

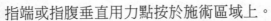

指端或指腹垂直用力點按於施術區域上。

著力點：拇指指端、指腹或橈側偏峰。

適用：喉與氣管及食管、內耳迷路、頸椎、心（輕手法）、下身淋巴腺、上身淋巴腺、上臂、肋骨、扁桃體、胸部淋巴腺、心痛點、頭痛點、落枕點、腰腿點、消渴點、便秘點等反射區。

3. 拇指推壓法

張開虎口，用拇指指腹或橈側面緊貼足部施術區域，單向移動。腕關節伸平，其他四指呈握拳狀或略彎曲，起輔助及固定作用。

著力點：拇指指腹或橈側偏峰。

適用：橫膈膜、扁胛骨、胸、下腹部、直腸及肛門、尿道及陰道、腹股溝、坐骨神經、胸椎、腰椎、骶骨（骶椎）、輸尿管、甲狀腺、眼、耳、前列腺或子宮、髖關節等反射區。

4. 拇指掐法

將拇指與其餘四指分開呈圓弧形狀，四指起輔助固定作用，施力於拇指指端。

著力點：拇指指端。

適用：小腦及腦幹、三叉神經、頸項、上頜、下頜等反射區。

5. 食指刮壓法

開大虎口，固定拇指，食指彎曲，用食指側緣做單方

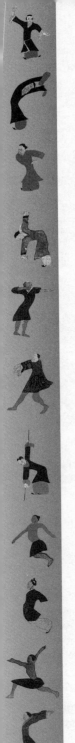

向刮動，其他指輔助食指發力。

著力點：食指第 2 節指腹橈側或食指第 2 指間關節屈曲後的頂點。

適用：外尾及內尾骨等反射區。

（二）操作要求

按摩力度的大小是取得療效的重要因素，力度過小則無效果。反之，過大則無法忍受，所以要適度、均勻。所謂適度，是指以按摩處有酸痛感，即「得氣」為原則；而所謂均勻，是指按摩力量要漸漸滲入，緩緩抬起，並有一定的節奏，不可忽快忽慢、時輕時重。快節奏的按摩一般適用於急、重症和疼痛嚴重的疾病，慢節奏的按摩主要適用於慢性疾病。

足部按摩治病保健作用的機理就是以對反射區的良性刺激，而達到調整組織器官生理機能的作用，使體內產生自癒力。所以，對多數反射區來說刺激強一點，痛感重一點，效果就較好，不痛則無效果。

對骨骼系統的疾病治療，必須用強刺激才能取得明顯效果，而嚴重心臟病患者的心臟反射區、肝臟病患者的肝臟反射區以及淋巴和坐骨神經反射區，力度就應減弱，按摩處只要有輕微痛感就可以了。

按摩有補瀉兩種手法，按照「實者瀉之，虛者補之」的原則，對實症、體質較好的患者，力度可適當加大，採用強刺激手法；而對心臟病等虛症及老年人、兒童、女性和重病體弱者則用弱刺激手法，延長療程，使患者的內部機能逐漸恢復。還有，對敏感性強的反射區力量不能過

大，而對那些敏感性弱的反射區應適當加大力度。總之，
不同人群要區別對待，並注意以下幾點：

1. 位置要準確。反射區是一個區域，而不是一個點。

2. 力度要適宜。刺激量重為瀉，輕為補。輕也要有酸
脹的感覺，重也要以能忍受為度。刺激量因人而異，差異
很大，要根據物件及時調節強度。

3. 用力要均勻。每個反射區一般做 3～5 次，由輕到重
逐次加力，也可保持同樣力度。但在一次動作中力度要均
勻，不可或輕或重。

4. 動作有節奏。動作的快慢要適宜，頻率要一致。

5. 按摩有次序。針對疾病按摩時，可選擇相關的反射
區進行按摩。在進行全足按摩時，可按一定的次序以防止
遺漏，如果出現遺漏再行補上也不會影響其效果。

二、足部按摩操作次序

(一) 按摩順序

全足按摩，應先從左腳開始，按摩 3 遍腎、輸尿管、
膀胱三個反射區，再按腳底、腳內側、腳外側、腳背。由
腳趾端向下依次按摩，即總體按摩方向是向心性按摩，沿
著靜脈、淋巴回流的方向按摩。如記憶不清，可將足反射
區圖放在旁邊，按圖索驥進行較方便，一般情況下每個反
射區按摩 3 次，必要時可增至 6 次。

重點按摩時，大致上可按照基本反射區→病變反射
區→相關反射區→基本反射區的順序進行。

按摩結束後，無論是全足按摩還是重點按摩，都應將

按摩完畢的腳踝先按順時針方向再按逆時針方向分別搖轉4～6次，才可結束。

　　在按摩時，關鍵是要找準敏感點，這樣不需要用多大力量，被按摩處就會有酸痛感覺，療效才會顯著；如果找不到敏感點而蠻幹一通，只會無效應而白費力氣。

（二）具體順序

左　足

　　1. 腎上腺—腹腔神經叢—腎—輸尿管—膀胱—尿道。

　　2. 足大趾的額竇—三叉神經—小腦—腦垂體—大腦—鼻—頸項。

　　3. 食道氣管—甲狀旁腺—甲狀腺。

　　4. 2～5 趾的額竇—眼—耳—斜方肌—肺和支氣管。

　　5. 心—胃—胰—十二指腸—小腸—橫結腸—降結腸—乙狀結腸和直腸—肛門。

　　6. 失眠點—生殖腺—腹瀉點。

　　7. 頸椎—胸椎—腰椎—骶椎—內尾椎—子宮或前列腺。

　　8. 內肋骨—腹股溝—內側髖關節—內側直腸和肛門—內側坐骨神經。

　　9. 肩—上臂—肘—膝—外尾椎—外生殖腺。

　　10. 肩胛骨—外肋骨—上身淋巴結—外側髖關節—下腹部—外側坐骨神經。

　　11. 上顎—下顎—扁桃腺—咽喉—胸部淋巴腺—氣管。

　　12. 內耳—胸部和乳房—膈肌—輸卵管或輸精管—上下身淋巴結。

右　足

1. 腎上腺—腹腔神經叢—腎—輸尿管—膀胱—尿道。

2. 足大趾的額竇—三叉神經—小腦—腦垂體—大腦—鼻—頸項。

3. 食道氣管—甲狀旁腺—甲狀腺。

4. 2～5 趾的額竇—眼—耳—斜方肌—肺和支氣管。

5. 肝—膽囊—胃—胰—十二指腸—小腸—盲腸和闌尾—回盲瓣—升結腸—橫結腸。

6. 失眠點—生殖腺—腹瀉點。

7. 頸椎—胸椎—腰椎—骶椎—尾椎—子宮或前列腺。

8. 內肋骨—腹股溝—內側髖關節—內側直腸和肛門—內側坐骨神經。

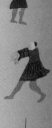

9. 肩—上臂—肘—膝—外尾椎—外生殖腺。

10. 肩胛骨—外肋骨—上身淋巴結—外側髖關節—下腹部—外側坐骨神經。

11. 上顎—下顎—扁桃腺—咽喉—胸部淋巴腺—氣管。

12. 內耳—胸部和乳房—膈肌—輸卵管或輸精管—上下身淋巴結。

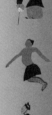

三、常見病的反射區按摩方法

　　足部反射區分為足底、足內側、足外側、足背部四大部分。選取反射區的原則，主要是根據病變所在的部位，即受累的臟腑器官，而不是根據具體的病症。所以，同一器官、同一系統的各種病症，應選取大致相同的反射區。腎、輸尿管和膀胱這三個反射區，是足部按摩中的重要區

域，稱之為「基本反射區」。其作用是增強排泄功能，將「毒素」或有害物質排出體外，因此，每次按摩開始和結束時都要連續按摩這三個反射區各 4～5 遍。在選取基本反射區的基礎上，再選取與病變器官相對應的反射區，如：

　　腎臟疾病——腎反射區；

　　各種眼病——眼反射區；

　　各種耳病——耳、內耳迷路反射區；

　　各種鼻病——鼻、額竇、扁桃體、肺及支氣管等反射區；

　　肺病——肺及支氣管、喉與氣管、心等反射區；

　　支氣管疾病——肺及支氣管、鼻、扁桃體等反射區；

　　胃及十二指腸疾病——胃、十二指腸、腹腔神經叢、甲狀旁腺等反射區；

　　食管疾病——食管、胃、胸等反射區；

　　肝病——肝、脾、胃、腸等反射區；

　　膽病——肝、膽囊反射區；

　　小腸疾病——小腸、腹腔神經叢、甲狀旁腺等反射區；

　　大腸疾病——小腸、回盲瓣、盲腸、升結腸、橫結腸、降結腸、乙狀結腸及直腸、肛門、腹腔神經叢等反射區；

　　頸部疾病——頸椎、頸項等反射區；

　　前列腺症——前列腺、尿道、垂體、甲狀旁腺、生殖腺、腎上腺等反射區；

　　垂體病症——腦垂體（垂體）、頭部（大腦）等反射區；

　　甲狀腺病症——甲狀腺、垂體、腎上腺、小腦及腦幹等反射區；

　　甲狀旁腺病症——甲狀腺、甲狀旁腺反射區；

　　腎上腺病症——腎上腺、垂體反射區；

　　睪丸疾病——睪丸、垂體、頭部（大腦）、腎上腺、甲狀腺等反射區；

　　卵巢疾病——卵巢、垂體、大腦、腎上腺等反射區；

　　子宮疾病——子宮反射區；

　　皮膚病——脾、腎上腺、甲狀旁腺、淋巴腺（依患病部位而選取不同部位的淋巴腺）、胃腸等反射區。

　　由於人體的結構和功能是統一的，所以，除選取病變器官相對應的反射區外，還應根據不同性質的病症和臟腑器官的相關性質去選取同一系統的相關反射區，療效會更顯著，例如：

　　腦血管病：除選取頭部（大腦）、小腦及腦幹、額竇等反射區外，還應增選心等反射區。

　　肺部：除已選取的反射區外，還應增加鼻、咽候、扁桃體、胸部淋巴腺等反射區。

　　各種炎症：應選取脾、淋巴腺（依患病部位而選取）、腎上腺、甲狀旁腺、扁桃體等反射區來配合。

　　各種癌症：應選取脾、淋巴腺（依患病部位而選取）、腎上腺、甲狀腺、甲狀旁腺等反射區相互配合以增強免疫力。

　　足部保健按摩法適應症非常廣泛，有足療治百病之說，另外還可用作預防保健。下面簡單介紹一些疾病的具體治療方法。

1. 食慾不振、厭食

反射區療法：按摩腎、輸尿管、膀胱、胃、小腸、肝、膽囊、脾、甲狀腺等反射區。

按摩腹部 5 分鐘。

2. 慢性胃炎

反射區療法：按摩腎、輸尿管、膀胱、胃、十二指腸、頭部（大腦）、心、肝、膽囊、甲狀旁腺等反射區。

3. 肝硬化

反射區療法：按摩腎、腎上腺、輸尿管、膀胱、心、胃、胰腺、十二指腸、肝、小腸、膽囊、胸部淋巴腺等反射區。

4. 糖尿病

反射區療法：按摩腎、輸尿管、膀胱、胃、小腸、胰腺、心、肝、腎上腺、甲狀旁腺、淋巴腺及坐骨神經等反射區。

5. 便　秘

反射區療法：按摩腎、輸尿管、膀胱、甲狀旁腺、胃、十二指腸、小腸、直腸及肛門等反射區。

6. 痔　瘡

反射區療法：按摩腎、輸尿管、膀胱、腎上腺、胃、

肝、乙狀結腸及直腸、肛門、甲狀旁腺、上身淋巴腺、下身淋巴腺等反射區。

7. 泌尿系感染

反射區療法：按摩腎上腺、腎、輸尿管、尿道及陰道、甲狀旁腺、脾、上身淋巴腺、下身淋巴腺等反射區。

8. 腎臟疾病

反射區療法：按摩腎、輸尿管、膀胱、肝、胃、小腸、胰腺等反射區。

9. 前列腺疾病

反射區療法：按摩腎上腺、腎、輸尿管、膀胱、前列腺、腹腔神經叢、垂體、甲狀旁腺、睾丸、尿道及陰道、生殖腺、下身淋巴腺等反射區。

10. 陽痿、早洩

反射區療法：按摩腎、輸尿管、膀胱、垂體、甲狀腺、腎上腺、生殖腺、前列腺、腹股溝等反射區。

11. 遺　精

反射區療法：按摩腎、輸尿管、膀胱、小腸、小腦及腦幹、頭部（大腦）、前列腺、腹股溝等反射區。

12. 痛　經

反射區療法：按摩子宮、卵巢、腎、腎上腺、腹腔神

經叢、垂體、下腹部反射區等。

13. 性慾減退

反射區療法：按摩腎、輸尿管、膀胱、垂體、腎上腺、生殖腺、甲狀腺、前列腺或子宮、腹股溝等反射區。

14. 保健預防

可採取全足按摩的方法，即把所有的反射區全部按摩一遍。其作用是促進血液循環和增強全身機能，不僅使患病的器官，而且使各個器官都得到加強，長期堅持，必能增強人體的抗病能力和體質，延長壽命。

四、足部保健按摩的注意事項

(一)禁忌症

有下列情況者，不宜採取足部反射區療法：

1. 吐血、嘔血、便血、腦出血、胃出血、子宮出血、內臟出血等出血病患者。

2. 婦女月經期及妊娠期間。

3. 活動性肺結核患者。

4. 急性心肌梗塞病情不穩定者和嚴重腎衰竭、心力衰竭，以及肝壞死等嚴重患者。

(二)注意事項

1. 按摩治療前要將指甲剪短，以防在治療中刺傷皮膚，用肥皂將雙手和患者的雙腳洗淨，在按摩的反射區內均勻

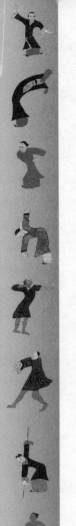

地塗上按摩膏，能起潤滑皮膚、清熱解毒和活血化淤的作用。

2. 飯後 1 小時內不宜按摩，以免對胃產生不良刺激。

3. 心臟病、糖尿病、腎臟病患者，按摩時間每次不宜超過 15 分鐘。

4. 老年人自我按摩，如記不清反射區的具體位置和按摩次序及手法，可採取「模糊概念」，大致上差不多也就可以了。發現哪裡按壓酸痛，就要在酸痛處多按摩。力氣不夠，可輕按，也可停一會兒按一會兒，左右手交替進行，同樣能收到效果；如配合按摩棒、按摩板等器械治療，則更方便。

5. 平時隨時可利用自然條件進行按摩，如公園的樹根、草地、碎石路，只要沒有感染和劃破皮膚的危險，盡可赤腳踩踏行走，家裏的桌椅邊沿、踏腳的橫木、床沿、階梯等都可以作為腳部按摩的工具。

（吳京梅）

附錄
傳統養生主要典籍資料簡介

《道藏》

原為古代道教文獻的總稱，現特指涵芬樓（上海商務印書館）1923 年 10 月至 1926 年 4 月根據北京白雲觀藏本縮印明《正統道藏》與《萬曆續道藏》之合集，前者 5305 卷，分裝 480 函；後者 180 卷，分裝 32 函，共計 5485 卷，1476 種，1120 冊。其內容龐雜，保存了豐富的古代醫學、生物、保健、體育等資料，是研究中國傳統養生文化的重要參考資料。

推薦版本：文物出版社、上海書店和天津古籍出版社 1988 年縮印本。

《雲笈七籤》

北宋張君房根據《大宋天宮寶藏》編，122 卷。因 3 洞（洞真部、洞玄部、洞神部）4 輔（太玄部輔洞真、太子部輔洞玄、太清部輔洞神、正一部總輔三洞）和裝道書的箱子「雲笈」而取名，取純道教書 700 餘部，分 36 大部，講述道教源流、教義、教史等各個方面，為反映北宋以前道教經籍最重要的文獻，涉及哲學、歷史、地理、氣功、醫藥養生等多種學科領域。本書自近代以來才影印行

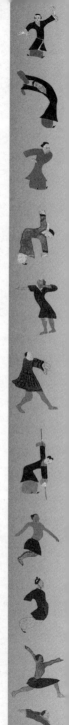

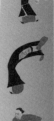

世，編入《四部叢刊》。

推薦版本：書目文獻出版社 1992 年影印本。

《周易參同契》

道教丹鼎派重要著作，也是世界最早的煉丹理論，東漢魏伯陽著。所謂「參同契」即易道、黃老道、煉丹術之三道是相通的書契。

本書繼承京房和《易緯》的觀點，以陰陽變易法則解釋丹藥的形成，將漢易中的「卦氣說」發展為「月體納甲說」，以此解釋煉丹的火候，言坎離水火龍虎鉛汞之要，主張順應天地原則，以陰陽五行昏旦時刻為進退持行之候，目的在於長生久視、羽化登仙。全書僅 6000 餘言，文字古奧，多用比喻，目前也沒有一個統一的詮釋。

推薦版本：藍天出版社 1998 年版。

《行氣玉佩銘》

現存最早記錄養生的銘文，因刻在一個十二面體的小玉柱上而得名。銘文內容共 45 個字，篆書。據郭沫若考證，當為戰國初期的實物。銘文譯成今文是：「行氣，深則蓄，蓄則伸，伸則下，下則定，定則固，固則萌，萌則長，長則退，退則天。天幾春在上，地幾春在下，順則生，逆則死。」

目前保存在天津博物館。

《黃帝內經》

簡稱《內經》，原為 18 卷。其中 9 卷名《素問》；另

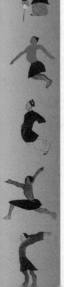

外 9 卷無書名，漢晉時稱為《九卷》或《針經》，唐以後稱為《靈樞》，非一人一時之作，主要部分形成於戰國時期。注重整體觀念，既強調人體本身是一整體，又強調人與自然環境密切相關，運用陰陽五行學說解釋生理、病理現象，指導診斷與治療，把陰陽的對立統一看成是宇宙間萬事萬物產生、發展、變化的普遍規律。人體在正常情況下陰陽平衡，一旦這種平衡被破壞，就會生病，強調精神與社會因素對人體及疾病的影響和預防，反對迷信鬼神。全面總結了秦漢以前的醫學成就，標誌著中國醫學發展到理論總結階段。

此書在中國醫學上有很高地位，後世歷代有成就的醫家，無不重視此書。部分內容曾被譯成日、英、德、法等文字，對世界醫學的發展亦產生了不可忽視的影響。

《引書》

1983 年底至 1984 年初湖北江陵張家山漢墓發現許多竹簡，其間 247 號墓出土竹簡有一種《引書》，其釋文已公佈。《引書》經整理小組確認，是一本對導引術的文字解說和理論闡述的書籍。綜觀全書，中心突出、層次分明、結構緊湊、首尾呼應，既有很強的可操作性，又有系統的養生導引理論，確為一部完整的古書。

推薦版本：高大倫．《張家山漢簡引書研究》．巴蜀書社，1995．

《諸病源候論》

是第一本系統介紹氣功療法的醫籍，是在《導引圖》

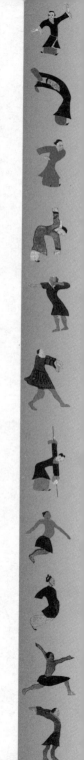

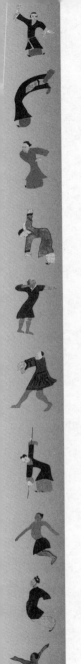

和《引書》發現之前記述導引術式較多的傳世文獻。編者
巢元方是隋代醫學家，曾任太醫博士。隋大業六年
（610），巢元方奉敕主持編輯了《諸病源候論》，共 50
卷，分 67 門，載列病候論 1720 條。為中國現存第一部病
因、病理學專書，也是中醫學著作中記述疾病症狀最為詳
盡的書籍之一，是一部極為珍貴的醫學文獻。

《導引圖》

1973 年在長沙馬王堆三號漢墓出土。導引圖的發現，
對研究中國傳統養生功法有著重大的意義。這幅彩繪帛畫
導引圖高約 50 公分、寬約 100 公分，共繪有 44 幅不同運
動姿態的人像，單個圖像高 9～12 公分，有男有女，有老
有少，有露背有著衣，衣冠均為當時一般庶民使用的樣
式。每個圖像為一獨立的運動姿勢，整齊地排列成上下 4
排，每排 11 個圖，圖側有簡單的說明文字，因殘缺，能看
清的文字只有 31 處。它是中國也是世界上迄今考古發現中
時代最早的綜合性彩色健身圖譜。

推薦版本：《導引圖》論文集·文物出版社，1978 年
版·

《金匱要略》

東漢張仲景著，共分 25 篇，262 方。內有許多養生內
容，如謂導引吐納可疏通經絡，防治外邪，若人能養慎，
不令邪氣乾忤經絡，適中經絡未流傳臟腑即醫治之，四肢
才覺重滯，即導引吐納，針灸按摩，自會九竅閉塞。

《抱朴子》

東晉葛洪著，屬於道教論著，分內、外篇。內篇 12 卷，講述的是「神仙方藥，鬼怪變化，養生延年，禳邪卻禍」的內容。

《道樞》

宋曾慥編撰，共有 42 卷，108 篇，屬於道教練養類書。在基本原理上，論述了元氣與形神的關係，精神意識活動、生命活動與五臟的關係，人與天地四時的關係，五行生剋規律與五臟的關係等。指出人體陰陽與自然界的息息相通，氣功修練，和合陰陽，交濟水火，由後天返先天的整個過程中，均須與自然界陰陽消長相應。其中《太清養生篇》所述各種功法及功效是養生學的寶貴資料。本書對於養生實踐及理論研究，具有重要指導意義。

《養性延命錄》

南朝陶弘景所著，屬於養生專著，共有兩卷，每卷各有三篇。其中《服氣療病篇》保存了許多古代行氣方法，有六字訣吐納法的最早記載。《導引按摩篇》記載了許多動功內容，其中有關五禽戲具體操練方法的文字是目前養生文獻中的最早記載。此書還收錄了大量作者的養性語錄，為後人進行養生學的研究提供極為有價值的參考。

《易筋經》

託名南北朝時印度高僧達摩所撰，養生學專著。共有

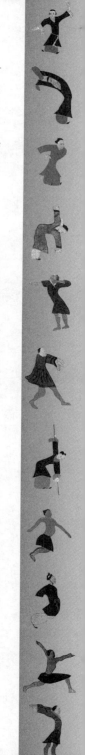

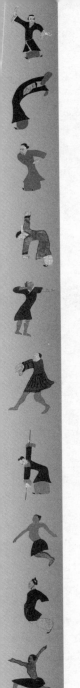

兩卷，上卷載總論、膜論、內壯論等；下卷收玉環穴說、
經驗藥方、氣血說等。易筋有內壯與外壯之分，內壯修練
以凝神於中、心無他想、意不外馳為核心，其精神仍在於
摒棄雜念，清淨虛無。書中有對達到內外壯的各種具體功
法的詳細介紹。

《洗髓經》

託名南北朝時印度高僧達摩所撰，養生學專著。內含
總義、無始鍾氣篇、凡聖同歸篇、物我一致篇、行住立坐
臥睡篇、洗髓還原篇、陳希夷華山十二睡篇等內容，論述
易筋功修畢後所要進行的修練。這一修練的目的，在於延
年益壽、超聖達凡。

《黃庭內景五臟六腑圖》

唐胡愔撰，養生學專著。主要內容是以整體恆動觀為
指導思想，運用陰陽五行學說，把精神情志、形體組織、
五官苗竅與臟腑聯繫起來，把自然環境諸多因素與臟腑活
動聯繫起來，形成一個以五臟六腑為核心的生理、病理體
系，用以指導確立各種氣功和治療方法，防治臟腑病症及
老化，強調「把握陰陽」「法於天地」。

《保生要錄》

宋蒲虔貫撰。分養神氣門、調肢體門、論衣服門、論
飲食門、論居處門、論藥食門六大部分。收錄有小勞術。

《千金翼方》

孫思邈撰於 682 年，係作者為補充《千金要方》而編集。卷首為「藥錄」，輯錄藥物八百餘種，詳論其性味、主治等，其中有些是唐以前未收錄的新藥和外來藥物。書中對內、外各科病證的診治在《千金要方》的基礎上均有增補，並收載了當時醫家秘藏的漢張仲景《傷寒論》內容，選錄《千金要方》所未載的古代方劑兩千餘首。

中國刻印或影印本近 20 版次，日本亦有多種刻印本。

《銅人腧穴針灸圖經》

又稱《新鑄銅人腧穴針灸圖經》簡稱《銅人經》或《銅人》，宋王惟一撰。刊於 1026 年，並刻石於相國寺仁濟殿內，係在作者創製的針灸銅人模型基礎上編撰的。書中手足三陰三陽經脈和督循任穴的循行、主病及其俞穴部位，參考各家學說予以訂正，附經俞穴圖。

此書總結了北宋以前針灸俞穴的主要成就，流傳甚廣，對針灸學的發展起了一定的推動作用。

推薦版本：1949 年影印本。

《養生論》

三國魏嵇康撰，中國現存以養生為題的最早著作。全面論證養生對健康長壽的作用，認為要從小處著手，在形神關係上，特別強調神的作用。

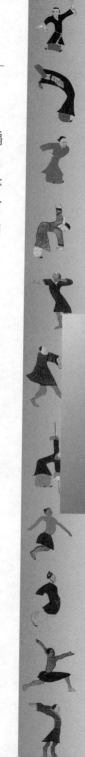

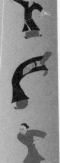
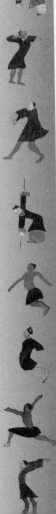

《悟眞篇》

宋張伯端撰，內丹術重要經典，共一卷。以詩、詞的形式闡述內丹理論，認為修煉內丹乃修仙的唯一途徑。自序中將道教方術分為兩類，稱行氣、導引、辟穀等為「易遇而難成」，唯有煉金丹，是難遇而易成。作者認為，金丹修煉的重點是修命，但修命之功既就，若不進而修性，則不能「回超三界」，歸於空寂之本源，達到延年益壽的目的。書末附有詩、曲、雜言 32 首，引用佛教禪宗理論，作為道教修性的內容，反映了作者「三教合一」的思想。

《奇經八脈考》

明李時珍撰，養生專著。強調奇經八脈對於練功和診病的重要性，謂：「醫不知此，罔探病機；仙不知此，難安爐鼎。」對任督二脈的論述很多。此書被後人喻為練功家和醫家的「入室指南」。

《遵生八箋》

明高濂著，養生專著，凡 19 卷。分《清修妙論》《四時調攝》《起居安樂》《延年卻病》《飲饌服食》《燕閑清賞》《靈秘丹藥》《塵外遐舉》八目。其內容廣博，具有重要的價值。1895 年被美國學者德貞（J. DuaSeon）譯成英文，流傳國外，有廣泛影響。

《太清導引養生經》

著者不詳，養生學專著，共一卷。收錄赤松子導引

法、甯先生導引法、彭祖導引法、蝦蟆行氣法、雁行氣法、龍行氣法、六字氣法等，同時闡述了導引行氣的基本理論知識，內容十分豐富。

現收錄於《道藏》。

《黃庭內景經》

著者不詳，凡 36 章，道教著名經典，養生內修專著。此書用七言歌訣形式論述形體、腦神、臟腑及其組織結構、功能作用、相互關係，具體包括整體與局部的關係、腦神及其生理功能、五臟神腦及其作用與衰老的關係。

收入《道藏》。

《萬壽丹書》

明龔居正著，養生專著。其中的《安養篇》記載有「發汗癒病五形圖」——五禽戲，及「呂真人安樂歌」——武八段功法。該篇所繪五禽圖比《赤鳳髓》更為形象逼真，謂「此禽獸圖，乃漢醫華佗所授，凡人身體不安，作此五形圖之戲，汗出，疾即癒矣」。

《修齡要旨》

明冷謙著，養生專著。內容包括《四時調攝》《起居調攝》《延年六字訣》《四時卻病歌》《長生十六字妙訣》《八段錦》《十六段錦》和《導引卻病歌訣》八篇。

（王震）

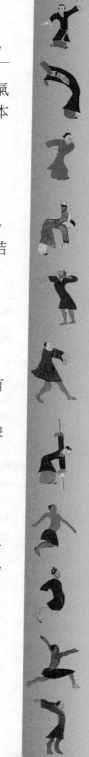

國家圖書館出版品預行編目資料

傳統養生功法精選／邱丕相　主編　虞定海　副主編
——初版，——臺北市，大展，2009〔民98.12〕
面；21公分 ——（古代健身功法；6）
ISBN　978－957－468－722－0（平裝；附影音光碟）
1.氣功　2.運動健康　3.養生
413.94　　　　　　　　　　　　　　　　98018597

傳統養生功法精選 附VCD

主　　編／邱丕相
副主編／虞定海
責任編輯／李彩玲
發行人／蔡森明
出版者／大展出版社有限公司
社　　址／台北市北投區（石牌）致遠一路2段12巷1號
電　　話／（02）28236031・28236033・28233123
傳　　眞／（02）28272069
郵政劃撥／01669551
網　　址／www.dah-jaan.com.tw
E－mail／service@dah-jaan.com.tw
登記證／局版臺業字第2171號
承印者／傳興印刷有限公司
裝　　訂／建鑫裝訂有限公司
排版者／弘益電腦排版有限公司
授權者／北京人民體育出版社
初版1刷／2009年（民98年）12月

定　價／480元

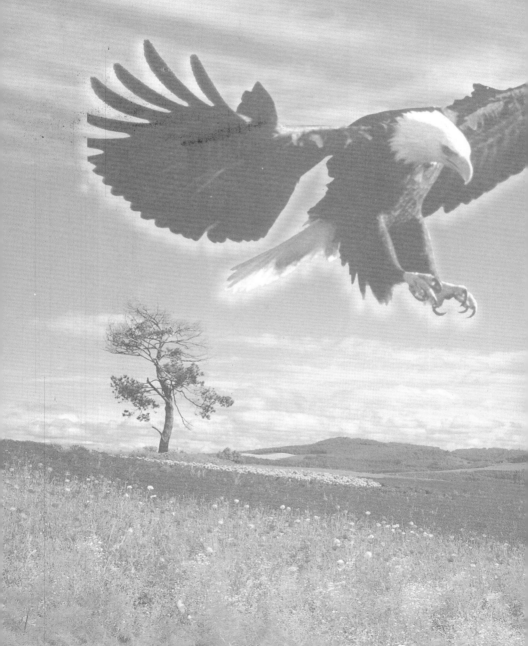

大展好書　好書大展
品嘗好書　冠群可期